제 2 판

최신 바이오의약품

APPLIED BIOPHARMACEUTICALS

최신 바이오의약품 제2판

인 쇄 2022년 3월 2일 2판 1쇄
발 행 2022년 3월 8일 2판 1쇄

지은이 송지용·강승훈 ·전수환·최용수

발행인 송 준
발행처 도서출판 홍릉

주 소 서울시 강북구 인수봉로 50길 10
전 화 02-999-2274~5 **팩 스** 02-905-6729
e-mail hongpub@hongpub.co.kr
홈페이지 www.hongpub.co.kr

디자인 골든트리미디어(02-857-9984 / jwj3207@gmail.com)

ISBN 979-11-5600-959-7 93470
정 가 30,000원

최신

바이오의약품 제2판

강승훈 · 송지용* · 전수환 · 최용수 지음

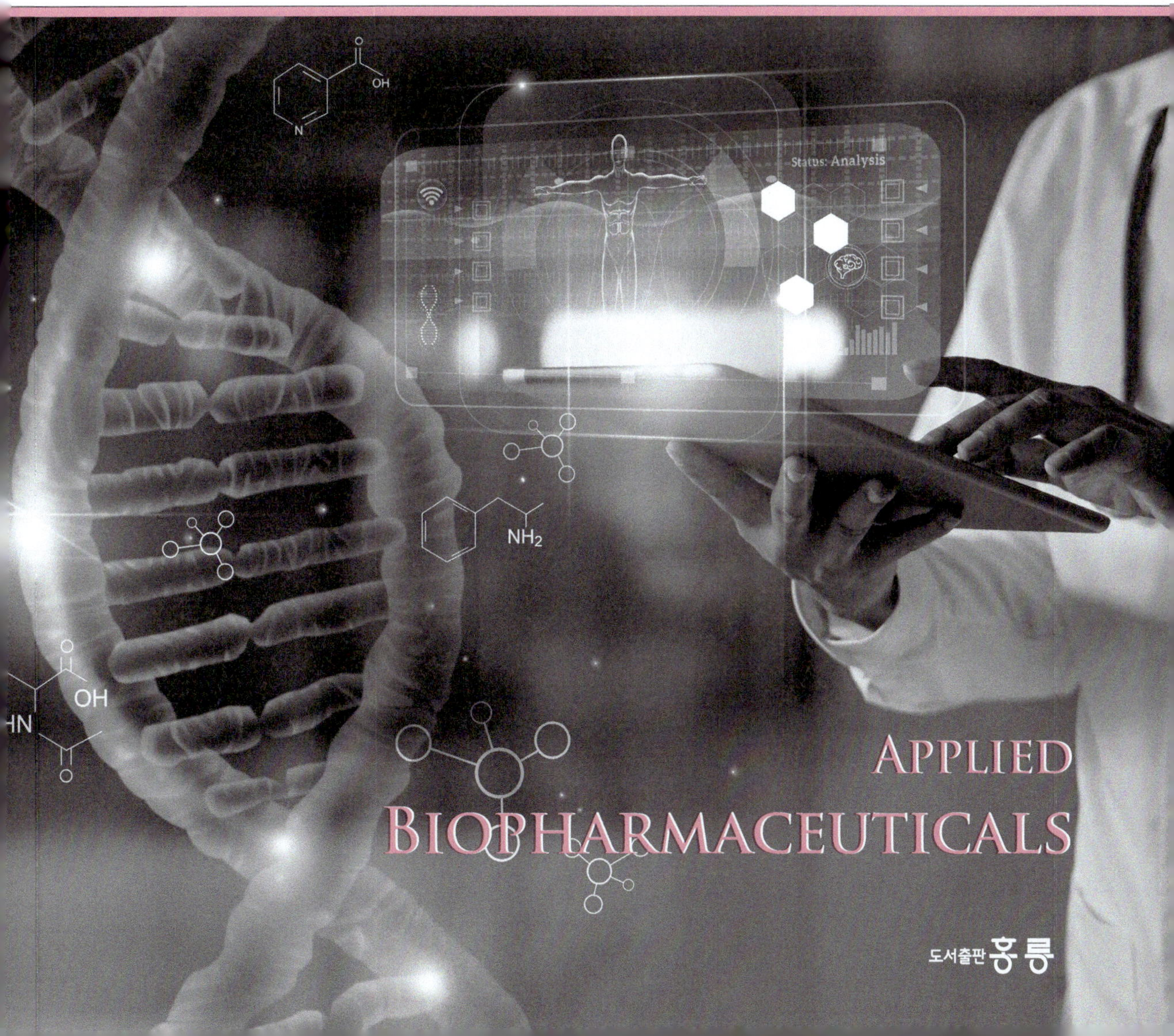

저자 약력

대표저자

송지용(宋志龍, Ji Yong Song)

- 1969년 3월~1973년 2월 서울대학교 공과대학 화공과 학사
- 1980년 1월~1981년 1월 Clarkson University 화공과 석사
- 1981년 1월~1984년 8월 Cornell University 화공과 박사(생물공학)
- 1975년 7월~1977년 4월 선경합섬 중합과 기사
- 1977년 4월~1979년 11월 대우엔지니어링 프랜트 사업부
- 1984년 9월~2002년 7월 (주)LG화학 기술연구원/선임, 책임, 상무, 부사장
- 2002년 8월~2006년 3월 (주)LG생명과학/기술연구원장(부사장)
- 2006년 8월~2007년 1월 인하대학교 산학협력단(산학협력 전담 교수)
- 2007년 11월~2011년 11월 21세기프런티어 연구성과지원센터장
- 2006년 3월~현재 인하대학교 생명공학과 겸임교수, 초빙교수

공동저자

강승훈(姜承勳, Seung-Hoon Kang) : 대웅제약 바이오센터 책임연구원

전수환(全秀桓, Su-Hwan Cheon) : 가천대학교 가천융합의과학원 융합의과학과 부교수

최용수(崔容秀, Yong-Soo Choi) : 차 의과학대학교 바이오공학과 부교수

머리말

전통적인 생명공학은 과실주, 식초, 빵 등 주로 식품공업을 중심으로 한 발효 식품의 산업적 생산을 근간으로 하고 있다. 이러한 생명공학이 제약산업의 영역으로 발전하게 된 계기는 1928년 알렉산더 플레밍이 발견한 페니실린을 산업적으로 이용하기 위한 대량 생산이 그 시초라고 할 수 있다. 1940년대 이후에는 자연계로부터 항생제를 생산하는 미생물들이 대거 동정되었고, 앞서 페니실린 사례에서 개발된 대량발효 기술을 적용하여 다양한 항생제들을 치료제로서 사용 가능케 하였다. 이 시기에 개발된 항생제들은 인류의 평균 수명을 대폭 증가시키는데 있어서 가장 큰 기여 요소 중의 하나라고 할 수 있다. 1970년대 이전에는 주로 자연에서 발견된 미생물을 배양하여 그 산물을 산업적으로 이용하기 위한 대량 발효와 같은 기술이 발전했다면, 1973년 Herbert Boyer와 Stanley Cohen에 의해 개발된 유전자재조합 기술은 산업적으로 유용한 효소 뿐만 아니라 치료용 단백질을 대량으로 확보할 수 있는 시발점이 되었다. 현재 많이 사용하고 있는 인슐린, 성장호르몬, 인터페론, 치료용 항체와 같은 대부분의 치료용 단백질은 이러한 유전자재조합 기술을 기반으로 개발되었다. 2000년대 human genome project 완료와 더불어 생화학, 면역학, 분자생물학과 같은 관련 학문의 발달은 생명현상에 대한 이해와 지식의 축적을 가속화 하였고, 현재는 세포 자체를 이용한 항암제, 예방 뿐만 아니라 치료까지 가능한 백신, 진단 기술, 줄기세포, 인공장기의 개발에 이르기까지 다양한 분야에서 생명공학 기반 산업의 발전을 촉진시키고 있다.

21세기에 이르러 생명공학은 다제간 학문 분야가 융합된 복합 학문으로 발전하고 있어 생명공학 분야에 대한 전문가로서 성장하기 위해서는 다양한 학문 분야에 대한 심도 깊은 학습이 필요하다. 이 책은 생명공학 분야에 첫발을 내딛는 학생을 비롯해서 산업계의 전문 연구원에 이르기까지 다양한 독자를 대상으로 이러한 복합 학문이 적용되어 개발된 바이오의약품과 그 산업적 생산 기술에 대한 전반적인 내용을 다루고 있다. 바이오의약품 개발을 위해 적용된 각각의 기술이나 학문에 대해 깊이 있는 설명보다는 다양한 바이오의약품에 대한 소개와 시장현황, 산업적 특성 등을 주로 기술하여 독자로 하여금 제약산업에서 생명공학 분야의 전문가로 성장하기 위한 입문서가 될 수 있도록 구성하였으며 그 내용들은 다음과 같다.

제1장, 의약품에 대한 개요로 합성의약품과 바이오의약품을 소개하였고, 의약품으로서 갖추어야 할 품질특성과 제약산업의 특징에 대해 기술하였다.

제2장, 바이오의약품 중에서도 사이토카인, 호르몬, 효소를 위주로 각각의 작용기전, 생화학, 임상적 응용, 시장현황 및 전망에 대해서 기술하였다.

제3장, 바이오의약품 중에서도 치료용 항체를 대상으로 구조 및 역할, 생산기술, 임상적 응용 및 시장현황에 대해 기술하였다.

제4장, 전통적인 바이오의약품의 편의성을 증대시키기 위한 전략으로 바이오의약품의 체내 반감기 증가를 위해 적용 가능한 다양한 바이오베터 기술에 대해 전반적으로 기술하였다.

제5장, 백신에 대한 내용으로 전통적 백신의 역사와 특성, 생산기술에 대해 소개하였고, 유전자재조합 기술이 적용된 재조합 백신 및 백신의 효력을 강화시키기 위한 adjuvant 등을 다루었다.

제 6장, 최근에 각광을 받고 있는 세포치료제에 대해서 체세포치료제, 줄기세포치료제로 구분하여 각각의 차이를 이해할 수 있도록 기술하였고, 시장 현황 및 전망을 통해 발전 가능성을 가늠해 볼 수 있도록 하였다.

제7장, 유전자치료제에 대한 개발 역사와 기본 개념에 대해서 설명하였고, 상업적으로 적용 가능한 전달 기술 및 다양한 질환을 대상으로 진행되는 임상 연구 현황에 대해 기술하였다.

제8장, 바이오의약품 개발과정을 간단하게 총괄하였다. 재조합단백질의 생산에 사용되는 대장균이나 효모, 동물세포 등 각 생산세포주의 특징과 선정, 구축 및 특성 규명, 제조공정 개발, 단백질 특성연구, 제제연구 및 안정성 시험, 제품 규격, 품질관리 및 품질보증, 비임상 시험, 임상시험 등을 거쳐 허가 자료 작성까지의 모든 과정을 개괄하였다.

제9장, 바이오의약품의 생산 공정에 대한 내용으로 생산세포주의 배양에서부터 각종 크로마토그래피 공정을 이용한 분리정제에 이르기까지 단위공정들에 대해 간단한 설명과 제조 설비에 대한 소개를 다루었다.

제10장, 바이오의약품 생산공장의 설계 및 경제성 검토에 대한 내용으로 공장설계시 고려해야 할 일반적인 고려사항에서부터 공정설계, 부대설비에 대한 내용은 물론 총투하자본 추정방법 제시 및 NPV 계산을 통한 투자 타당성 검토에 대한 내용을 포함하였다.

이와 같은 내용들은 생명공학을 전공으로 하는 학부생과 대학원생 뿐만 아니라 산업계에 종사하는 전문 연구자에게 있어서도 바이오의약품 전반에 대한 소개와 함께 제약 산업의 특성, 생산 관련 기술에 대한 이해를 높이는데 기여할 것으로 기대된다.

마지막으로 이 책이 출판되는데 최근 산업계 현황 및 기술적 동향에 많은 의견과 조언을 해주신 인하대학교 김동일 교수님, 김응수 교수님께 감사의 마음을 전하며 이 한권의 책이 세상에 나올 수 있도록 많은 협력과 최선을 다하신 홍릉과학출판사 임직원 여러분께 감사를 드린다.

– 저자 일동 –

목차

1장

의약품이란 무엇인가? 합성의약품/바이오의약품

2장

재조합단백질(Recombinant Protein)

3장

치료용 항체(Therapeutic Antibodies)

4장

바이오베터(Biobetter)

5장

백신(Vaccine)

6장

세포치료제(Cell Therapy)

7장

유전자 치료제(Gene Therapy)

제 1 장

의약품이란 무엇인가?

합성의약품/바이오의약품

BIOPHARMACEUTICALS

1.1. 개요

의약품을 정의해 보면 "의약품은 사람 또는 동물의 질병에 대한 진단, 치료, 처치 또는 예방 등 약리적인 영향을 주기 위해 사용되는 물질"으로 약사법 제2조 4항에 기술되어 있다. 이러한 의약품을 크게 나누어 보면 합성의약품(Chemical Drug)과 바이오의약품(Biopharmaceuticals 혹은 Biologics)으로 구분할 수 있겠다. 합성의약품은 저분자 유기화합물로써 분자량이 대개 1,000 이하 바라건대는 500이하가 대부분이라 하겠다. 분자량이 작기 때문에 경구투여가 불가능한 입원환자를 위한 주사제형도 가능하지만 우리가 흔히 접할 수 있는 경구 투여 약품들이 주로 합성의약품이다. 합성의약품은 100% 전합성에 의한 것들도 많지만 그 기원이 식물유래(알칼로이드 등), 동물 유래(성호르몬, 스테로이드 호르몬 등), 혹은 미생물 유래의 천연물질도 있고 또한 그 천연물질들을 유기합성 기술에 의해 구조 변경하여 효력을 더욱더 증진시킨 물질들도 많은 부분을 차지한다.

바이오의약품은 고분자의 단백질, 당 단백질 혹은 탄수화물 제제로써 분자량이 적게는 수천에서부터 많게는 수십만 심지어는 수백만(안과 수술 보조제로 쓰이는 히아루론산의 경우)까지로 분포되어 있고 주로 사이토카인, 성장인자, 호르몬, 혈액제제, 백신, 치료용 항체, 치료용 천연 고분자, 체외 진단시약, 핵산 치료제, 세포치료제까지를 바이오의약품으로 보아야 할 것이다.

이러한 바이오의약품은 과거에는 극 미량 존재하는 활성성분을 인체, 동물 등에서 추출, 정제하여 양의 한계 때문에 극히 제한된 범위 내에서만 사용해 왔거나 아예 사용자체가 불가능하였다. 근래에는 재조합 DNA 기술이나 세포융합기술과 같은 분자생물학 기술 등의 발달로 인하여 미생물이나 동물세포에 유전자 조작을 통하여 유용물질생산 유전자가 도입된 재조합 미생물이나 재조합 동물세포를 이용하여 쉽게 대량 생산이 가능하게 되었다.

바이오의약품의 특징은 대부분 분자량이 크고 (당)단백질이기 때문에 경구투여 하게 되면 소화기관에서 소화효소의 공격을 받아 분해되어 경구투여가 불가능 하다는 점이다. 설사 분해되지 않고 소화기관을 통과 하더라도 분자량이 커서 장내 멤브레인을 통한 흡수가 불가능 하다. 따라서 바이오의약품의 투여경로는 경피주사, 근육주사, 정맥주사 등 주사제로밖에 사용할 수가 없다. 또한 바이오의약품은 가격이 합성의약품에 비하여 월등히 비싸다. 재조합 단백질들은 대개 주사제 1 바이알에 약 2-5만원, 치료용항체의 경우는 약 100만원 이상이고 최근 개발되어 인기가 급상승중인 면역항암제들은 1회 주사에 수천만원이 필요한 경우도 있다. 그렇기 때문에 값싼 합성의약품으로 치료가 가능한 분야의 질병은 바이오의약품이 경쟁하기가 어렵다. 즉 투여경로의 불리한점, 가격 경쟁력으로 볼 때 바이오의약품은 합성의약품으로는 치료가 불가능한 분야에서 경쟁력을 발휘할 수 있고 그렇지 않으면 경쟁력이 없다고 볼 수 있겠다. 예를 들면 왜소증 치료제로 사용되는 성장호르몬은 우리 몸에 존재하는 단백질을 재조합 DNA기술로 제조한 단백질을 치료약으로 사용하기 때문에 합성의약품으로는 대안을 찾을 수가 없다. 그러나 불과 수년 전 까지만 해도 C형 간염 치료제로 인기를 누리고 있던 인터페론 알파는 오랜 연구개발 끝에 합성의약품이 개발되어 2015년에 interferon-α 시장이 절반 가까이 줄어 들었다는 사실을 보면 이해 할 수 있을 것이다.

1.2. 합성의약품

1.2.1 세계 합성의약산업의 역사

• • 세계 의약산업의 시작 – 과학과 산업, 1870 ~ 1930

현대 제약산업은 다음과 같은 두 가지 형태의 발전으로 시작되었다. 하나는 약방(Drug Store 혹은 Apothecary)으로 19세기 말경에는 주로 morphine, quinine, strychnine과 같은 천연 의약품을 대량 유통하는 것을 주 사업으로 하여 발전되어 제약기업으로 성장한 모델이다. 또 다른 모델은 19세기 후반부에 발전하기 시작한 염료 등 화학기업들이 1880년대에 치료 목적에 맞는 약품에 대한 연구개발을 시작한 것이 그 시초가 된다. 개발된 염료물질에서 살균력이 발견되면서 의약품 연구로 방향을 전환하여 제약회사로 발전하게 된 경우이다.

1830년대 ~ 1890년대 Drug Store 형태에서 발전된 기업

- 독일 : Merck (Darmstadt), Schering
- 스위스 : Hoffmann-La Roche
- 영국 : Borroughs Wellcome

– 프랑스 : Etienne Poulenc

– 미국 : Abbott, Smith Kline, Parke–Davis, Eli Lilly, Squibb, Upjohn

1830년대 ~ 1890년대 유기화학(염료) 기업 형태에서 발전된 기업

– 독일 : Agfa, Bayer, Hoechst

– 스위스 : Ciba Geigy, Sandoz

– 영국 : Imperial Chemical Industry

– 미국 : Pfizer

이러한 두 유형의 기업들은 19세기 말부터 시작된 유기화학(Medicinal chemistry)과 약학(Pharmacology)이 발전하며 새로운 신약의 합성과 치료효과에 대한 연구를 같이 하면서 새로운 현대 제약회사로의 발전을 하게 된 것이다.

1880년대에 독일에서 제약기업들이 생기고, 이어서 미국, 영국, 스위스 등에서 제약기업들이 속속 만들어 지면서 특히 유명 대학과의 공동 연구를 통해 소위 질환을 유발하는 organism(Paul Ehrlich, 1906)을 타겟으로 하는 합성신약에 대한 연구가 본격적으로 시작되었다. 이 당시에는 기생충 (Parasite), 세균, 병원성 미생물에 대한 치료제 개발이 본격화되면서 제약산업의 본격적인 발전이 시작되었다.

초기 의약품의 시작은 19세기 초 식물에서 추출한 morphine, quinine으로 시작되었고, 20세기의 시작과 함께 동물 기원의 epinephrine(Adrenaline)과 같은 Hormone 제가 주로 사용되었다. 한편 염료 및 유도체의 합성 및 의약품에 대한 연구는 현미경으로 병원성 미생물을 관찰하며 살균 효력이 있는 물질의 발견하는 방법으로 시작되었다. 이렇게 발견된 물질들은 화학자들의 노력으로 좀 더 효과있는 유도체들의 연구로 더욱 발전되었다.

• • 제약산업의 황금기 : 1930 ~ 1960

이 시기에는 새로운 유형의 많은 약들이 개발되었다. 대표적인 약품으로는 합성 비타민, Sulfonamides, 항생제, 호르몬제, 정신병 치료제, 항히스타민제 등과 같은 새로운 유형의 의

약품들이 개발된 것이다.

세계 2차 대전 중에 미국 정부는 막대한 돈을 투입하여 말라리아 치료제, 호르몬제인 코티손(cortisone), 페니실린 등을 개발하였으며, 그 결과로 전쟁이 종료된 후 미국의 제약산업은 엄청난 성장을 할 수가 있었다. 세계 2차 대전 이후에 미국, 유럽 및 일본의 제약산업은 매우 빠른 속도로 성장을 하며, 성장에 따른 엄청난 규모의 연구개발을 추진하여 "antibiotics era"를 만들었다. 제약기업들은 수 많은 토양에서 새로운 미생물과 항생제를 위한 천연물질을 발굴하기 위해 방대한 규모의 연구를 수행하여 다음과 같은 많은 신규 항생제를 개발한 것이다. 예를 들면 Streptomycin(Merck), Chlorotetracyclin(Lederle), Chloramphenicol(Parke-Davis), Erythromycin(Abbott and Lilly), Tetracyclin (Pfizer) 등으로 이러한 항생제의 성공은 새로운 종류의 신약을 개발할 수 있는 재원이 되어 지속적인 신약의 개발과 산업 발전의 선순환적 결과를 가져올 수 있었다.

토양에서 새로운 미생물을 발굴하고 미생물이 만드는 천연물을 이용한 항생제 개발 이후 연구의 방향은 수많은 알려진 물질들의 유도체 및 새로운 형태의 화합물을 합성하였다. 이와 같이 화합물의 기본적인 골격과 새로운 골격을 만들어 구조를 분석하는 기술의 발전을 가져왔고, 이와 함께 화합물의 구조와 약효의 상관관계에 대한 새로운 기술들이 발전을 하였다. 즉, 구조-약효 상관관계(Structure Activity Relationship)에 대한 기술이 많은 발전을 가져온 것이다. 이러한 기술의 발전으로 새로운 정신병 치료제, 진정제, 우울증 치료제, 항히스타민제들과 같은 의약품들이 새로이 개발되었다.

• • 제약산업의 사회적 문제 및 정부규제 강화, 성장 : 1960 ~ 1980

이 시기의 미국 제약기업들은 기업의 규모와 과학의 발전 그리고 정부 규제의 변화 등 많은 변화를 겪는다. 우선 다양한 종류의 의약품들이 개발되었다. 많은 항생제의 개발과 그 과정에서 축적된 화합물과 구조-약효 상관관계 등 많은 기술과 화합물에 대한 기술의 발전에 힘입어 고혈압치료제로 베터-차단제 약품들이 1960년대에, 새로운 고혈압 치료제로 칼슘채널 블록커와 ACE(Angiotensin Converting Enzyme) 저해제, 또한 콜레스테롤 저해제들이 1960~1970년대에 개발되었으며, 진정제, 항우울제, 부작용이 대폭 감소된 경구용 피임제, 항히스타민제, 비스테로이드성 소염제(NSAIDs), 항암제, 파킨슨 병, 천식치료제에 대한 의약품들이 이 시점에 개발되었다. 한편으로 미국에 기반을 둔 제약회사들은 엄격해진 FDA의 신약허가제도로 유럽 등과 비교하여 상당기간 허가가 늦어지는 현상이 발생하였다. 이에 많은 미국 제약기업들은 화장품과 생활용품 등의 제품개발로 그 영역을 확장하였다.

신약개발 초기에 Ehrlich와 같은 화학자들이 추구하였던 'the rational drug design'이라는 방법론이 1970년 대 실질적으로 실현된 것이다. 이것은 수용체(Receptors), 효소(Enzymes), 호르몬(Hormones), 신경전달인자(Neuro-transmitters) 와 같은 생리학적으로 중요한 치료제의 표적(Target) 구조규명이 되었기 때문에 가능하게 된 것이다. 즉, 화학, 생물, 약리, 독성, 임상 등 관련 분야의 과학적 발전이 이루어져 많은 의약품이 개발된 것이다. 또한 NMR, HPLC 와 같은 화학물질에 대한 분석기기의 개발, 컴퓨터 기술들이 도입되면서 개발의 속도가 더욱 빨라지게 되었다.

• • 시장의 포화 및 변화 : 1980 ~ 2000 이후

순환기계통의 신약들이 성공을 한 후, 제약산업의 다음 목표들은 항바이러스(HIV/AIDS 포함), 항암분야에 대한 의약품 등과 같이 새로운 영역으로 발전을 시작하였다. Angiogenesis inhibitors 와 같은 혁신적인 항암치료제, reverse transcriptase 저해제, protease inhibitors 와 같은 HIV/AIDS 치료제가 이 시기에 개발되었다.

FDA의 허가에 대한 문턱이 높아지고, 신약개발의 효율성이 감소하면서 high throughput screening(HTS)와 computational chemistry, combinatorial chemistry, chemical libraries 등 자동화 기술이 발달되었다.

• • 의약품 유형별 발전 단계

합성의약품의 신약개발은 엄청난 자본과 기술 및 인력, 그리고 과학적 선진성이 요구된다. 따라서 세계의 합성의약품 개발을 주도하는 선진국 이외의 후발 국가들은 대개의 경우 제네릭 제품개발을 우선적으로 추진하며, 이어서 오리지널의 신약제품 개발로 발전하게 된다. 또한 다른 유형별로 발전되는 단계를 다음의 표와 같다.

합성의약품의 발전단계	
....에서 (from)	.....으로 (to)
일반의약품에서	전문의약품으로
완제의약품 위주에서	원료의약품 개발로
복제의약품(Generic)에서	신약(오리지날제품)으로
개량신약에서	신약(오리지날제품)으로
천연물신약에서	신약(오리지날제품)으로
전통의약품에서	신약(오리지날제품)으로

즉, 개발에 시간과 비용이 비교적 덜 소요되는 일반의약품, 제네릭 등에서 시작하여 독자적인 신약을 위해 개량신약이나 천연물신약 등, 그리고 마지막으로 글로벌 사업이 가능한 독자적인 전문의약품으로 발전하는 과정을 겪게 된다. 우리나라의 합성의약품 개발의 역사도 이와 유사한 과정을 거쳐 발전하고 있다.

1.2.2 의약품의 분류

우리가 과거에서부터 접종 받아오던 전통적인 예방백신과 1980년대부터 상업화되기 시작한 바이오의약품들이 급성장 하고 있지만 아직도 주류는 저분자 유기합성 의약품이다. 합성의약품을 생산하는 전세계 제약회사 수는 줄잡아 10,000여 개 이상 존재하며 그 중에서 세계적으로 잘 알려져 있는 100여 개 이상의 회사가 활약하고 있는 것으로 알려져 있다.

앞서 언급한 바와 같이 의약품을 합성의약품과 바이오의약품으로 대별 할 수 있지만 과거에서부터 의약품을 분류하던 방식은 대개 질병 영역별로 구분하는 것이다.

예를 들면, 심장순환기계 치료제(Cardiovascular Diseases), 중추 신경계 치료제(Central Nervous System Diseases), 항 감염제(Infectious Diseases), 암 치료제(Cancer) 등으로 구분하였다. 표 1.1에 의약품을 질병 영역별로 구분한 예를 각 영역별 대표적인 질병들과 더불어 요약해 보았다. 각 질병들에 대해서는 각각 수많은 치료제들이 존재하며 그 중 대부분이 과거에서부터 사용되어 오던 합성의약품들이며 나머지 일부는 30여 년 전부터 실용화 되고 있는 바이오의약품들이다. 시장성으로 보면 심장순환기 계통의 약물들에 대한 시장 규모가 가장 크며 대개 고혈압 치료제, 고지혈증 치료제, 혈소판 저해제, 항 응혈제 등이고 그 다음으로 시장성이 큰 분야는 중추신경계 치료제 분야이며 항 우울증, 정신분열증, 간질, 다발성경화증 등의 치료제가 포함되어 있다.

세계적으로 널리 알려져 있는 다국적 제약 기업들은 역사가 길고 대부분 합성의약품을 중심으로 성장하였고 바이오의약품에 대해서는 전문성이 떨어져 초반에는 주로 바이오 벤처회사로부터 제품을 라이센싱 받아 실용화 하였고 점차 시간이 지남에 따라 바이오 전문 벤처 회사를 흡수 합병한 경우도 많이 있었다.

표 1.1. 질병영역별 분류

질병 영역	대표적 질병들
심순환기 질환 (Cardiovascular Disease)	고혈압, 고지혈증, 동맥경화, 심근경색, 뇌졸중, 협심증, 혈전증, 색전증
중추 신경계 질환 (CNS Disease)	정신분열증, 우울증, 간질, 다발성 경화증, 통증 알츠하이머, 파킨슨씨 병
암 (Cancer)	위암, 간암, 폐암, 유방암, 전립선 암, 대장암, 백혈병
소화기관계 (Gastrointestinal Disease)	위궤양
감염질환 (Infectious Disease)	박테리아 감염, 곰팡이 감염, AIDS, 간염, 폐렴, 바이러스 감염
염증질환(Inflammatory Disease)	퇴행성 관절염, 류마티스 관절염
대사질환 (Metabolic Disorder)	당뇨, 비만
근 골격계 질환 (Musculoskeletal Disease)	골다공증
내분비 질환 (Endocrine Disorder)	왜소증, 말단비대증, 갑상선 기능 저하, 폐경기 장애
혈액관련 질환 (Blood Diseases)	빈혈, 호중구 감소, 혈우병
기관지 및 알러지 (Respiratory Disease & Allergy)	천식, 알러지
자가면역 질환 (Autoimmune Disease)	크론병, 건선, 루푸스, 류마티스 관절염
안질환 (Eye Disease)	녹내장, 백내장, Retinopathy
피부질환 (Skin Disease)	여드름 등
비뇨 생식기 질환 (Urogenital Disorder)	발기부전, 불임, 전립선 비대, 과민성 방광

1.3. 바이오의약품

1.3.1. 용어의 정의

바이오의약품의 용어의 정의부터 살펴보면 바이오의약품은 우선 영어로는 "Biopharmaceuticals" 또는 "Biologics" 혹은 "Biotechnology medicines" 등으로 표현되고 있다. 원래 "Biologics" 는 유전공학 기술에 의한 재조합 단백질이나 치료용 항체 등이 시장에 등장하기 전부터 사용되던 용어로써 주로 백신이나 혈액 유래의 제품 혹은 독소(Toxin)나 알러젠(Allergen) 유래의 제품을 일컫는 용어로 사용 되었다. "Biopharmaceuticals"라는 용어는 1980년대부터 처음으로 사용 되었고 주로 유전공학 기법인 재조합 DNA 기술에 의해 생산된 재조합 단백질이나 세포융합 기술 등에 의해 생산된 단일클론 항체 등을 일컫는 용어로 사용되고 있었다. 최근에는 유전자 요법이나 안티센스 기술 등과 같은 핵산들도 "Biopharmaceuticals"라고 통칭하게 되었다.

여러 가지 문헌이나 논문, 상업적 자료 등을 보면 "Biopharmaceuticals" 혹은 "Biologics"를 주로 사용 사용하고 있고 이 용어 들은 최신의 재조합 단백질, 치료용 항체, 백신, 체외진단 시약, 혈액관련제품, 독소 혹은 알러젠 유래의 제품 및 치료용 효소 등을 모두 포함하는 용어로 해석되고 있다.

우리말 용어를 살펴보면 과거부터 "Biologics"를 생물학적 제제 라는 용어로 널리 사용하고 있었다. 이 생물학적 제제는 백신 및 혈액 유래의 제품들을 일컫는 용어이다. 그 이후 유전공학 기술에 의한 재조합 단백질이 국내에서도 다수 상업화 되었고 많은 환자들이 이용함에 따라 "바이오의약품", "생물 의약품", 혹은 "생물학적 제제" 등의 용어들이 혼용되어 왔다고 볼 수 있겠다.

따라서 여기에서는 "바이오의약품' 이라는 용어를 주로 사용할 것이며 이 용어는 영어의 "Biopharmaceuticals"와 동등하다고 볼 수 있겠으며 전통적인 백신, 혈액유래 제품 등은 물론 최근에 등장한 재조합 단백질, 치료용 항체, 체내 진단용 단일 클론항체, 핵산 제품 및 식물, 동물, 인체 유래의 모든 고분자 제품을 포괄적으로 일컫는 용어로 사용 되겠다(표1.2).

표 1.2. 바이오의약품의 종류 및 상용제품

종류	임상 적용 분야	상품화된 제품 예
재조합 단백질	혈액관련질환, 암, 항바이러스 면역증강, 왜소증	EPO, CSF, 성장호르몬, 인터페론 류 등
단일 클론 항제	암, 자가면역 질환	Rituxan, Humira 등
백신	박테리아 및 바이러스 질환 예방	B형 간염 백신 등
Toxin	사시, 주름살 제거	Botulinum toxin
효소	유전병	Urokinase, Asparaginase
배양된 세포 및 조직	피부 질환	인공 피부, Chondrocyte
혈액 및 관련제품	혈액관련질환	Factor VIII, 알부민 등
유전자 치료제	유전성 망막질환	viral vector (Luxturna)
세포 치료제	암, 자가면역 질환	면역세포 치료제 (이뮨셀, 킴리아 등), 줄기세포 치료제 [카티스템 등]
기타		히아루론산 등

1.3.2. 바이오의약품의 기원

바이오의약품의 기원은 역시 백신의 개발에서 찾아야 할 것으로 여겨진다. 1796년에 Edward Jenner 가 천연두를 예방하기 위하여 우두 바이러스(Cowpox Virus) 를 인간에게 접종한 사건이 최초의 바이오의약품을 환자에 적용한 것이 아닌가 싶다. 그 이후로 전통적인 백신이 계속 출현하여 많은 사람들을 죽음으로 이끌었던 여러 가지 전염병들이 예방되기 시작하였다. 그러나 치료용 바이오의약품의 기원은 1930년대에 돼지의 췌장으로부터 인슐린을 대량으로 생산하여 당뇨병 환자에게 사용하기 시작한 사건이 아닌가 생각된다. 또한 1920년대에 발견된 성장호르몬도 죽은 사람의 뇌하수체에서(여러 사람으로부터 얻은 것을 모아서) 추출, 분리· 정제하여 극히 제한적으로 사용된 적이 있었으나 극 미량 존재하는 까닭에 양적인 한계 및 높은 비용과 더불어 추출, 정제된 성장호르몬 투여 환자에게 Creutzfeldt–Jakob병(광우병과 비슷한 증생)이 감염됐었다는 사실 때문에 안전성에 문제가 있어 사실상 사용이 중단 되었던 것이 사실이다. 이는 죽은 사람의 뇌하수체에서 성장호르몬을 추출, 분리, 정제 하는 과정에서 우리가 알지 못하는 감염성 병균이나 바이러스가 혼입 오염될 수 있다는 사실을 증명해 주는 것이라 하겠다. 또한 1957년 바이러스나 항 종양 효과가 우수한 것으로 알려져 있는 인터페론이 발견되었고 그 이후 여러 가지 치료용으로 유용하게 사용될 수 있는 많은 인체 유래의 단백질들이 발견되어 그 때까지는 도저히 치료가 불가능 하였던 여러 가지 난치병의 치료에 사용할 수 있는 기틀을 마련하게 되었다.

그러나 이와 같이 많은 유용 단백질들의 발견에 의하여 여러가지 난치병의 치료에 대한 가능성은 제시되었으나 실제로 임상적으로 환자에게 사용하기에는 현실적인 측면에서 거의 불가능하였다. 그 이유는 이미 언급한 바와 같이 이와 같은 유용단백질들은 우리 몸에서 극 미량 생산 되기 때문에 그 극 미량을 추출, 분리, 정제 하여 치료용으로 광범위하게 사용하기에는 한계가 있었다. 이와 같은 한계를 극복 할수 있는 혁신적인 계기가 있었으니 그것은 다름아닌 1973년에 Stanley Cohen 과 Herbert Boyer 에 의해 탄생된 재조합 DNA 기술과 1975년에 탄생된 세포융합 기술이었다.

이와 같은 기술의 탄생은 유전자 조작된 미생물이나 동물세포를 이용하여 목표 단백질을 대량으로 생산할 수 있기 때문에 양적 한계를 극복하였고 또한 직접 추출, 정제하여 사용하는 경우 각종 질병유발 병원균이나 바이러스의 오염을 방지할 수 없다는 안전성 문제를 극복하였으며 더 나아가 천연 단백질보다 더 우수한 제 2세대 재조합 단백질, 즉 단백질 공학 기술을 이용한 변형된 단백질의 출현도 가능하게 되었다.

그러나 유전공학 기법에 의한 재조합단백질의 생산 방법이 여러 가지 장점을 가지고 있으나 아직도 추출 및 분리 정제하는 방법에 의해 생산되는 단백질의약품이 시장에 남아 있는 경우가 있다. 이러한 경우는 재조합 DNA 기술에 의한 생산보다 재래식 방법이 아직도 비용적인 측면에서 우월성이 있다던지 아니면 혼합물 형태의 제품이 치료 효과가 더 큰 경우이다. 전자의 경우가 인혈청 알부민이고 후자의 예는 혈액분획에 의해 얻어지는 혈액인자이다.

1.3.3. 바이오의약품의 종류 및 현황

■ (1) 재조합단백질

단백질의약품은 유전자조작(Gene Cloning) 방법을 이용하여 유용한 유전자를 미생물이나 인간 또는 동물 유래 세포에서 발현시켜 필요한 유용단백질을 제품으로 만든 것을 말한다. 단백질 의약품은 유전자 재조합 기술이 1970년 대에 보편화 됨에 따라 대량 생산이 가능해지고 개발이 확대되었고 이를 이용하여 인슐린, EPO와 같은 다양한 제품들이 출시되었다. 이후, 늘어나는 수요를 맞추기 위해 저비용 대량생산을 위한 세포주 개발, 세포배양기술, 바이오공정 기술의 최적화가 이루어져 왔다. 2000년대 이후에는 기존의 단순치환 재조합 단백질의 한계를 극복하기 위해 약물의 지속성을 높인 서방형 제제(약물전달시스템 등) 및 기존에서 효과를 개선시킨 개량신약(바이오베터) 위주의 개발이 이루어지고 있다.

전세계 단백질의약품 시장은 2012년 790억달러 규모에서 연간 7.5%로 성장하여 현재 약 1,400억달러 규모이며, 앞으로도 지속적으로 성장하여 2023년에는 약 2,100억달러에 이를 것으로 예측되고 있다. 최초 단백질의약품은 제넨텍이 유전자재조합 기술을 사용하여 생산한 인슐린 '휴물린'이며 이후 성장호르몬을 출시하여 릴리, 노보노디스크 등에 의해 상업화 되었다. 이러한 단백질의약품은 천연 단백질과 동일한 구조의 단백질을 생산하여 1세대 바이오 제품으로도 불리며, 인슐린, EPO, 인간 성장 호르몬, 혈우병 치료제인 혈액응고 인자 등이 주요 제품이다.

이러한 재조합단백질들은 초기에는 혈액 또는 인체 뇨, 조직 등에서 정제하는 방식으로 인슐린, 호르몬 등을 확보하여 이용하기도 하였으나, 확보 대상 선정의 어려움, 높은 오염 위험성, 제조공정 관리의 어려움, 높은 비용 및 낮은 생산성으로 인하여 대부분 재조합 방식을 적용하여 생산하는 기술로 옮겨가게 되었다.

• • 바이오베터 의약품

바이오의약품 원약을 기반으로 효능, 안전성 또는 편의성 등을 개량한 의약품을 바이오베터라 정의한다. 바이오베터 의약품은 기존의 의약품을 변형시키기 때문에 활성약물성분의 임상 효능이 검증되어 있으며, 기반기술로 사용되어 다양한 분야에 적용이 가능한 것이 장점이나, 제네릭과 달리 신약과 같은 개발단계를 수행해야 하고, 면역원성을 확인해야 한다. 현재까지 개발된 대표적인 바이오베터 기술은 아래와 같으며 국내에서도 여러가지 기술을 이용하여 개발을 진행하고 있으나, 현재까지 국내에서 개발 출시된 제품은 전무한 상황이다.

- 당쇄화(Glycosylation) : 2001년 'Aranesp'에 적용된 Glycosylation 기술은 단백질의약품의 당쇄화를 조절하는 기술로, 체내 안정성, 반감기 등을 개선시키며 효능 증대, 독성 감소 및 long-acting 효과를 유도한다.

- PEGylation : 'Neulasta', 'Pegasys'등에 적용된 기술로, 단백질의약품에 PEG(Poly-ethylene Glycol)이라는 고분자 물질을 결합하여, 체내 안정성, 반감기 등을 개선하여(혈중 체류시간을 길게함) long-acting으로 개량한다.

- 단백질 융합 : 'Enbrel'에 적용된 Fc 융합을 비롯하여 알부민 등과 단백질의약품을 결합하는 기술이다. 체내 안정성 및 반감기 등을 개선하여 long-acting으로 개량한다.

- 아미노산 치환 : 'Lantus'에 적용된 기술로, 단백질의약품의 아미노산 일부를 치환하여 효능 증대 및 특허성을 확보하는 기술이다.

- Fc-엔지니어링 : 'Enbrel'에 융합된 Fc는 아미노산 치환 등의 방법을 이용하여 구조가 변경된 것으로 국내에서 가장 많이 개발되고 있는 long-acting 기반 기술이다.

자세한 내용은 주로 제4장에서 다루어질 예정이다.

■ (2) 치료용 항체의약품

치료용 항체의약품은 현재 의약품 중 성장속도가 가장 큰 분야로서 현재 78여가지 이상이 상업화되어 주로 여러 가지 암 치료제 혹은 관절염 치료제로 사용되고 있다. 대표적인 제품으로는 비호치킨씨림프종에 사용되는 Rituxan, 유방암 치료제인 Herceptin, 대장암 치료제인 Avastin, Erbitux 등이 있으며 항염증제로 주로 류마티스관절염 치료제로 사용되고 있는 Humira, Remicade, Enbrel 등이 있다. 특히 Humira는 2017년 매출이 180억 달러가 넘는 블록버스터 중에서도 블록버스터 제품이 되었으며 위에 언급한 제품들 중 연매출이 80-90억 달러가 넘는 초블럭버스터 제품들이 적지 않다.

항체의약품은 1970년대에 다발성골수종 B 세포가 단일항체를 생성한다는 발견을 토대로 hybridoma를 제작하는 기술이 개발되면서 시작되었다. Hybridoma 제작 기술은 특정 항원에 반응하는 단일클론항체 제작을 가능하게 하였으나, 쥐에서 만들어진 항체치료제에 대한 인간 항체가 환자에게서 생성되어 약효 감소 및 부작용을 수반한다는 것이 밝혀졌다. 이러한 문제점을 해결하기 위해, 유전자재조합 기술을 이용한 키메라항체(1980년대), CDR(Complementary Determining Region)-grafting 기술이 적용된 인간화항체(1990년대) 뿐 아니라 phage display 기술 또는 형질전환 쥐를 이용한 100% 인간항체(2000년대) 제작 기술까지 발전하게 된다.

항체제작 기술의 발전에 더불어, 항체의약품의 단점을 극복하기 위해 Affinity maturation 기술, Fc-엔지니어링(융합) 기술, 항체 fragment 기술, Glyco-엔지니어링 기술, 접합체 기술, 이중타겟 항체 기술, 유사항체 스캐폴드 기술 등 다양한 항체 개량기술이 개발되었고 이를 융합하여 항체의약품 개발에 적용하고 있다.

해외에서는 2017년 기준 80여가지 이상의 항체의약품(Fc 융합단백질 7종, ADC 2종 포함)이 품목 허가 받았으나 국내에서 개발된 품목은 6종의 바이오시밀러 항체의약품에 불과하다.

항체개발 역사상 최초로 제작된 단일클론항체는 쥐의 비장세포와 골수종세포를 융합시켜서 제작된 hybridoma에서 생성된 항체를 정제하여 만들어진 설치류 OKT3 항체(1986년)이다. 이후 최근에는 특허성을 지닌 단일클론항체 스크리닝법으로 hybridoma 제작이 아닌 phage display 방법이 기본적으로 사용되며 이외에도 형질전환 쥐를 제조하거나 단일 B 세포 배양법 등 다양한 방법이 개발되고 있다. Phage display 기술을 사용하여 스크리닝이 완료되고 hit이 도출되면 Affinity maturation을 통해 최종 개발후보를 선정한 후, 항체를 발현하는 재조합유전자를 삽입한 동물 세포주를 제작, 배양 후 정제하여 단일클론 항체의약품을 생산하게 된다. 항체의약품 개발에 필요한 공정기술은 대부분 특허가 만료되어 공개되었으므로, 표적단백질 선정 및 표적 단백질 특이적으로 결합하는 부위의 항체 단백질을 만드는 유전자 염기서열을 확보하는 것이 특허를 확보하는 핵심 기술이다.

신규한 표적에 대해 특허성을 보유한 항체의 개발은 높은 기술적 난이도로 인해 현재(2018년

12월)까지도 국내에서 개발된 단일클론항체 신약이 허가된 사례는 없다. 그러나 주요 국내 제약사와 벤처기업 등은 항체의약품 개발 역량을 확보, 내재화하여 항체 신약 개발에 힘쓰고 있다. 또한 단일클론항체의 항원 인지부분 등을 변형시켜 한 개의 항체가 동시에 2개의 타겟을 인지하게 하는 이중항체, 암세포 특이적으로 toxin을 전달할 수 있도록 암세포 특이 항원에 결합하는 항체와 항암제를 고유의 linker를 통해 결합시키는 ADC(Antibody Drug Conjugate)의 약품도 단일클론 항체의약품 개발과 더불어 최근 국내에서도 활발히 개발되고 있는 추세이다.

항체 바이오시밀러는 특허가 만료된 항체의약품의 복제의약품으로, 원약 동등성 확보 및 원가 경쟁력이 핵심이다. 항체 바이오시밀러 개발에 필요한 기술은 1세대 바이오의약품인 재조합 단백질의약품 개발과 유사하다. 대장균을 사용하는 대신 항체 단백질을 발현하는 동물세포주를 확립하고 이를 대량 배양하여 항체단백질을 발현, 정제하는 바이오시밀러 공정 기술과, 제조된 바이오시밀러 의약품의 특성을 원약과 비교하는 바이오 분석 기술이 주요 기술이다. 국내에서는 LG생명과학, 셀트리온, 삼성바이오로직스 등이 충분한 개발/생산 역량을 확보하여 국내 개발 및 글로벌 진출을 진행하고 있다. 치료용항체에 대해서는 제3장에서 자세하게 논의될 예정이다.

■ (3) 백신

백신은 항원, 즉 병원체를 약하게 만든 후 인체에 주입하여 항체를 형성하게 하여 그 질병에 저항, 면역성을 가지게 하는 의약품이다. 1796년 E. Jenner에 의해 천연두 바이러스 약독화 생백신이 개발된 이래 전세계적으로 현재까지 약 30가지 이상의 감염 질병에 대한 백신이 개발되었다. 백신은 제품 개발에 적용된 기술에 따라 크게 혈장 유래 무독화 백신, 재조합 백신, 바이러스 배양 백신, 접합 백신 그리고 여러가지 항원을 혼합한 혼합 백신으로 구분된다.

• • 1) 혈장유래 무독화 백신

인간 혈장을 사용하여 개발된 초기 형태의 백신으로는 B형간염 백신이 있다. B형간염 백신은 HBs(B형간염 바이러스 표면) 항원 보유자의 혈장을 2회 초원심 분리하여 추출된 HBs 항원으로 제작한다. 추출된 HBs 항원을 펩신 digestion 및 urea denaturation 시킨 후 포르말린 또는 열 처리를 통해 불활화 시킨다. 이후 aluminum hydroxide입자에 흡착시켜 최종 백신을 제조한 후, 보존제를 첨가하면 B형 간염 백신이 완성된다. 그러나 인체 유래의 원료 물질을 사용함으로 다른 질병(AIDS, HCV 등) 유발 바이러스의 오염에 대한 가능성을 배제할 수 없어 현재는 잘 사용하지 않는 기술이다. 대표적인 제품으로는 국내 최초이자 세계에서 3번째로 개발된 '헤파박스'(1983년, 녹십자)와 '헤팍신B'(1986년, CJ헬스케어)가 있다.

• • 2) 재조합 백신

병원성 바이러스로부터 표면항원 등 해당개체의 일부에 해당하는 유전자를 분리하여 이를 효모 등의 숙주세포를 이용하여 제작된 백신이다. 먼저 항원 유전자를 발현하는 숙주세포를 제작하고, 이를 발효 또는 배양하여 고효율로 제조하고 분리, 정제를 거처 원료를 제조한다. 원료에 면역원성 증가를 위해 흡착물질인 보조제(Adjuvant)를 첨가하고 보존제를 첨가하여 조제, 충전하면 백신 완제가 생산이 된다. 모든 병원성 바이러스에서 성공하는 기술은 아니며 정제된 항원이 바이러스와 비슷한 구조를 가지는 VLP(Virus Like Particle)를 형성할 경우에 성공 확률이 높다. 현재까지 재조합 기술로 개발된 재조합백신은 B형 간염백신이 오래전부터 개발되어 보편적으로 사용되고 있고 최근에는 자궁경부암의 원인 바이러스인 human papiloma virus(HPV)의 항원부위 여러개를 유전자 조작하여 제조한 자궁경부암 백신(Gardasil, Cervarix)이 널리 사용되고 있다.

• • 3) 바이러스배양 백신

재조합 백신으로 면역이 힘든 바이러스 질병의 경우는 인체가 아닌 유정란이나 세포 배양을 통한 바이러스(보통은 계대 배양으로 약독화 된 변이 바이러스 주) 증식 후 이를 포르말린 처리 등의 불활화 또는 무독화를 하여 백신을 제조하게 된다. 이 방법의 장점으로는 혈장 유래 무독화 백신에 비해서는 대량 생산에 이점이 있고 다른 바이러스의 감염 위험에 있어서 보다 안전하다는 점이 있다. 유정란 숙주의 경우 수율이 높은 장점이 있는 반면 원료 준비와 바이러스 배양 기간이 길고 공정으로 제어하기가 어려워 대량 생산에 여러 한계점을 지닌 것도 사실이다. 이러한 유정란 법의 단점을 해결하기 위해 세포 배양기 내에서 숙주 세포 배양 후 바이러스를 감염, 증식시키는 세포 배양 바이러스를 사용하는 방법을 시도하고 있으나 독감 등 몇몇의 경우에는 아직 수율 개선에 대한 기술 확립이 필요한 상황이다.

• • 4) 접합 백신

바이러스가 아닌 병원성 미생물 백신들 중 폐렴구균(Pneumococcus)이나 수막염구균(Meningococcus) 등은 항원으로 작용하는 다당류(Polysaccharides) 단독보다는 Carrier 단백질로 toxin 을 다당류에 접합시킬 경우 더 나은 면역원성과 면역의 장기 기억을 촉진시키는 것으로 밝혀짐에 따라 다당-단백질 접합 백신이 새로운 백신의 카테고리로 자리매김하게 되었다.

• • 5) 다가혼합 백신

여러 가지 백신을 한 번에 접종할 수 있도록 하는 혼합백신은 항원간의 간섭을 배제하면서도 유효기간을 확보하는 안정성을 확보하는 혼합제형 방법 개발이 핵심 기술이다. 국내에서는 DTPa(디프테리아, 파상풍, 백일해 혼합백신)가 대표적 사례이며 이러한 복합 제형의 개발에는 제형 개발 경험과 원료 항원의 보유가 필수적 요소라 할 수 있다. 접종 스케줄의 교차 문제, 보존제로 인한 이종항원 사이의 간섭 문제 들이 기술적으로 고려되고 해결되어야 한다. 최근에는 UNICEF 로 대표되는 국제 구호기관들의 입찰 시장이 대량의 입찰 물량 등에 의해 상당한 규모의 시장을 형성하게 됨에 따라 시장이 요구하는 혼합백신을 위한 all-in-one 액상 제형의 개발이 핵심 기술이 되고 있으며, 제형의 특성상 후공정의 엄격한 GMP 무균 공정의 수행 능력 또한 중요한 경쟁력이 되고 있다.

■ (4) Toxin

Toxin이 의약품으로 쓰이는 예는 현재 성형미용 분야에서 주로 주름살 제거 등에 사용되는 보톡스가 대표적이다. 보톡스는 상한 통조림이나 썩은 고기에서 발견되는 혐기성 세균인 클로스트리디움 보툴리눔(Clostridium Botulinum)이 생산하는 신경 독소로 보툴리눔균의 7종류 신경독소(A~G) 중에 A형 독소를 주로 정제한 것이다. 이러한 보툴리눔 톡신은 흔히 '보톡스'라고 불리는데 1995년 국내 최초로 식품의약품안전처에 의해 승인된 보툴리눔 톡신 A형 제제로 앨러간사의 고유 상품명이다.

보툴리눔 독소는 콜린성 신경스냅스에 작용하여 아세틸콜린의 방출을 감소시켜 신경근 차단 효과를 일으킴으로써 작용한다. 1989년 사시와 안면경련의 치료목적으로 미국 FDA의 승인을 받았으며 2002년 미용 목적의 사용에도 FDA의 승인을 받았다. 우리나라에서는 1999년부터 피부과 영역에서의 사용이 보편화되었고 주름, 다한증, 사각턱 등의 치료에 주로 이용되고 있으며 안과 질환, 신경 질환, 비뇨기과 질환 등의 다양한 영역에서 사용되고 있다.

국내에서는 앨러간의 보톡스와 동일한 물질로서 (주)메디톡스의 '메디톡신'이 2006년에 세계에서 4번째로 개발되었고, 그 뒤를 이어서 휴젤(주)의 '보톨렉스', (주)대웅제약의 '나보타' 등이 개발되어 시판중이다.

■ (5) 세포치료제

세포치료제란 '살아있는 자가, 동종, 이종 세포를 체외에서 배양, 증식하거나 선별하는 등 물리적, 화학적, 생물학적 방법으로 조작하여 제조하는 의약품'을 말한다. 즉 인간의 세포 혹은 다른 종의 세포를 치료제로서 사용하는 것으로 결함이 있는 세포를 대체하거나 재생시켜주는 치료방법이다. 세포치료제는 크게 세포의 유래에 따라 체세포치료제, 줄기세포치료제, 면역세포치료제로 구분되며, 세포치료제 개발에는 세포은행, 세포조작장비, 대량세포배양장치 및 시설, 배지공급, 마커 및 항체 발굴, 바이오인포매틱스, 임상시험, 세포치료서비스 등 복합적인 기술 융합이 필요할 것으로 예상된다. 2017년 기준 줄기세포치료제의 경우 전 세계에서 허가 받은 7개의 품목 중 4개가 국내에서 개발된 품목이며 이러한 역량을 토대로 국내 세포치료제 개발사들은 해외로 진출을 진행 중이다.

• • 1) 체세포치료제

체세포치료제의 경우 원하는 조직으로의 분화가 필요 없어 기본적인 세포 배양 기술로 개발이 가능하다. 체세포의 경우 다량 채취 및 증식이 용이하며, 자가체세포를 사용하는 경우 면역 거부반응 및 윤리적 이슈가 없다는 장점이 있으나, 줄기세포 대비 재생 효능이 낮다는 한계점이 있다. 또한 자가세포치료법의 경우, 상업생산 및 시술이 불가하여 치료비용('프로벤지', $93,000/인)이 높은 반면 낮은 효능으로 시장성이 높지 않다. 체세포치료제의 경제성을 높이기 위해 타가세포를 이용하는 기술 개발이 필요하나, 효능이 더 뛰어난 성체줄기세포 치료제 개발로 연구가 더 활발히 진행되고 있다.

국내에서 개발된 세포치료제는 대부분 골재생 또는 피부재생 치료제로 국한되어 있으며,

‘Chondron’ (2001년, 세원셀론텍)은 자가연골세포 배양/이식으로 국내에서 최초로 허가받은 세포치료제로 중국진출을 진행하고 있다. 뒤이어 ‘Holoderm’(2002년, 테고사이언스), ‘Kaloderm’(2005년, 테고사이언스), ‘Keraheal’(2006년, MCTT, 현 바이오솔루션), ‘LSK Autograft’(2010년, 차바이오앤디오스텍)이 피부각질세포를 이용해 피부화상치료제로 개발되었고, ‘RMS ausron’(2009년, 세원셀론텍)은 뼈세포를 이용하여 국소 골형성 촉진제로 개발되었다. 이외에 ‘AutoStem’(2010년, 차바이오앤디오스텍)과 ‘Queen Cell’(2010년, 안트로젠)은 자가유래 지방세포를 사용하여 피하지방결손 치료제로 개발되었으며, ‘Cure Skin’(2010년, 에스바이오메딕스)는 섬유아세포를 이용하여 흉터 치료제로 개발되었다.

• • 2) 줄기세포치료제

줄기세포는 체세포와 달리 다량채취 확보가 어렵고, 안전성 및 윤리적 이슈, 분화기술 미성숙 등으로 해결해야 할 문제가 많으나, 다양한 세포로 분화가 가능해 난치성 질환에 적용이 가능할 것으로 예상된다. 줄기세포치료제는 세포원천에 따라 배아줄기세포, 성체줄기세포 및 역분화유도 줄기세포로 구분된다. 성체줄기세포 시장은 전세계 줄기세포치료제 시장의 99%로 상업화가 상당히 진척되어 있으며, 배아줄기세포는 생명윤리 문제와 분화조절 기술 개발의 어려움, 변이발생 및 암세포화 등 임상시험 적용에 많은 어려움이 있어 여전히 개발 초기단계에 있으나 적절한 자극을 통해 신체 내 210여개의 장기를 구성하는 조직으로 분화할 수 있는 무한한 잠재력을 가지고 있다.

① 배아줄기세포

배아줄기세포는 수정한 지 14일이 안된 ‘배아’상태에서 얻어지는 줄기세포이며, 이는 신체의 모든 장기조직으로 분화할 수 있어 ‘만능줄기세포’로 불린다. 배아줄기세포는 분화능이 탁월하고 계속해서 개체 수를 늘릴 수 있으나, 이러한 능력으로 발암의 위험성이 존재한다. 원하는 장기조직으로 분화시키는 기술과, 발암성을 감소시키는 것이 배아줄기세포 치료제의 핵심 기술이다. 안전성 문제 뿐 아니라 윤리적 문제도 계속 대두되어, 배아줄기세포 연구는 그동안 다소 정체되었으나, 지난 2010년 10월 세계 최초로 미국의 제론사가 척추손상환자를 대상으로 인간의 배아줄기세포 사용 임상을 FDA로부터 허가 받았다. 뒤이어 미국의 ACT사가 인간 배아줄기세포에서 유도된 망막색소상피세포를 이용한 스타카르트병, 황반변성증 대상 임상을 시작하였으며, 한국에서는 같은 치료제를 차바이오앤디오스텍이 임상을 진행 중이나 2019년 11월 기준 국내에 출시된 제품은 없는 상황이다.

② 유도만능줄기세포

역분화줄기세포(Induced Pluripotent Stem Cell, iPS)는 이미 분화된 세포의 특정 유전자를 조작하여 다시 분화능을 유도한 줄기세포이다. 2006년 일본 교토대학의 야마나카 신야 교수가 배아세포에서 활성화되는 4개의 유전자(Oct3/4, Sox2, Klf4, c-myc)를 레트로바이러스에 삽입한 후, 다시 쥐의 피부세포에 넣어 역분화줄기세포를 만드는데 성공하였다. 연구단계에서 배아줄기세포와 동등한 분화능을 증명하였고, 윤리적 문제가 없으며, 환자와 유전정보가 같은 맞춤형 줄기세포를 얻을 수 있는 기술로 기대가 높으나, 바이러스를 이용해 유전자를 변형시키기에 안전성에 대한 우려가 있고, 아직 초기단계의 연구개발 중이라 상업화까지 해결해야 할 많은 기술적 장벽이 존재한다.

③ 성체줄기세포

성체줄기세포는 성인신체의 각 부위에서 얻어지는 줄기세포이며, 이는 그 원천에 따라 지방, 골수, 제대혈 줄기세포 등으로 분류된다. 줄기세포 채취가 용이하다는 측면에서 성체줄기세포 연구가 가장 먼저 시작되었으며, 배아줄기세포에 비해 안전성 이슈도 적어 임상시험도 더 활발히 진행되었다. 특히 골수에서 얻어지는 조혈모세포는 혈액계와 면역계 세포로 분화가 가능하여 이미 백혈병, 혈액질환 및 면역계 질환에 널리 사용되고 있는 상황이다. 최근 가장 연구가 활발히 진행되고 있는 것은 골수, 제대혈, 지방에서 채취되는 중간엽줄기세포(Mesenchymal Stem Cells, MSCs)이다. 이들 MSC는 비교적 배양이 용이하고, 많은 양의 세포를 쉽게 증식시킬 수 있으며, 연골, 뼈, 근육과 같은 중배엽성 조직세포로 분화할 수 있을 뿐 아니라, 손상된 조직에 이식될 경우 재생에 도움이 되는 생리활성물질을 분비한다.

• • 3) 면역세포치료제

면역세포치료제는 혈액에서 추출한 면역세포(NK 세포, 수지상세포, T 세포 등)를 증식시키거나, 암세포 특이적인 항원을 인식하는 면역세포를 제작 후 증식시켜 다시 환자에게 넣어줌으로써, 면역작용으로 질환을 치료하는 기전을 가지고 있다. 최근에는 T 세포 또는 NK 세포에 외래 유전자를 바이러스 등으로 도입하는 CAR-T 세포(Chimeric-Antigen Receptor-T cell) 또는 CAR-NK 세포와 같이 유전자 치료 개념이 도입된 세포치료제 기술이 다양하게 개발되고 있다. 면역

세포치료제 중 CAR-T 세포는 가장 후발 주자이나, 치료가 어려웠던 혈액암에서 높은 치료 효능을 보이면서, 적응증 확장, 효능 증대 및 타가이식이 가능한 기술 개발이 이루어지고 있다. 주요 기술로는 CAR에 해당하는 scFv를 제조하는 기술, CAR를 발현하는 벡터 제작 기술, T 세포 분리 기술, 타가이식이 가능하도록 하는 유전자 조작 기술, 세포치료제 운반/보관을 위한 동결 기술 등이 있으며, 안전성 확보를 위한 T세포 활성 조절 스위치 제작 기술도 요구되고 있다.

2016년 기준, 활성화 된 T 세포 를 이용한 간암치료제인 '이뮨셀-LC'(2007, 이노셀, 현 녹십자), NK 세포 분리 후 체외증식 시켜 넣어주는 림프종 치료제인 'NKM'(2007, NK 바이오), 수지상세포를 이용한 신장암 치료제 '크레아박스-RCC'(2007, 크레아젠)의 3종이 면역세포치료제로 국내 품목 허가를 받고 출시되었다. CAR-T의 경우, 노바티스의 킴리아(Kymriah)가 난치성 B 세포 급성 림프구성 백혈병을 대상으로 2017년 8월에 최초로 FDA 허가를 받았으며, 뒤를 이어 카이트 제약의 예스카타(Yescarta)가 난치성 거대 B 세포 림프종을 적응증으로 2017년 10월에 FDA허가를 받은바 있다. 이 외에도 주노 제약(Juno Therapeutics), 블루버드 바이오(Bluebird bio), 셀렉티스(Cellectis)등의 회사에서도 CAR-T의 상용화를 위해 활발한 연구를 진행하고 있으며 세계적으로 10종 이상의 CAR-T pipeline이 개발중이다.

■ (6) 유전자치료제

유전자 치료는 발병원인이 되는 비정상유전자를 대체하거나 치료용 단백질을 발현할 수 있는 유전자를 직접 환자의 세포 또는 조직에 삽입하는 치료 기술로 정의되며 바이러스 벡터, 플라스미드 DNA, 리포좀, 크리스퍼(CRISPR)를 활용한 기술까지 유전자 치료의 범주에 들어간다.

유전자 치료제 개발에 있어서 치료유전자 선정 및 발현 벡터 제작 기술, 치료 유전자를 타겟 세포에 전달해 주는 유전자 전달기술, 그리고 유전자 치료제의 인체 전달 기술의 세 가지가 핵심 기술이며 많은 기술이 확보 되어 있으나 치료유전자의 안전성 확보와 유전자의 전달 효율, 그리고 체내에서의 장시간 발현 유도는 아직도 해결되지 않은 기술적 난제이다.

세계 최초의 유전자 치료제인 젠디신(Gendicine)이 2003년 중국에서 허가되었고, 이후 선진시장인 유럽에서 글리베라(Glybera)가 2012년 최초로 품목 승인을 받았다. 국내에서는 인보사케이주(Invossa-K)가 2017년에 국내최초로 허가되었다. 자세한 내용은 제 7장에서 다룰 예정이다.

■ (7) 기타(HA기반 제품)

히알루론산(hyaluronic acid, HA)은 본문에서 자세히 다루지 않기 때문에 본란에서 되도록 상세히 다룬다. 히알루론산은 피부, 관절, 연골, 피부 등에 존재하는 성분으로 높은 수분 보유력을 갖고 있다. 피부에 수분 공급 뿐 아니라 관절 사이에서 원활하게 움직일 수 있는 윤활제의 역할을 한다. 이 외에도 히알루론산은 화장품, 건강식품의 원료로 사용되고 있으며 기존에는 일본에서 전량 수입하여 사용해왔으나, 1998년 LG화학에서 국내최초로 안과시술 보조제와 퇴행성관절염 치료제용으로 제조, 개발된 이후 2011년 바이오랜드 등 국내 여러 기업에서 생산을 시작하며 본격적으로 일본 원료를 대체하였다.

• • 1) HA퇴행성관절염 주사 치료제

히알루론산 나트륨은 관절염 부위의 연골조직에 막을 형성하며, 윤활작용 및 충격흡수 작용을 통해 연골을 치유하는 것으로 알려져 있다. 2016년 기준, 전세계적으로 41개의 HA 관절염 치료제가 등록되어 있으며, 그 중 36개 품목이 국내 제품이다. 그러나, 기존에 출시된 히알루론산 나트륨 치료제는 체내 짧은 반감기로 3~5회 이상의 연속 투여가 필요하며 제약사들은 이를 개선한 제품 개발에 경주하고 있다. 국내에서는 최초로 LG화학이 히알루론산 가교 기술인 HICE(High Concentration Equalized cross-linking)를 사용하여 2014년 1회 주사 제형인 '시노비안'을 국내 최초 출시하였고, 휴메딕스도 2015년 중국기업인 하이빈에 1회 주사 제형인 'HUMIA 14002'를 기술 수출하였다. 이외에도 동아제약, 유영제약 등이 개량 히알루론산 나트륨 관절염 치료제를 임상2상을 진행하고 있으며, 한미약품, 동광제약, 유영제약 등이 해외에 기술 수출을 진행하였다.

HA관절염 치료제 시장은 2010년 약 14억 달러에서 연평균 9.1%로 성장하여, 2018년은 약 27억 달러 규모에 달할 것으로 예상되며, 국내의 경우는 LG화학, 휴메딕스, 신풍제약, 동광제약, 유영제약의 5개 회사 제품이 시장의 80%를 차지하고 있다.

• • 2) HA 미용성형 필러

스웨덴의 Q-Med가 개발한 'Restylene'이 1996년 HA필러 최초로 1996년 FDA 승인을 받고 이후, Allergan이 Hylacross^{TM}기술로 높은 cross-linked HA의 비중에도 부드러운 겔 타입을 유지하는 'Juvederm'을 출시하며 HA 시장이 본격화되었다. 국내에서는, LG화학이 HICE기술을 적용한 국내 최초의 필러 '이브아르'를 2011년 출시하며 본격화되었으며, 휴메딕스에서 'Elravie', JW중외제약의 'ELLANSE', 유럽 CE인증을 획득한 메디톡스의 'Neuramis deep'등 다양한 필러가 출시되고 있다. 특히, LG화학과 휴메딕스는 원료를 자체생산하고 있으며, LG화학의 원료는 FDA와 유럽 EDQM의 승인을 받는 등 세계적인 품질의 원료 생산 기술을 보유하고 있다.

필러 시장의 경우 목적에 따른 선택 범위의 확장 및 편의성의 개선을 중심으로 기술적인 발전과 개선이 되었다. HA필러의 경우 공정에 따라 크게 Biphasic과 Monophasic으로 분류되며, 그 입자의 크기 및 cross-linking에 따라 세분된 제품이 다양하게 출시되어 투여부위 및 목적에 따라 다양한 필러 제품을 제공하고 있다. 또한, 기존 미용성형 필러의 가장 큰 부작용인 통증의 감소를 위한 리도카인을 첨가한 필러가 '쥬비덤', '레스틸렌', '이브아르'등에 적용되어 출시되고 있다. 2011년부터 국내 제약사들의 지속적인 판매허가로 2014년 국내 필러 매출은 596억원이며, 2014년 이후 수출의 본격화로 수출시장을 중심으로 국내업체들의 매출액이 확대되고 있다. 전 세계 HA 필러 시장은 2013년 10억달러 2020년은 23억달러로 예상되어 빠른 성장세를 보이고 있다.

1.4. 의약품으로 갖추어야 할 품질특성

의약품은 일반 상품과는 달리 인류의 건강과 복지에 지대한 영향을 미치기 때문에 다음과 같은 품질 특성을 필수적으로 가지고 있어야 한다.

- 약효(Efficacy)가 좋아야 한다.
- 독성(Toxicity)이 없어야 한다.
- 약동력학적 특성(Pharmacokinetics)이 좋아야 한다.

– 부작용(Adverse Effects)이 없어야 한다.

이와 같은 특성은 가지고 있어도 좋고 가지고 있지 않아도 괜찮은 것이 아니고 필수적으로 갖추고 있어야 하는 필요 조건이 된다는 의미이다. 약효에 대해서는 병의 치유 능력을 의미하는 것이기 때문에 별 설명이 필요하지 않은 항목이고 독성은 일반독성, 생식독성, 발암성 등 굉장히 많은 종류의 독성 시험을 통과하여야 하며 독성이 거의 없어야 한다. 약동력학적 특성은 약물이 인체에 투여 되어 흡수가 되고 세포 및 장기 등에 분포가 되고, 대사가 일어나며 배설이 되기까지의 거동으로 특히 경구 투여 약물의 경우는 경구 흡수도나 혈중 체류시간(약물의 투여 간격과 밀접한 관련이 있음) 등이 되겠고, 바이오의약품의 경우는 주사제이기 때문에 약동력학적 특성이 덜 중요하나 경구 투여제형이 대부분인 합성의약품의 경우는 경구 흡수율이라던지 약물 상호 작용, 음식물과의 상호작용 유무 등 확인해야 할 항목들이 많아지게 된다.

부작용은 약을 투여하였을 때 중추 신경계나 호흡기계 및 심순환기계에 부작용이 나타나지 않아야 된다는 의미이며 다음에 각 항목에 대하여 간단히 살펴보기로 하겠다.

1.4.1 약효(Efficacy)

의약품을 개발할 때 가장 중요하게 확인하여야 할 사항이 약효이다. 초기 신약 창출 단계에서는 약물의 약효를 실험실적인(*in vitro*) 간단한 방법으로 확인하여 약효가 우수한 화합물을 스크리닝하게 된다. 이때 사용되는 방법은 효소 반응이나 수용체 결합 능력 혹은 세포에 기반을 둔 assay 방법을 사용하게 된다. 그러나 이와 같은 방법은 실질적인 생물학적 역가를 대변한다고 볼 수 없기 때문에 보다 더 정확한 확인 방법이 필요하게 된다. 따라서 후기 의약품 개발 단계에서는 질환 동물 모델을 이용하여 질병을 유발시킨 동물에서 실지로 질환 치유 능력이 있는지를 확인하는 과정이 필요하게 되겠다. 예를 들면 비만이나 당뇨병 치료제를 개발하는 경우에는 비만이나 당뇨를 유발시킨 쥐 모델을 이용하여 실질적으로 비만이나 당뇨가 치유되는지 확인하여야 한다.

또한 성장 호르몬과 같이 왜소증 치료제에 사용되는 약물의 질환 동물 모델로서는 뇌하수체가 제거된 쥐를 사용하여 성장 호르몬을 투여하였을 때 뇌하수체가 제거되어 자기 몸에서는 성장호르몬이 분비되지 않아 자라지 않는 쥐가 외부에서 성장 호르몬을 투여하였을 때 성장하여 몸무게가 증가하는 경향을 측정함으로써 약효를 측정할 수 있게 된다. 또 다른 예로써는 항암제 개발시에 사용되는 종양이식 쥐가 되겠으며 종양이 이식된 쥐에 항암제를 투여함으로써 종양의 크기가 줄어드는 것을 측정하여 항암 효과를 측정할 수 있게 된다. 따라서 신약 개발 과정 중에서 질환 동물을 이용한 약효 실험의 중요성이 얼마나 큰지를 이해할 수 있을 것이며 질환 모델 동물을 이용하여 쉽게 약효를 측정할 수 있느냐 없느냐가 신약개발의 성공 여부에 지대한 영향을 미치게 된다. 약효는 지금 현재 사용되고 있는 기존 약제에 비하여 현저히 높아야 신약으로써 개발할 가치가 있는 것은 자명한 사실이며 기존 약물과 비교할 정도의 비슷한 약효를 지니고 있는 약물이라면 신약으로 개발하여도 시장에서 성공하기 어렵다고 할 수 있겠다.

1.4.2 독성(Toxicity)

이론적으로 독성이 없는 약은 있을 수 없지만 이야기 하지만 신약으로써 시장에서 성공하기 위해서는 모든 독성이 최소화 되어야 하고 눈에 띄는 어떠한 독성이라도 나타나게 되면 개발을 중지하여야 한다. 독성이 나타나는 약을 무리하게 개발을 지속하게 되면 어마어마한 비용만 지출하게 되고 결국에는 개발에 실패하게 된다. 독성시험도 실험실적(*in vitro*)으로 수행할 수 있는 간단한 독성시험과 동물을 이용한(*in vivo*) 독성시험들로 나눌 수 있겠다.

실험실적(*in vitro*)으로 가능한 독성 시험 항목은 다음과 같다.

- 세포 독성(Cytotoxicity)
- 돌연변이 시험(Ames Test)
- 염색체 이상실험(Chromosome Aberration Test)
- 소핵시험(Micornucleus Test)

세포 독성은 신약 창출과 같은 초기 단계에서 약물이 세포에 독성을 유발하는지를 스크리닝하기 위한 간단한 방법으로 세포 배양을 이용하는 방법이 되겠으며, 나머지 시험 방법들도 변이원성이나 발암성 유무를 스크리닝하기 위한 간이 방법이 되겠다.

동물을 이용한 *in vivo* 독성 시험 항목은 개발 정도에 따라 열거할 수 없을 정도의 많은 시험을 수행하여야 하나 그중에서도 대부분의 약물 개발 과정에서 필수적으로 수행하여야 할 항목들을 열거해 보면 다음과 같다.

- 일반 독성
  - 급성 독성
  - 반복 투여 독성(1, 4, 13, 26, 52 주 등)
- 생식 독성
  - 수태 능력 및 초기배 발생 시험
  - 배태자 발생시험
  - 출생전후 발생 및 모체 기능 시험
  - 최기형성 시험
  - 주산기/수유기 시험 등
- 발암성(104 주)
- 항원성
- 눈/피부 자극성 시험
- 국소자극성 시험
- 아나필락시스 쇼크시험 등

급성 독성은 단회 투여 독성시험으로 많은 양의 약물을 투여하여 어느 정도의 투여량에서 독성이 나타나는지 혹은 치사량이 어느 정도인지를 확인하는 시험이 되겠고, 반복 독성시험은 보통 저용량, 중용량, 고용량 3군으로 나누어 반복적으로(경우에 따라서는 52주까지) 투여했을 경우 독성이 나타나는지를 확인하기 위하여 수행하게 된다.

생식 독성은 생식과 관련된 독성의 유무를 판단하기 위한 시험으로 종류도 많고 시험기간도 긴 것이 특징이다.

발암성 시험은 가장 장기적인 시험으로 투여기간만 2년이 되겠으며 이와 같은 시험은 워낙 시간이 많이 걸리는 시험으로 보통 임상시험과 병행하여 수행하게 된다(발암성시험을 임상시험과 병행하여 수행할 수 있게 됨으로써 과거에 전임상시험이란 용어가 비임상시험으로 바뀌게 되었다). 기타 개발하는 약물의 종류에 따라 여러 가지 부가적인 시험을 실시하게 되고 이와 같은 시험에서 독성이 나타나게 되면 향후 개발 가능성이 없어지게 된다.

1.4.3 약동력학적 특성(Pharmacokinetics)

바이오의약품은 이미 언급한 바와 같이 경구 흡수가 불가능하여 주사제(근육 주사 혹은 피하 주사 등)로만 사용하여 위장관 내에서의 흡수와 무관하고 간에서 대사를 받지 않으므로 약동력학적 특성의 중요성은 경구로 투여하는 합성의약품에 비해서는 크지 않으나 합성의약품의 경우는 그 중요성을 아무리 강조하여도 지나치지 않을 정도로 중요한 항목이 되겠다.

개발하는 약의 종류에 따라 이 특성 또한 확인하여야 할 항목들이 다를 수 있고 또한 확인 항목의 종류도 다양하나 어느 약물이건 필수적으로 짚고 넘어가야 할 중요 항목들을 요약해 보면 다음과 같다.

- 경구 흡수도(쥐, 개, 원숭이 이용 측정)
    - 혈중 최고 농도(Cmax)
    - 혈중 최고 농도까지 도달하는 시간(Tmax)
    - 혈중 반감기(Half-life)
    - AUC(Area Under the Curve)

- 정맥 흡수도(쥐, 개, 원숭이 이용 측정)
    - AUC
    - CL(Clearance)
    - BA(Bioavailability)

- Protein Binding
- 간 Microsome에서의 대사 안정성
- 약물 상호 작용(CYP Inhibition Test)
- Food effect

– 약물 대사 속도, 대사체 확인, 대사 효소 확인

– 약물의 조직 분포

– 배설

경구 흡수 시험은 개발중인 약물을 동물에 경구로 투여한 후 일정 시간 간격으로 채혈하여 약물의 혈중 농도를 측정하여 가로축에 시간, 세로축에 약물 혈중 농도를 plot 하여 혈중 최고 농도까지 도달하는데 걸리는 시간, 혈중반감기 등을 측정하여 경구 투여시 약물의 체내 노출 정도 및 겉보기 소실속도가 어느 정도인지 확인하는 실험이다.

정맥 투여시험은 약물의 경구 흡수율을 측정하기 위하여 그리고 혈중에서 약물의 소실 속도 혹은 분포 등을 확인하기 위하여 측정한다고 볼 수 있다. 정맥 주사에서의 AUC 대비 경구 투여에서의 AUC가 경구 흡수율을 나타내는 Bioavailability가 되는 것이다.

Protein Binding은 약물과 혈장 단백질과의 결합 정도를 여러가지 동물의 혈장에서 측정 확인하는 시험으로 단백질과의 결합이 너무 많이 일어나게 되면 혈중 반감기가 길어진다는 장점이 있는 반면 약리 작용을 나타내는 자유롭게 유리되어 있는 free form의 농도가 낮아 약효가 저하 될 수 있으며 약물 상호작용에 의한 독성이 나타날 확률도 있다(보통 protein binding이 20%~90%면 적당한 것으로 여겨진다).

간 Microsome에서의 대사 안정성은 약물의 체내 안정성을 의미하는 것으로 대사 안정성이 나쁘면 결국 약효가 빨리 소멸되는 것이기 때문에 대사 안정성이 너무 나빠도 좋은 약이 될 수 없다. 약은 우리 몸의 견지에서 보면 이물질이기 때문에 우리 몸의 방어 기전에 의해 분해시켜 빨리 배출하려고 하여 발생하는 현상이고 주로 간에서 일어난다.

약물 상호 작용 유무는 어떠한 한가지 약을 복용하고 또다른 약물을 복용하였을 때 부작용이 나타나는지 여부를 보는 것으로 CYP(Cytochrome P450, 약물 대사에 중추적 역할을 하는 효소들이 많이 존재하고 있음)의 효소 활성을 저해하는 정도를 측정함으로써 판단한다. 즉, A라는 약물이 CYP에 의해 대사가 되고 그 약물의 개발 과정에서 약물의 대사까지 고려하여 투여 용량을 결정하였을 것이다. 그런데 CYP의 작용을 저해하는 효과가 있는 B라는 약물을 A약물과 병용 투여하게 되면 B약물에 의해 CYP의 작용이 저해되서 A라는 약물의 대사가 감소하고 A약물의 혈중농도가 높아지게 된다. 이 경우 A약물의 높아진 혈중농도는 높은 약효로 나타날 수도 있지만 또한 독성도 높아질 수 있다. 문제는 이런 상황이 정확히 예측되거나 control할 수 없다는 데 있다.

Food effect는 복용한 약물과 음식 사이의 상호작용 여부를 확인하는 과정으로 음식물과 상호작용이 있는 경우의 약물은 식사 전후의 약효가 달라 약효를 정확하게 모니터 하면서 투여하는 적응증(예 : 혈전증 치료제는 투여량이 적당량보다 과하면 출혈이 일어날 수 있고 부족하면 치료 효과가 없음)의 경우는 사용하기 어려운 단점을 지니게 된다.

기타 약물의 대사속도, 대사체 확인 등이 필요하며 약물의 조직 분포에 대한 정보도 필요하다. 약물이 우리가 원하는 목표조직에 많이 분포가 되면 치료효과 상승 작용이 있어 좋지만 목표조직이 아닌데로 많이 분포가 되면 오히려 그 조직에 독성을 유발할 가능성도 없지 않게 된다.

투여된 약물의 배설에 관한 거동도 중요하다. 투여된 약물의 배설이 너무 느리게 되면 반복투여에 의해 체내에 축적이 되어 독성을 유발할 가능성도 배제할 수 없게 된다.

1.4.4. 일반 약리(Safety Pharmacology)

일반 약리는 개발 약리(Development Pharmacology)라고도 칭하며 보통 전임상 단계에서 쥐,개 등과 같은 동물을 이용하여 약물이 우리 몸의 중요 기관에 부작용을 초래하지 않는지를 확인하는 시험으로 중요 항목은 다음과 같다.

- 중추신경계 부작용
- 호흡기계 부작용
- 심순환계 부작용

중추신경계 부작용은 주로 쥐를 이용하여 약물 투여 후 행동양식에 변화가 초래되는지 등을 확인하는 시험이다. 호흡기계 부작용은 호흡수, 호흡량 등 폐 기능에 대한 약물의 영향을 관찰하는 것이고, 심순환계 시험은 개를 이용하여 혈압, 심박동수, 심박출량 등 심장 기능에 대한 약물의 영향을 관찰하는 시험이 되겠다. 특히 심순환계 부작용은 흔히 일어나는 사례이기 때문에 전임상 단계 이전이 신약 창출 과정에서도 간단한 실험실적 방법을 이용하여 심장 발작 가능성을 미리 스크리닝하여 제거하는 경우가 대부분이다.

이와 같이 개발되는 약물은 수십 내지는 수백가지의 필수불가결한 특성을 만족시키지 않으면 약으로서의 가치를 잃게 된다. 더구나 이와 같이 많은 조건을 한가지도 빠지지 않고 전부 충족시켜야 한다는 점이 신약 개발을 어렵게 하고 있는 주된 원인이기도 하다. 모든 조건이 완벽하게 충족되는데 오직 한가지의 특성이 만족스럽지 않다 해도 좋은 약이 될 수 없는 것이다. 그리고 이와 같은 모든 필요조건을 만족한다 하더라도 시장에서 성공을 하기위해서는 경쟁 제품에 비해 약물의 특성이 월등하게 좋아야 한다는 점이다. 즉 모든 필요조건은 비슷한데 약효가 유난히 좋다든지 아니면 약동력학적 특성(예를 들면 경구 흡수율이 100%에 육박하여 투여량을 낮추어도 약효가 좋다든지) 등이 월등히 좋아야만 성공 가능한 것이다.

1.5. 의약품 개발과정(신약)

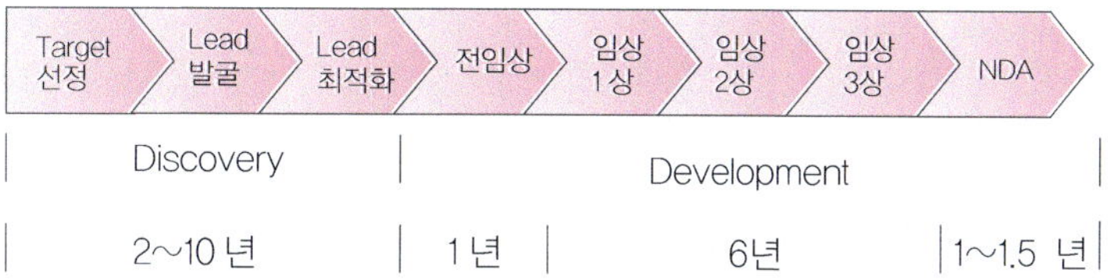

평균 소요 기간 : 12 년
평균 소요 비용 : 10 억 달러

신약개발과정을 간단히 도식화 하면 위의 그림과 같다. 즉 첫 번째 단계는 어떠한 질병의 치료제를 개발할 것인지 결정하는 과정이며 그질병의 원인 물질이 여러 가지 있을수 있는데 그 원인물질을 선정하는 과정이 Target 선정이다. 그다음은 그 원인 물질을(효소 혹은 수용체 등) 분리 정제하여 실험실적 방법으로 약효를 검색할수 있는 약효검색 방법을 개발한 다음 여러 가지 방법을 이용하여 약효가 있는 골격구조를 찾아내는 단계가 Lead(선도물질) 발굴이다. 다음은 여러가지 방법을 다 동원하여 그 선도물질을 최적화 하여 개발후보 물질을 도출하는 과정이며 여기까지를 대개 Discovery(신약 창출) 단계라고 한다. 일단 개발후보 물질이 선정되면 동물을 이용한 비임상시험을 거쳐 가능성이 확인되면 임상 1, 2, 3상시험 후 신약허가 신청을 하게된다. 신약 창출과정에 소요되는 기간은 보통 2~10년정도 걸리는 것이 보통이고 평균 약 3년 정도 소요된다. 개발 단계는 보통 7년 내외가 소요되어 전체적으로는 평균 12년 정도 소요되고 비용은 10억 달러 이상이 필요한 아주 어려운 과정이다. 이하 각 과정에 대하여 간략하게 소개 하고자 한다.

1.5.1. Target 선정

Target 선정과정은 주로 생물학을 전공한 연구원들이 주가 되어 본사의 영업담당, 기타 관련된 여러 연구원 들이 모여 협의 및 여러 가지 정보나 문헌들을 바탕으로 수행하게 된다. 선정시 고려사항은

- 기술적 가능성(난이도) 검토
- 사업적 성공 가능성 검토
- 회사 전체적인 전략과의 일치

등을 검토 해야 한다. 특히 기술적으로 동물을 이용한 *in vivo* 약효시험이 아주 어렵다던지 혹은 임상시험을 수행하기가 어려운 Target은 과제를 성공적으로 수행하기가 어렵기 때문에 제외 하여야 한다. 사업적 성공 가능성은 두말 할 것 없이 그 질병의 시장 규모가 적절히 크고 신약에 대해 미충족 의료수요(Medical Unmet Need)가 많은 질환 Target을 선정해야 시장에서 성공 할 수 있다는 것이다.

회사 전체적인 전략과의 일치는 그 회사의 주력분야 내지는 자신이 있는 분야, 기존 영업 활동을 많이 해온 분야를 선택해야 상업적으로 성공 가능성이 크다는 것이다. 지금까지 많은 의약품이 개발되어 왔으나 그 Target의 숫자는 400~500개에 지나지 않는 것으로 알려져 있

다. 그러나 향후 유전체학, 단백질체학 및 생물정보학의 발달에 힘입어 새로운 개념의 Target 숫자가 대폭적으로 증가할 것으로 예상이 되며 그동안 알려지지 않았던 여러 가지 난치병의 발병 기전이 알려져 새로운 기전의 신약들이 많이 탄생할 것으로 예상된다.

1.5.2. 선도물질 발굴(Lead Generation)

선도물질 발굴과정은 우선 생물학을 전공한 연구원 들이 질병의 원인 물질인 Target(주로 효소, 수용체 등과 같은 단백질)을 제조하여 전술한 간이 약효 측정방법, 즉 Assay법을 확립함으로 시작된다고 할수 있겠다. 간이 약효측정 방법이 확립되면 다음과 같은 여러 가지 방법 등을 이용하여 약효가 우수한 여러 가지의 골격구조를 확보하는 과정이 선도물질 발굴 과정이다.

- 고속 약효평가(High Throughput Screening)
- 구조연구를 통한 약물설계(Rational Drug Design)
- Me too approach

첫번째 방법은 확립된 Assay법을 고속화, 자동화 하여 하루에 수만 내지 수십만 화합물(Compound)의 약효를 측정하여 약효가 우수한 화합물(이것들을 hit라 함)을 선별해 내어 선도물질화 한다. 이를 위해서는 대규모의 compound library를 확보하는 것이 성공의 열쇠라고 하겠다. 100만가지 이상의 library를 확보하고 있는 회사도 드물지 않다.

두 번째 방법은 Target 물질인 효소나 수용체등의 구조연구를 통하여 3차구조를 밝혀내고 active site도 확인 하여 그 active site 에 가장 잘 결합할 수 있는 화합물들을 설계하여 합성함으로써 선도물질을 확보해 나가는 방법으로 많은 단백질 구조연구가 필요하다고 볼수 있겠다.

상기 두가지 방법은 많은 장비와 전문인력이 필요하여 소규모 회사로서는 능력에 한계를 느낄 수 있다면 마지막 방법은 물론 쉬운 일은 아니지만 기존에 시중에서 유통되고 있는 우수한 약의 구조를 보고 그 약물이 가지고 있는 단점을 극복하기 위해서는 어떻게 구조 변경을 하면 될지 아이디어를 짜내고 많은 시행착오를 거쳐 선도물질 들을 합성해 나가는 방법이다.

바이오의약품의 경우는 우리 몸에 존재하는 천연의 (당)단백질들을 대부분 변형없이 사용하기 때문에 선도물질 발굴 및 이의 최적화 과정이 필요 없다고 볼 수 있겠다. 다만 치료용항체의 경우는 항체 library를 구축하고 그것을 screening 한 다음 친화도를 높이기 위해 affinity maturation 과정과 같은 최적화 과정도 거치게 되어 합성의약품과 유사한 과정을 거친다고 볼 수 있겠다.

1.5.3 선도물질 최적화(Lead Optimization)

이 과정은 의약합성화학자(Medicinal Chemist)에 의해서 앞서 확보한 선도물질의 구조 변경을 통하여 약효는 극대화하고, 독성 및 부작용은 최소화 하며 약동력학적 성질을 최적화 하여 약으로 개발할 수 있는 후보물질을 만들어 나가는 과정이다.

이와같은 과정은 의약합성화학자들만의 노력으로만 되는 것은 아니고 약효, 독성 ,부작용 유무, 약동력학적 평가 등 여러가지 의약평가 그룹의 피드백이 있어야 하며 더 나아가서는 구조정보 혹은 공정연구팀에서의 합성 및 스케일업 난이도 등과 같은 모든 정보를 참조하여 수도 없이 많은 화합물을 합성하여야만 비로소 개발후보물질을 얻을수 있다. 따라서 의약합성화학자는 구조와 약효와의 상관관계, 구조와 여러 가지 약동력학적 특성과의 상관관계, 구조와 독성과의 상관관계 등에 대하여 전문적인 지식을 갖추고 있어야 하며 보통 이 분야에서 10여년 이상의 경험이 있어야 가능하다고 한다. 이와 같이 끊임없는 구조변경을 통한 최적화과정을 거쳐 약물로서 개발할 가치가 있다고 평가되는 화합물이 여러가지 평가에 의하여 1~2가지 선정이 되면 이것들을 개발후보물질(Development Candidate)이라 부르고 제조공정연구 및 스케일업, 분석방법 확립, 제품규격 확립 등의 과정을 거쳐 비임상 샘플을 제조하여 비임상시험에 돌입하게 된다.

최근에는 이와 같은 모든 상관관계를 AI나 Big Data를 이용하여 과거의 모든 데이터를 분석하여 효율적으로 신약개발을 수행하려는 시도도 이루어지고 있다.

1.5.4. 비임상시험(Non-Clinical Trial)

이 과정은 사람에 대한 후보물질의 안전성과 효과를 확인하기 전에 동물 모델을 대상으로 다음과 같은 시험을 수행하는 과정이다.

■ (1) 전임상 유효성 평가(Pre-Clinical Efficacy Evaluation)

- 약리, 약효 연구(Pharmacology Study) : 약효 및 작용기전에 대한 연구
- 일반약리연구(Development Pharmacology) : 약물의 여러 장기에 미치는 영향, 부작용 연구

■ (2) 비임상 안전성 평가(Non-Clinical Safety Evaluation)

- 독성 연구(Toxicity Study - Single/Multiple, Special) : 혈중 약물의 농도와 독성의 관련성 연구, 단회 투여 독성 및 반복 투여 독성시험, 특수독성시험 등을 수행함. 전술한 바와 같이 발암성 시험은 시험기간이 길어 보통 임상시험 개시후까지도 진행이 됨으로 비임상이라고 칭하게 된다.

■ (3) 약동력학적 특성 연구(Pharmacokinetics, Pharmacodynamics)

- 약동학적 연구(PK: Pharmacokinetics) : 후보물질의 흡수, 분포, 대사, 배설에 대한 연구. 통상적으로 mouse, dog, monkey를 이용하여 실험한다.
- 약력학적 연구(PD: Pharmacodynamics) : 주요 약리작용의 프로파일 연구

1.5.5. 임상시험

이 단계는 전임상시험을 거친 물질의 효과와 부작용을 사람을 대상으로 시험 하는 단계이다. 보통 시판 허가 전의 3단계로 구분한다.

■ (1) 임상시험허가신청(IND : Investigational New Drug Application) (U. S. FDA에서는 21 CFR 趐에서 IND를 정의)

비임상 시험을 통해 후보물질의 안전성(독성)과 약효에 대한 유효성이 검증되면 사람을 대상으로 하는 임상시험 연구를 수행하기 위해 식약청과 같은 국가의 허가기관에 임상시험허가 신청을 한다.

우리나라에서는 2002년 12월에 3년간의 준비기간을 거쳐 IND제도가 정비되고 처음 시행되었으며 이를 '임상시험계획승인제도'로 명명하고 있다. 약사법 제26조의4 규정(임상시험계획의 승인 등) 및 같은 법 시행규칙을 개정하고 2002년 12월 3일에 '의약품 임상시험계획승인지침'을 제정함으로서 IND가 탄생하게 되었다. 이를 시행한 구체적인 목적은 다음과 같다. 첫째, 의약품 임상시험 진입을 용이하게 함으로서 신약개발 기반을 구축하기 위함이고 둘째, 다국가 공동임상시험을 적극 유치하여 국내 임상시험 수준을 향상시키고 해외의 신약 개발기술을 습득하기 위함이며, 셋째 우리나라 의약품 임상시험 및 신약허가제도를 국제적 기준과 조화시키고 다국적 제약기업의 투자를 활성화하여 세계적인 수준의 제약산업을 육성 하기 위함이다.

■ (2) 제1상 임상시험(Phase 1)

소수의 건강한 지원자를 대상으로 하며 대상시험 질병의 위험도가 높은 경우 환자를 대상 으로 수행하기도 한다(항암제, AIDS 치료제등). 시험약의 Tolerance와 PK/PD 상의 특성을 확인하기 위한 시험이며 치료적인 목적을 갖는 시험이 아니다. 인간을 대상으로 하는 첫 단계의 시험이다.

■ (3) 제2상 임상시험(Phase 2)

환자에 있어서 시험약의 유효성과 안전성을 평가하여 신약으로서의 가능성과 최적 용량, 용법을 결정하고 치료효과를 탐색하기 위한 시험이다. 시험하고자 하는 의약품이 적용될 대상 질환 환자(약 100-300명)를 대상으로 수행된다(First in Patient Study).

■ (4) 제3상 임상시험(Phase 3) : 치료적 확증 임상시험

가장 규모가 큰 임상시험으로, 유효성에 대한 추가 정보 및 확증적 자료를 확보하는 시험이다. 다수의 환자에 있어서 시험약의 안전성과 유효성을 대조약과 비교, 검토하여 유효성을 확인하고 시판시의 Label을 확정하기 위한 단계이다. 피험자 수가 많기 때문에(약 1000-6000명) 다국가, 다기관 연구로 수행되는 경우가 많다.

■ (5) 신약허가신청(NDA: New Drug Application)

사람을 대상으로 임상시험이 성공적으로 마치게 되면 시험결과를 식약청에 제출하여 신약으로 시판허가를 신청하게 된다. NDA는 의약품등의 안전성, 유효성 심사에 관한 규정으로, 적응증에 대한 임상적 유의성을 평가한 임상시험성적 관련 자료는 물론 비임상시험 자료 및 CMC(Chemistry, Manufacture and Control)자료를 제출해야 한다.

바이오의약품의 경우는 NDA라고 하지 않고 BLA(Biologicals License Application)이라고 한다. 두 가지의 차이점은 합성의약의 경우는 약, 즉 molecule을 승인 요청 및 승인 하는 것이고, 바이오의약품의 경우는 molecule은 물론 그 물질을 생산하는 공정까지 합하여 승인 요청 및 승인한다는 뜻이 되겠다. 즉, 바이오의약품의 경우는 물질이 같아도 그 물질을 제조하는 공정이 다르면 별도의 승인과정을 거쳐야 한다는 뜻도 되겠다.

1.6. 제약 사업의 특징

의약품 사업의 특징은 한마디로 “High Risk High Return”사업이라고 표현할 수 있다. 주지하는 바와 같이 의약품(신약)을 개발하기 위해서는 실패율을 감안하여 적어도 10억 달러의 비용이 소요되며 평균 12년 이상의 장구한 연구 개발 기간이 소요된다. 그러나 일단 좋은 제품을 성공적으로 개발하기만 하면 막대한 이익이 보장된다는 사실은 세계 10대 제품 중 Aranesp, Humira, Enbrel 등의 예에서 볼 수 있듯이 한 해에 수십억 달러에서 100억 달러 이상의 매출을 올릴 수 있고 특허에 의해 적어도 15년 이상은 독점권을 얻을 수 있기 때문에 경쟁이 없는 소위 말하는 Blue Ocean 영역이라고 할 수 있다.

세계 유수의 제약회사의 매출액 대비 이익은 20% 내외로서 이익률이 타 산업에 비해 월등히 높으며 이와 같은 이유는 이 산업이 고도의 R&D를 요구하는 지식 산업이기 때문이기도 하다.

이러한 여러가지 이유 때문에 구미 선진국의 유수 제약회사의 시가 총액은 매출액이 훨씬 큰 타 산업 분야의 회사보다도 월등히 높은 미래 산업으로 여겨지고 있다. 또한 거시적 경향을 보더라도 향후 미래에는 모든 인류가 건강과 복지를 궁극적인 목표로 삼고 있기 때문에 건강과 관련된 의약 산업의 성장 가능성은 무한하다고 볼 수 있겠다.

참고로 2017년 6월에 발간된 Pharmaceutical Executive잡지에 게재된 Top 50 Pharmaceutical Companies, 2017을 간단한 특기사항과 더불어 첨부하였다.

참고문헌

한국보건산업진흥원, 「글로벌 첨단바이오의약품 관련 산업백서」, 2016, 20~21쪽

Frost&Syllivan, Future of Cell Therapy in the Regenerative Medicine Market, 2016.5

보사신문(http://www.bosa.co.kr/news/articleView.html?idxno=610494), 2016.10.19

Recent advances in(therapeutic protein) drug development, F1000Research, 2017

바이오제품 시장 및 바이오기술개발 동향 2010, 바이오 산업원천기술개발사업 지식경제부, 한국산업기술평가관리원, 한국바이오협회

Biopharmaceutical benchmarks 2014, nature biotechnology 32 No 10, OCTOBER 2014

재조합의약품 전문자료집 6, 항체의약품 개발 기술 동향, 식품의약품안전평가원, 2015. 12.

Combination Approaches with immune-Checkpoint Blockade in Cancer Therapy, Frontiers in Oncology, 2016;6:233.

생물학적제제 등의 품목허가 심사 규정 제1장 제2조 14호, 식품의약품안전처고시 제2015-41호

유전자치료제 연구개발 및 규제 동향 2015 식품의약품안전처, 2015.12.30.

유전자 치료제 개발 및 규제동향 보고서, 2015, 식약처

신영증권 보고서, 펩타이드, 시장성은 무한하다, 2016.05.20.

Pharmaceutical Executive, Volume37, Issue 6, Jun. 28, 2017

참고자료

Top 50 Pharmaceutical companies, 2017(Pharmaceutical Executive)

Rank	Company (headquarters)	2016 global sales (처방의약품기준,$M)	2016 R&D spend [$M]	2016 Top selling drugs [$M]
1	Pfizer (NewYork,NewYork)	$45,906	$7,841	Prevnar13 [5,718] Lyrica [4,966] Enbrel [2,909]
2	Novartis (Basel,Switzerland)	$41,554	$7,916	Gleevec [3,323] Gilenya [3,109] Lucentis [1,835]
3	Roche (Basel,Switzerland)	$39,552	$8,717	Rituxan[7,410] Avastin[6,885] Herceptin[6,884]
4	Merck & Co. (Kenilworth,NewJer-sey)	$35,563	$9,760	Januvia[3,908] Zetia[2,560] Janument[2,201]
5	Sanofi (Paris,France)	$34,174	$5,722	Lantus [6,322] Lovenox [1,810] Plavix [1,708]
6	Johnson & Johnson (New Brunswick,New-Jersey)	$31,671	$6,967	Remicade [6,184] Stelara [3,232] Xarelto [2,288]
7	Gilead Sciences (Foster City,California)	$29,992	$3,925	Harvoni [9,081] Sovaldi [4,001] Truvada [3,566]
8	Glaxo SmithKline (Brentford,England)	$27,775	$4,696	Advair [4,720] Triumeq [2,350] Tivicay [1,291]
9	AbbVie (North Chicago,Illinois)	$25,299	$4,152	Humira [16,078] Imbruvica [1,580] Viekira Pak [1,522]
10	Amgen (Thousandoaks,Califo-nia)	$21,892	$3,755	Enbrel [5,965] Neulasta [4,648] Aranesp [2,093]
11	Astra Zeneca (London,England)	$20,967	$5,631	Crestor [3,401] Symbicort [2,989] Nexium [2,032]

12	Allergan (Irvine, California)	$18,597	$2,845	Botox [2,786] Restasis [1,488] Lumigan [688]
13	Teva Pharmaceutical Industries (Petach Tikva, Israel)	$18,462	$2,111	Copaxone [4,223] Treanda [661] ProAir HFA [565]
14	Bristol Myers Squibb (New York, New York)	$18,163	$4,405	Opdivo [3,774] Eliquis [3,343] Sprycel [1,824]
15	Eli Lilly (Indianapolis, Indiana)	$17,173	$4,928	Humalog [2,769] Cialis [2,456] Alimta [2,283]
16	Bayer (Leverkusen, Germany)	$16,886	$3,083	Xarelto [2,698] Eylea [1,798] Kogenate [1,290]
17	Novo Nordisk (Bagsvaerd, Denmark)	$16,610	$2,164	Victoza [2,979] NovoRapid [2,964] Levemir [2,539]
18	Boehringer Ingelheim (Ingelheim, Germany)	$13,316	$3,175	Spiriva [3,314] Pradaxa [1,532] Tradjenta [1,248]
19	Takeda (Osaka, Japan)	$12,773	$2,923	Entyvio [1,307] Velcade [1,033] Protonix [680]
20	Celgene (Summit, NewJersey)	$11,114	$2,761	Revlimid [6,974] Pomalyst [1,311] Otezla [1,017]
21	Astellas Pharma (Tokyo, Japan)	$11,109	$1,985	Xtandi [2,332] Prograf [1,421] Vesicare [1,074]
22	Shire (Dublin, Ireland)	$10,886	$1,286	Vyvanse [2,014] Advate [1,279] Gammagard Liquid [911]
23	Mylan (Canonsburg, Pennsyl-vania)	$10,839	$705	EpiPen [1,140] Esomeprazolema-genesium [332]

24	Biogen (Cambridge, Massa-chusetts)	$9,818	$1,973	Tecfidera [3,968] Avonex [2,314] Tysarbri [1,964]
25	Daiichi Sankyo (Tokyo, Japan)	$7,535	$1,857	Benicar [1,589] Nexium [787] Memary [456]
26	CSL (Melbourne, Australia)	$6,674	$628	Privigen [2,712] Human Albumin [881] HumateP [546]
27	Merck KGaA (Darmstadt, Germany)	$6,633	$1,655	Rebif [1,926] Erbitux [974] Gonal-F [833]
28	Valeant Pharmaceuticals International (Mississauga, Ontario)	$6,183	$421	Xifaxan550 [932] Provenge [303] WellbutrinXL [279]
29	Otsuka Holdings (Tokyo, Japan)	$5,389	$1,469	Abilify [879] Abilify Maintena [527] Samsca [451]
30	Sun Pharmaceutical Industries (Mumbai, India)	$4,804	$401	ImatinibMesylate [307] Atorvastatin [165] Absorica [159]
31	Eisai (Tokyo, Japan)	$4,301	$1,077	Humira [449] Aricept [437] Aloxi [435]
32	Les Laboratories Servier (Neuilly-sur-Seine France)	$4,167	$1,004	Aceon [637] Diamicron [511] Vastarel [464]
33	Endo International (Dublin, Ireland)	$4,010	$175	Vasostrict [343] Xiaflex [190] OpanaER [159]
34	UCB (Brussels, Belgium)	$4,005	$1,128	Cimzia [1,446] Vimpat [895] Keppra [685]
35	Abbott Laboratories (Abbott Park, Illinois)	$3,859	$137	Femelle [26] Geptor [20] Cerepro [13]

36	Fresenius (Bad Homburg,Germa-ny)	$3,753	$403	Heparin sodium [74]
37	Chugai Pharmaceutical (Tokyo,Japan)	$3,699	$761	Actemra [278] Edirol [246] Neutrogin [112]
38	Grifols (Barcelona,Spain)	$3,572	$218	GamunexIGIV [1,115] Flebogamma [691] Prolastin-C [508]
39	Regeneron Pharma-ceuticals (Tarrytown,New York)	$3,338	$2,052	Eylea[3,323] Arcalyst[15]
40	Sumitomo Dainippon (Osaka,Japan)	$3,197	$748	Latuda [1,219] Brovana [299] Meropen [171]
41	Alexion Pharmaceuti-cals (Cheshire,Connecticut)	$3,082	$747	Soliris [2,843] Strensiq [210] Kanuma [29]
42	Mallinckrodt (Dublin,Ireland)	$2,918	$262	H.P.ActharGel [1,160] INOmax [474] Ofirmev [284]
43	Menarini (Florence,Italy)	$2,918	N/A	Lobivon/Nebilet/Ne-bilox [290] Enantyum [138] Adenuric [97]
44	Mitsubishi Tanabe Pharma (Osaka,Japan)	$2,696	$613	Remicade [606] Tenelia [165] Talion [163]
45	Lupin (Mumbai,India)	$2,490	$327	Antara [59] Simvastatin [48] Lisinopril [45]
46	Actelion (Allschwil,Switzerland)	$2,448	$537	Tracleer [1,035] Opsumit [843] Uptravi [249]
47	Aspen Pharmacare (Durban,South Africa)	$2,403	N/A	Fraxiparine [291] Diprivan [164] Arixtra [115]

48	Kyowa Hakko Kirin (Tokyo,Japan)	$2,228	$495	Nesp [519] Regpara [183] Allelock [167]
49	Ono Pharmaceutical (Osaka,Japan)	$2,153	$518	Opdivo [895] Glactiv [274] Opalmon [162]
50	Ferring Pharmaceuti-cals (Parsippany,New Jersey)	$2,134	$209	N/A

특기사항

- Amgen은 1980년대초 바이오벤처로 출발하여 세계 10대 제약회사로 발돋움하였고 거의 전제품이 바이오의약품임.
- AbbVie는 2013년에 Abbott에서 바이오의약품 분야만 모아 분가한 새로운 회사로 항체치료제 Humira가 매출액의 대부분임.
- Roche는 바이오벤처회사인 Genentech의 모회사로 매출 상위 제품이 대부분 Genentech 제품임.
- 기타 회사들의 매출 상위 제품에 바이오의약품이 많이 포함됨, 예를들면, Pfizer의 Enbrel, Novartis의 Lucentis, Sanofi의 Lantus, Johnson and Johnson의 Remicade 등이다.

- Bristol Myers Squibb의 매출 최상위 제품은 면역항암제인 Opdivo임.
- Eli Lilly 나 Novo Nordisk도 매출 상위 제품들이 인슐린 및 인슐린 analog임

- Biogen은 1970년대 후반에 설립된 바이오벤처 회사로 출발하여 세계 30대 제약회사로 성장 하였음
- Shire의 매출 상위 제품이 바이오의약품인 Advate(recombinant FactorVIII)임
- Merck KGaA의 매출 상위제품 모두가 바이오의약품임.

제 2 장

재조합 단백질

(RECOMBINANT PROTEIN)

2.1. 개요

재조합 단백질이란 우리 몸에서 여러가지 유용한 역할을 담당하는 여러가지 단백질이나 당단백질 중에서 치료용 목적으로 유전자 재조합 기술에 의해 미생물이나 동물세포를 유전자 재조합 하여 생물 반응기를 이용, 대량 생산하여 치료용 의약품으로 사용하는 단백질이나 당단백질로 정의할 수 있다.

이와같이 유용한 역할을 하는 단백질이나 당단백질은 지금까지 알려져 온 것들만 하여도 꽤 많은 숫자에 이르며 여러가지 분류 방법이 있다. 예를 들면, 우리 몸에서 각종 역할을 하는 단백질이나 당단백질을 사이토카인(Cytokine), 혈구세포 성장인자(Hematopoietic Growth Factors), 호르몬(Hormones), 혈액관련 단백질(Blood Products), 효소(Enzymes) 등으로 분류할 수 있다. 따라서 재조합 단백질들도 이와 같은 분류 방법을 따라 분류해 보면 표 2.1과 같이 분류 할 수 있겠으며 각 분류 항목별 대표적인 제품 예를 참고로 나열해 보았다.

이와 같은 단백질들의 생화학이나 작용기전 등에 대해서는 무수히 많은 자료들이 존재하나 자세한 사항은 논외로 하고 개괄적으로 중요한 사항과 지금까지 상업화되어 있는 재조합 단백질 위주로 기술해 나가고자 한다.

표 2.1. 재조합 단백질치료제의 분류

분류 영역	대표적 재조합 단백질치료제
사이토카인 (Cytokines)	인터페론α, β, γ, 인터루킨II 등
혈구 세포 성장인자 (Hematopoietic Growth Factors)	백혈구 성장인자(G-CSF, GM-CSF), 적혈구 성장인자(EPO), 혈소판 성장인자(Thrombopoietin) 등
성장인자 (Growth Factors)	표피 세포 성장인자(EGF), 인슐린 유사 성장인자(IGF-1) 등
호르몬 (Hormones)	인슐린(Insulin), 성장호르몬(HGH), 난포세포 자극 호르몬(FSH) 등
혈액 관련 제품 (Blood Products)	Factor VIII, Factor VIIa 등
치료용 효소 (Therapeutic Enzyme)	tPA, Urokinase, Glucocerebrosidase 등
융합 단백질 (Fusion Protein)	Enbrel(TNFR-IgG), Orencia(CTLA4-IgG), Amevive (LFA3-IgG) 등
단클론 항체 (Monoclonal Antibodies)	Humira(anti TNF Ab), Avastin(anti VEGF Ab), Opdivo (anti PD-1 Ab), Rituxan(anti CD20 Ab) 등

Note: EGF; Epidermal Growth Factor, IGF-1; Insulin Like Growth Factor,

HGH; Human Growth Hormone, FSH; Follicle Stimulating Hormones

TNFR; Tumor Necrosis Factor Receptor

CTLA4; Cytotoxic T Lymphocyte Associated Antigen 4

LFA3; Lymphocyte Function Associated Antigen 3

VEGF; Vascular Endothelial Growth Factor

PD-1; Programmed Cell Death 1

2.2. 사이토카인(Cytokines)-인터페론 류

2.2.1. 사이토카인(Cytokines)

사이토카인은 그 분류가 아직도 모호한 여러가지 종류의 조절 단백질 혹은 당단백질로서 우리 몸에서 아주 극미량 생성된다. 이러한 사이토카인은 여러가지 세포 사이의 화학적인 전달인자로서 역할을 하며 따라서 여러가지 세포내의 신호전달 체계의 시동을 걸어주는 역할을 하는 것으로 알려져 있다.

대개의 사이토카인은 백혈구 세포에 의해 생성되고 또한 작용하기 때문에 백혈구의 역할인 혈구세포 생성과정과 상처치유와 같은 면역 및 염증 반응과 그와 관련된 과정에서 중추적인 역할을 하는 것으로 알려져 있다.

사이토카인이란 용어는 1970년대 중반에 도입되었으며 그 시대에는 면역 계통 세포의 분화와 조절을 관장하는 폴리펩타이드 성장인자를 일컬었었다. 대표적인 예가 인터페론 류와 여러가지 인터루킨 이다. 그 이후 림포카인 이라던지 모노카인 등 여러가지 분류 용어가 더 있었지만 생성세포에 의한 분류는 적절치 않은 것으로 여겨졌으며 특정의 생물학적 활성에 의한 분류도 또한 만족스럽지 못했고 최근에는 사이토카인의 2차 및 3차 구조의 특성과 더불어 1차 구조의 분석(아미노산 서열 등)에 의해 분류 하는 방법이 도입되기도 하였다.

복잡한 분류 방법만큼 분류하기가 단순하지는 않지만 종합적으로 요약하면 사이토카인은 매우 강력한 조절 단백질로서 나노 mole(nM) 이나 피코 mole(pM) 농도 영역에서 효과를 발휘하며, 여러가지 세포에서 생성되고, 면역 및 염증반응 이외의 과정에서도 역할을 하는 것으로 알려졌으며, 우리가 잘 알고 있는 인터페론류, 인터루킨류 및 혈구세포 성장인자 및 각종 성장인자를 포함하는 것으로 이해하면 큰 무리가 없을 것으로 여겨진다. 표2.2에 대표적인 사이토카인 단백질의 예를 보이고 있다.

표 2.2. 대표적인 사이토카인 단백질들

The interleukins(IL-1 to IL-15)
The interferons(IFN-alpha, beta, gamma, omega)
Colony stimulating factors(G-CSF, M-CSF, GM-CSF)
Tumor necrosis factors(TNF_alpha, beta)
The neurotrophins(NGF, BDDF, NT-3, NT-4/5)
Ciliary neurotrophic factor(CNTF)
Glial cell-derived neurotrophic factor(GNDF)
Epidermal growth factor(EGF)
Erythropoietin(EPO)
Fibroblast growth factor(FGF)
Leukemia inhibitory factor(LIF)
Macrophage inflammatory proteins(MIP-1alpha, -1beta, -2)
Platelet-derived growth factor(PDGF)
Transforming growth factors(TGF_alpha, -beta)
Thrombopoietin(TPO)

Note: NGF=nerve growth factor ; BNDF=brain derived neurotrophic factor; NT=neurotrophin

2.2.2. 인터페론(Interferons) 개요

인터페론은 사이토카인 중에서 가장 먼저 발견된 단백질로서 1957년에 Isaac과 Lindenmann은 감염되기 쉬운 동물세포가 바이러스에 의해 감염이 되면 이 감염된 세포는 다른 종류의 바이러스의 공격에 대해 저항성을 갖게 된다는 사실을 알게 되었고, 이 저항성은 바로 바이러스에 감염된 세포에서 생성되는 물질에 의해서 생긴다는 사실을 밝혀내고 이 물질의 이름을 다른 바이러스의 성장을 방해(Interfere)한다는 의미로 "Interferons" 이라고 명명하였다.

사람은 최소 세가지 type(α, β, γ)의 인터페론을 생산해 내며 인터페론α는 최소 15가지 이상의 서로 다른 종류가 존재하는 것으로 알려져 있고 여러가지 각기 다른 세포에서 만들어진다(표2.3).

인터페론α와 β는 아미노산 서열이 비슷하고(Homology 30%), 같은 수용체(Receptor)에 결합하고, 생물학적 활성(Biological Activity)이 비슷하며, 산 안정성이 좋아 이 두가지 Type을 다같이 Type I 인터페론이라고 부른다. 인터페론γ는 수용체가 다르고 생물학적 활성도 α, β 와는 많이 달라 별도로 Type II 인터페론이라고 부른다.

이와 같은 인터페론들은 다음의 여러 가지 생물학적 효과(Biological Effects)를 나타내는데 어느 한 인터페론이 다음의 모든 효과를 나타내는 것은 아니다.

- 바이러스 공격에 대한 세포면역의 유발
- 대부분의 면역 기능에 대한 조절
- 많은 세포의 성장과 분화의 조절

위와 같은 여러가지 생물학적 활성 때문에 인터페론은 이미 B형 및 C형 간염과 같은 감염질환에 이용되고 있고, 기타 여러 가지 박테리아나 다른 종류의 감염질환에 응용을 도모하고

표 2.3. 인터페론의 종류

IFN Family	Additional Name	종류	Producing Cells	Biochemistry
α	Leucocyte IFN B-cell IFN Lymphoblast IFN	〉15	Lymphocytes Monocytes Macrophages	최소 16종 166.a.a. Glycosylation (O or X)
β	Fibroblast IFN	1	Fibroblast Epithelial cells	166.a.a(20kDa) glycoprotein
γ	Immune IFN T-cell IFN	1	T-Lymphocytes NK-cells	143.a.a dimer glycosylated

있으며 자가면역 질환 및 여러 암의 치료에 이미 사용되거나 혹은 사용을 적극 고려하고 있다.

2.2.3. 인터페론의 생화학

인터페론α는 최소 15가지 종류가 사람에게 존재하는 것으로 알려져 있고 성숙된 인터페론α는 166개의 아미노산으로 구성되어 있으며 이러한 아미노산 서열 데이터로 추정되는 분자량은 19~20 kDa 범위이다. 그러나 전기영동(SDS-PAGE) 분석결과는 분자량이 27 kDa까지 존재하는 것을 보여준다. 등전점(Isoelectric Point)은 5~6.5사이로 분포되며 이러한 비 균질성은 인터페론α가 일부는 당화가 되어 있지 않지만 일부는 O-linked 당화가 되어 있다는 사실을 보여준다. 인터페론α는 각각 보통 70% 이상의 아미노산 동질성을 보여준다. 인터페론α는 leucine과 glutamine이 풍부하며 모든 인터페론α에서 cystein(보통 1, 29, 99 그리고 139위치)이 보존되어 있다. 각각의 인터페론α는 IFN-αA, IFN-αB 등으로 명명되고 있거나 IFN-α7, IFN-α2, IFN-α2B 등으로 명명되고 있다.

인터페론β는 섬유아세포(Fibroblast)에서 생성되며, 종류는 사람에게 한가지가 존재하며 166개의 아미노산으로 구성되어 있고 인터페론α와 약 30%정도의 아미노산 서열 동질성을 가지고 있다. 성숙된 인터페론β는 disulfide bond 하나를 가지고 있으며 분자량 약 20 kDa이상의 당 단백질이다. 당쇄는 80번 아미노산 잔기에 N-linked 당쇄 결합으로 연결되어 있다.

인터페론γ는 보통 "면역"인터페론(Immune Interferon)이라고 불렸으며 주로 림프구(Lymphocyte)에서 생성된다. 사람에게는 하나의 인터페론γ 유전자가 존재한다. 성숙된 단백질은 143개의 아미노산으로 구성되어 있으며 추정 분자량은 약 17 kDa이 된다. 그러나 전기영동 분석 결과는 분자량이 각각16~17, 20, 25 kDa과 같이 3개의 밴드로 나타나며 이는 각각 당화가 다르게 되어 있다는 것을 의미한다.

20 kDa분자량 밴드는 97번 asparagine잔기에 당화가 되어 있고 25 kDa 밴드의 단백질은 25번 및 97번 asparagine잔기에 각각 당화가 되어 있으며 16~17 kDa밴드의 단백질은 당화가 되어 있지 않다. 젤 여과법(Gel Filtration) 분석결과에서는 분자량이 40~70 kDa을 나타내는

데 이것은 인터페론γ의 이량체(Dimer)를 나타낸다. 생물학적으로 활성을 나타내는 인터페론γ의 형태는 homodimer형태인 것으로 보인다.

2.2.4. 인터페론의 생물학적 효능(The Biological Effects of Interferons)

Type I 인터페론의 생물학적 효능은 크게 두 가지로 대별될 수 있다. 첫째는 항 바이러스 작용(Anti-viral Activity)이며 두번째는 항 증식효과(Anti-proliferation Effect)이다.

Type II 인터페론인 인터페론γ의 항 종양효과와 항 증식효과는 Type I 에 비해 약하다. 그러나 Type I 인터페론과 병용할 경우는 Type I 인터페론의 항 종양 및 항 증식효과를 증가시킨다고 알려져 있다. 인터페론γ는 면역 및 염증반응의 대부분의 과정을 조절하는데 직접적으로 관련되어 있다. 인터페론γ는 다음과 같은 여러 가지 세포의 성장과 분화 및 활성화를 촉진한다.

- Macrophage / Monocytes(대식세포 / 단세포구)
- Polymorphonuclear neutrophilis
- T lymphocytes(T 림프구)
- B lymphocytes(B 림프구)
- NK cells(자연 살해 세포)
- Fibroblast(섬유아세포)
- Endothelial cells(내피 세포)

인터페론γ는 대식세포를 활성화시키는 주 인자로서 대식세포에 의해 증진되는 다음과 같은 효능을 증진시키게 된다.

- 외부에서 침입하는 미생물 및 세포내부의 병원균 파괴
- 종양세포에 대한 세포 독성
- 림프구의 활성화

인터페론γ는 또한 T 림프구 및 B 림프구의 성장과 분화 및 활성에 영향을 주어 면역반응을 직접적으로 조절한다.

2.2.5. 실용화된 재조합 인터페론

인터페론의 항 종양효과나 항 증식효과 또는 면역 및 염증 반응을 조절할 수 있는 능력은 인터페론의 치료용 의약품으로서의 가능성을 1950년대 후반부터 일깨워주었다. 그러나 사람 백혈구로부터 정제된 인터페론을 이용하여 대규모 임상시험을 진행하기에는 양적 한계에 부딪치게 되었다. 인터페론을 상당량 생산 가능하게 된 것은 1970년대 후반에서부터였다고 하겠다. 여러가지 암세포주를 배양하게 되면 정상세포보다 훨씬 많은 양의 인터페론을 생성할 수 있다는 사실이 알려지면서 이와 같은 세포주를 대량 배양하여 여러 단계의 정제단계를 거쳐 인터페론α를 생산할 수 있었다.

그러나 본격적으로 인터페론을 대량으로 생산하여 비임상, 임상시험을 거쳐 실용화되기 시작한 것은 재조합 DNA기술에 의한 재조합 인터페론을 생산하기 시작한 다음부터이다. 재조합 인터페론이 생산되기 이전인 1970년대에 불순물이 많아 순도가 높지 않고 여러 가지 인터페론α가 섞여 있는 혼합 인터페론α를 이용한 임상시험 결과는 항암제로서의 인터페론의 가능성을 보여주기에 충분하였다.

재조합 인터페론이 임상시험에 사용되기 시작한 것은 인터페론α2A(상품명 Referon)로서 1980년이었고 Genentech사로부터 라이센싱을 받아 Hoffmann-La Roche사에 의해 개발되고 있던 제품이었다. 비슷한 시기에 생명공학 전문회사인 Biogen에게서 라이센싱을 받은 Schering-Plough사도 인터페론α2B(상품명 Intron A)로 희귀암의 일종인 hairy cell leukemia(모양 세포성 백혈병)에 대한 적응증을 1986년에 획득하였고 지금 현재는 50개국 이상에서 16가지 정도의 적응증에 대한 허가를 획득한 상태이다.

대부분의 적응증은 각종 암(8가지)과 곰팡이 감염에 의한 질병, B형, C형, D형 간염 등 바이러스 감염에 대한 질병의 치료제로서 허가를 획득하였다.

Roferon은 165개의 아미노산으로 구성된 천연 형의 인터페론 α2B와 같고(n-terminal methionine

존재 유무 차이뿐임) 분자량은 19.3 kDa이며 대장균(E.coli)시스템을 사용하고 있다. 적응증도 역시 여러가지 암과 B형 및 C형 간염에 대해서 받았다. 두 제품은 모든 면에서 동일하고 아미노산 서열 중 23번 아미노산이 2A는 lysine으로 되어 있고 2B는 arginine으로 구성되어 있다는 사실만 다를 뿐이다.

적응증은 이미 언급된 바와 같이 여러가지 암과 B형, C형 간염 등 바이러스 감염증에 대한 치료제로 가장 많이 사용되고 있고 이와 같은 현상은 구미 선진국에서는 더욱더 심하여 거의 주로 C형 간염 치료제로 사용되어 왔다. 그러나 C형 간염 치료제로서의 인터페론은 낮은 치료효과와 심한 부작용으로 인해 점차 시장에서 제한적으로 사용이 되고 있으며, 특히 바이러스 생활사에 직접 작용하는 약제인 sofosbuvir(Sovaldi), daclatasvir(Daklinza)와 같은 direct antiviral agents(DAA)가 상용화된 이후에는 점차 시장이 감소하고 있는 추세이다.

인터페론α의 투여량은 질병의 종류 및 환자에 따라 다르지만 보통 3~50 million IU(International Unit; 비활성은 약 2~3x10^8 IU/mg 정도임)이나 주 3회 정도 주사를 맞아야 하기 때문에 환자로서는 여간 불편한 일이 아니다. 따라서 혈중에서 인터페론이 서서히 소멸되게 하여 1~2주에 1회 주사를 맞아도 되는 새로운 제품이 개발되었다.

이러한 제품도 역시 표2.4에 요약되었으며 역시 Schering-Plough사의 PEG-Intron A와 Roche사의 Pegasys로 두회사 공히 자기 회사의 인터페론α에 PEG(Polyethylene Glycol) 를 결합하여 분자량을 증가시켜 혈중에서 서서히 빠져나가 서서히 소멸되게 하여 혈중 체류시간을 증가시킴으로써 가능하게 되었다. Schering-Plough사의 기술은 PEG기술을 전문으로 하는 회사인 Enzon의 기술을 도입하였으며 single-straight chain의 PEG를 결합시켜 전체 분자량을 31.4 kDa으로 올려 혈중 체류시간을 증가시켰고 2001년 1월에 FDA의 허가를 획득하였다. Roche사도 경쟁에 뒤쳐지지 않기 위하여 같은 개념의 제품을 개발하였고 역시 같은 기술의 전문회사인 Shearwater Polymer사(현재는 다른 회사와 합병하여 Nektar라는 이름으로 개명하였음.)의 기술을 도입하여 Pegasys를 개발하였고 PEG-Intron A와 다른 점은 여러 가닥의 PEG(Branched Chain of PEG)를 결합시켜 분자량이 60 kDa이 되도록 한 점이며 분자량이 높아 혈중 체류시간이 더 길다고 주장하기도 한다.

현재는 이 두 가지 2세대 제품이 시장을 주도하고 있고 1세대 제품은 거의 명맥만 유지한 상태가 되고 있다. 참고로 2005년도 매출액은 PEG-Intron A및 Pegasys 공히 약 14억 달러씩 매출을 올리는 것으로 알려지고 있었으나 2017년에는 Pegasys만 약 1.8억 달러의 매출을 올리고 있다. 기타로 이 두 개의 1세대 2세대 제품 이외에 재조합 인터페론α가 1~2가지 더 있기는 하지만 주류가 아니기 때문에 언급하지 않기로 하겠다.

표2.5에 시중에서 판매되고 있는 재조합 인터페론β와 재조합 인터페론γ에 대하여 요약하였다.

인터페론β를 가장 먼저 상업화한 회사는 Chiron사이다. Chiron사는 생명공학 전문회사로 인터페론β를 개발 중이던 Cetus(PCR 기술을 개발한 회사)를 인수합병 한 이후 개발을 계속하여 인터페론β를 1993년 7월에 상업화 완료 하였다. Chiron사의 인터페론β를 생산하는 재조합 균주는 대장균(E.coli)으로서 표 2.5에 나타나 있는 다른 제품과 구별이 된다. 대장균을 숙주세포로 사용하기 때문에 Betaseron은 당화가 되어 있지 않은 천연형 과는 좀 다른 인터페론β 이

표 2.4. Interferons - Recombinant α's

구분	Product Name	Generic Name	Company	Characteristics	2017 Sales(억$)
1세대	Intron A	IFN-α2b	Schering-Plough (Biogen)	165.a.a (19.3 kDa) E. coli 1986.6 허가	
	Roferon	IFN-α2a	Roche (Genentech)	165.a.a. (19 kDa) E. coli 1986.허가	
2세대	PEG-Intron A	Peg IFN - α2b	Schering-Plough (Enzon)	Covalent linkage of, single-straight chain PEG(31.4kDa) 2001.1 허가	
	Pegasys	Peg IFN - α2a	Roche (Nektar)	Branched chain of PEG(60kDa) 2002.12 허가	1.85

지만 당화 여부가 약효나 혈중체류시간 등에 영향을 주지 않기 때문에 천연형과 같은 약효를 나타내게 된다.

한가지 중요한 사항은 Betaseron은 당화도 물론 되어있지 않지만 아미노산 조성 면에 있어서 천연형과 차이가 난다. 아미노산 17번 cystein이 serine으로 치환된 일종의 변형 단백질인 것이다. 연구 초기 단계에서 Cetus의 연구원들은 천연형과 같이 17번 아미노산이 cystein으로 구성된 단백질을 단량체로 정제하기가 어려웠을 것이다. 따라서 정제도 어렵고 17번 cystein에 의한 dimer나 oligomer(잘못 결합된 경우도 있음)의 생성에 따라 비활성도 낮아 상업화하기가 어려웠기 때문에 생물학적 활성과 연관이 없는 17번 cystein을 serine으로 치환하여 dimmer 및 oligomer형성을 방지하여 정제를 원활하게 하고 비활성도를 높여 대장균을 이용한 생산방법을 가능하게 하였다. 그 이후 Biogen이 재조합 CHO세포주에서 인터페론β를 생산하여 상업화 하였고 (상품명 Avonex) 이 제품은 동물세포를 생산 세포주로 사용하였기 때문에 천연형과 유사하게 당화가 되어 있고 166개의 아미노산으로 구성되어 분자량이 22.5 kDa이며 1996년 5월에 허가를 획득하였다.

그 뒤를 이어 스위스의 Serono사도 역시 재조합 CHO세포주를 이용하여 인터페론β를 상업화 하는데 성공하였으며(제품명 Rebif) 제품 자체는 Avonex와 차이가 없다. 이 세가지 제품의 적응증은 공히 다발성경화증(Multiple Sclerosis)으로서 중추 신경계 질환이다. 다발성경화증은 아시아인 들에게는 희귀하고 코케시안 (유럽, 미주인)들에게서는 많이 발생하며 뇌신경의 일부가 파괴되어 발생하는 질병으로 20~40대의 젊은이들에게서 발생된다고 알려져 있다. 그 증상으로 행동이 부자연스럽고, 근육이 약해지며, 마비가 오고, 언어장애, 시력장애 등이 오는데 이에 대한 뚜렷한 치료약이 없고 인터페론β가 유일하게 다발성경화증에 대하여 더 이상의 진행을 막아 주는 것으로 되어 있어 해외에서는 시장성이 큰 제품으로 세가지 제품 합하여 약 46억 달러 이상(2017년 기준) 매출 실적을 올리고 있다.

인터페론γ는 Genentech사가 1990년 12월에 상업화 완료 하였으며 대장균을 생산 균주로 사용하였다. Actimmune(상품명)은 140개의 아미노산으로 구성된 단백질로 당화되어 있지 않다는 점 이외에는 천연형과 같다. 적응증은 Chronic granulomatous disease(만성 육아종성 질환)로 이 질병은 25만 명 내지는 백만 명당 1명 정도에서 발병하는 희귀 유전병이다. 이 병의 특징

표 2.5. 시중에서 판매중인 재조합 인터페론 β, γ

Product Name	Generic Name	Company	Characteristics	2017 Sales(억$)
Avonex	IFN- β-1a	Biogen	Glycoprotein 166.a.a.(22.5 kDa) CHO cell line 96.5 허가	21.52
Rebif	IFN- β-1a	Serono	Glycoprotein 166.a.a.(22.5 kDa) CHO cell line 2002.3 허가	17.88
Betaseron /Betaferon (유럽)	IFN- β-1b	Chiron/ Berlex Schering	Non-glycosylated 165.a.a.(18.5 kDa) 17번 a.a serine 치환 E.coli (93.7허가)	7.23
Actimmune /Immukin (유럽)	IFN- γ	Genentech	Non-glycosylated 140.a.a.(16.5 kDa) E.coli 90.12 허가	1.11

은 환자의 식세포 능력(Phagocytic)이 빈약하여 외부에서 침입해 오는 박테리아 등의 감염체를 먹어 치워 파괴하는 능력이 현격히 저하되어 계속 감염성 질병을 앓게 되어 많은 환자에게 치명적인 경우가 많다. 이러한 환자에게 인터페론γ를 주사하게 되면 인터페론γ가 식세포의 식균능력을 증진시킴으로써 감염 위험을 줄여주고 치명적으로 도달할 수 있는 경우를 50% 이상 감소시켜 주는 것으로 알려져 있다.

인터페론γ는 원생동물(Protozoa) 및 곰팡이감염에 의해 발생하는 여러 가지 질병에서 식세포의 식균 능력을 향상시켜 치료할 수 있는 가능성이 많아 그 쪽 방향으로 임상 시험이 진행되고 있으나 아직까지 적응증을 획득하지는 못했다.

2.3. 사이토카인(Cytokines)-인터류킨류 및 TNF

인터류킨은 지금까지 적어도 25가지(IL-1에서부터 IL-25)가 확인되어있다. 이 조절 단백질은 사이토카인 중에서도 아주 큰 부분을 차지한다. IL-1을 제외하고 대부분 당화되어 있고 분자량은 15-30 kDa 범위에 속한다(몇 가지 인터류킨은 당화가 많이 되어 있어 분자량 40 kDa까지 되며 IL-9이 여기에 속한다.). 인터류킨류는 다음과 같은 여러 가지 생리학적 및 병리학적 상태를 조절한다.

- 정상세포나 악성(Malignant)세포의 성장
- 모든 양상의 면역 반응
- 염증 반응

면역조절 능력을 보여주는 많은 인터류킨류는 임상학적으로 많은 관심을 끌어 재조합 DNA 기술의 발전과 더불어 많은 종류의 인터류킨이 생산되어 의약품으로서의 이용 가치를 시험받았다. 그러나 예상과는 달리 아직까지 FDA의 허가를 득한 인터류킨류는 IL-2가 1992년에 신장암에 대한 적응증으로 상업화 되었고 IL-11이 혈소판 감소증(Thrombocytopenia) 치료 및 예방제로 FDA의 허가를 득하였고 그 이외의 인터류킨류 몇가지에 대해서는 아직도 임상시험 중이기는 하지만 지금까지 실용화되어 있는 다른 인터류킨은 없어 과거의 기대와 현실 사이의 괴리를 보여주고 있다.

2.3.1. 인터류킨 2(IL-2)

인터류킨 2는 T cell 성장인자로도 알려지고 있으며 가장 많이 연구된 인터류킨 중의 하나이다. IL-2는 면역반응에서 가장 중심적 역할을 하며 T cell 성장인자 중 맨 처음으로 확인된 인자이다. IL-2는 항원이나 Mitogen(분열촉진인자)에 대항하여 활성화된 T림프구에 의해 생성된다. 인간 IL-2는 133개의 아미노산으로 구성되어 있으며 당화의 정도에 따라 분자량은 15~20 kDa 범위에 속하며 당화 여부는 생물학적 활성(Biological Activity)에 영향을 미치지 않는다.

IL-2 수용체는(Receptor)는 면역반응에서 중추적인 역할을 하는 많은 세포들에 분포되어 있어

IL-2가 이 수용체에 결합하여 이러한 세포들의 분화와 성장을 촉진함으로써 면역반응이 활성화된다. 그러므로 이 사이토카인은 대부분의 면역반응을 활성화 시키는데 있어서 중요한 분자수준의 스위치 역할을 하게 된다.

IL-2 수용체가 분포되어 있는 면역세포들의 예는 다음과 같다.

- T 림프구
- B 림프구
- NK cells(Natural Killer Cell)
- 단핵세포(Monocyte)
- Oligodendrocytes
- LAK cells(Lymphokine-activated Killer)
- 대식 세포(Macrophage)

IL-2는 T cell의 성장인자로 작용하며 T cell의 반응은 주로 생성된 IL-2의 수준에 의해 좌우되게 된다. IL-2는 또한 활성화된 B 림프구(B-Lymphocyte)의 성장인자로도 작용한다. 이와 같은 세포의 증식을 촉진하는 이외에 IL-2는 다른 인터류킨들과 더불어 항체의 생성과 분비를 촉진시켜 체액성 면역반응을 효과적으로 강화하는 역할을 한다.

IL-2의 면역 촉진 효과와 관련된 또 하나의 생물학적 역가는 Natural Killer(NK) cell의 분화를 촉진시켜 Lymphokine activated killer(LAK) cell을 형성하여 이 LAK 세포가 종양세포나 바이러스에 감염된 세포를 직접적으로 공격하여 죽이는 역할을 촉진시키도록 유도한다. 그러나 NK 세포는 IL-2 수용체 α, β, γ 중 β와 γ subunit 만 발현하여 IL-2에 의한 NK 세포의 활성화 효과는 IL-2의 높은 농도 하에서만이 가능하다. NK 세포의 활성화에 관여하는 다른 사이토카인류로서는 모든 인터페론과 종양괴사인자(Tumor Necrosis Factor)가 있다.

이와 같은 IL-2의 면역 촉진 효과에 대한 기대 때문에 IL-2를 생산하여 임상적으로 이용하고자 하는 시도는 당연한 것이었으며 작용기전상 다음과 같은 질병의 치료목적으로 시도 되었다.

표 2.6. Interleukines-Recombinant IL-2&11

Product Name	Generic Name	Company	Characteristics	2017 Sales(억$)
Proleukin	IL-2	Chiron Corp	Non-glycosylated 132 a.a. E.coli cell line Lacks N-term Ala 125번 Cys→Ser 92.5 허가 Renal Cell Carcinoma	1
Neumega	IL-11	Genetics Institute	Non-glycosylated 177 a.a. E.coli cell line 97.11 허가 Thrombocytopenia	

- 암
- T세포와 기타 다른 형태의 면역결핍증
- 감염증

가장 많이 시도되었던 분야는 역시 암 분야로 여러 가지 암에 대한 면역치료 요법으로 IL-2를 임상 적용해 보았다. 여러가지 임상시험 결과는 많은 긍정적인 효과를 나타내기도 하였지만 어떤 경우에는 해석하기 모호한 결과도 많이 나온 것으로 알려져 있다. 또한 IL-2는 부작용이 심하여 지금까지 Proleukin(상품명)이 처음이며 그 이후 현재까지 더해진 사항도 없다. Proleukin은 표2.6 에서 보이는 바와 같이 적응증은 신장암 이며 재조합 대장균을 이용하여 생산되고 있으며 천연형과 다른 점은 당화가 되어 있지 않으며(생물학적 역가는 동일함.) N-말단 alanine잔기가 없고 125번 cysteine이 serine으로 치환되어 있다는 점이다. 125번 cysteine기의 치환은 인터페론β의 경우와 같이 aggregation을 방지하여 정제를 쉽게 수행하고 생물학적 역가를 높이기 위해서이다.

2.3.2. 인터류킨-1(IL-1)

IL-1은 재조합 단백질로서 실용화된 단백질은 아니나 염증반응과 관련하여 중요한 역할을 담당하며 IL-1자체로서는 의약품으로 사용되고 있지는 않지만 TNF와 더불어 염증관련 중요 Target중의 하나이므로 중요사항만 요약한다.

IL-1의 역할은 다음과 같다.

- 염증을 유발하는 사이토카인으로서 염증유발을 매개하는 여러 물질의 합성을 촉진한다. 이것이 IL-1의 중추적인 역할인 것으로 보인다.
- 다른 사이토카인과 더불어 B림프구 및 T림프구의 활성화에 기여한다.
- IL-6와 함께 간세포에서 급성기의 단백질 합성을 유도한다.
- 혈구세포 형성 및 성장 분화의 촉진에 있어서 보조 역할을 한다.

IL-1 은 급성 및 만성 염증을 매개하는 사이토카인으로서 IL-1 농도를 낮추면 염증에 대한 임상적 증상을 완화시킬 수 있을 것이다. 따라서 다음과 같은 방향으로 류마티스 관절염과 같은 염증 반응을 완화시키는 치료제로 시도되고 있다.

- IL-1에 대한 항체의 투여
- IL-1의 수용성 수용체(Soluble Receptor)의 투여
- IL-1 receptor antagonist의 투여

수용성 수용체는 IL-1과 결합해서 IL-1을 소진 시킴으로써 IL-1이 신호전달 시스템을 on 시킬수 있는 진짜 IL-1 수용체와의 결합을 방해하여 IL-1의 활성을 잃어버리게 하는 역할을 하게 되는 것이며, IL-1 receptor antagonist는 수용체에 결합하여 IL-1이 수용체와 결합 할 기회를 빼앗아 IL-1의 활성을 억제하는 것이다.

실제로 Kineret이라는 상품명으로 최근에 IL-1 receptor antagonist를 류마티스 관절염 치료제로 상업화 하였다.

이 제품은 153개의 아미노산으로 구성된 분자량 17.3 kDa의 재조합 단백질로 재조합 대장균

에 의해 생산되며 천연형과 다른 점은 역시 대장균에 의해 생산되기 때문에 당화가 되어 있지 않고 N-말단에 methionine 잔기가 하나 더 존재한다.

2.3.3. 인터류킨-3(IL-3)

IL-3의 수용체가 광범위한 혈구생성 과정의 원조세포(Hematopoietic Progenitor Cells)에 분포되어 있고 또한 단핵세포(Monocyte)나 B 림프구에도 있어 IL-3의 주된 생물학적 활성은 골수세포로부터 유도되는 여러 가지 세포 및 혈구세포의 미성숙된 전구체의 성장을 촉진하는 것과 관련이 있는 것으로 알려져 있다. 따라서 IL-3의 중추적인 역할은 특히 단핵세포(Monocyte), 비만세포(Mast Cell), 호중구(Neutrophils), 호염구(Basophils), 호산구(Eosinophils)등과 같은 여러 가지 혈구세포의 형성을 촉진하는 것으로 보인다. 이러한 이유 때문에 혈구세포 생성 촉진인자로서 많은 임상시험이 시도되었지만 아직까지 실용화 된 예는 없다.

2.3.4. 인터류킨-11(IL-11)

재조합 IL-11은 재조합 IL-2와 더불어 의약품으로 사용허가가 난 사이토카인으로서 주된 역할은 ① 혈소판 생성을 촉진하며 ② 골수세포의 성장과 분화를 촉진한다. 천연형의 IL-11은 178개의 아미노산으로 구성되어 있는 분자량 23 kDa의 polypeptide이며 상업화된 재조합 단백질은 Genetics Institute 사에 의해 실용화된 단백질로서 역시 재조합 대장균에 의해 생산되며 1997년도에 FDA허가를 득하였고 적응증은 혈소판 감소증(Thrombocytopenia)이다 (표 2.6 참조). 천연형과 다른 점은 재조합 대장균에 의해 생산되기 때문에 당화되어 있지 않다는 점이다.

2.3.5. 인터류킨-5(IL-5)

IL-5는 115개의 아미노산으로 구성되어 있는 당단백질로 보통은 dimer형태로 존재하며 분자량은 45 kDa에 이른다. IL-5의 역할은 호산구(Eosinophils)의 성장 및 분화 촉진 인자이며 또한 호염구(Basophils) 성장을 촉진하며 B 림프구의 활성에도 영향을 미친다.

호산구는 장내 기생충의 박멸을 매개하는 중요한 역할을 한다. 이와 같은 역할은 기생충이 IgE 합성을 촉진시켜 IgE가 기생충의 표면항원과 결합하여 식균작용을 용이하게 한다. 호산구는 기생충의 표면항원과 결합된 IgE와 결합하여 granular contents를 분비하여 이것이 기생충을 분해하며 파괴한다. IL-5는 이와 같은 역할 이외에도 급성 염증관련 질병을 매개하는 역할도 하는 것으로 알려져 있다. 호산구는 여러 가지 염증 및 알러지 관련 증상과 밀접한 관계가 있는 것으로 믿어지고 있으며 이는 숙주세포를 손상시키는 granular contents의 분비에 의해 매개된다.

그러므로 IL-5의 생물학적 역가를 저해함으로써 적어도 부분적으로는 호산구 과다증(Eosinophilia)에 의해 발생하는 염증을 완화시켜 줄 수 있을 것으로 예상되어 많은 전략적인 접근이 시도되고 있다. 대표적으로 IL-5에 대한 항체나 IL-5의 수용성 수용체 혹은 IL-5나 IL-5의 수용체와 결합하여 IL-5의 역할을 저해할 수 있는 저분자 합성의약품의 창출 등이 그것이다. 그러나 아직까지 실용화 된 약은 없다.

2.3.6. 인터류킨-12(IL-12)

IL-12는 비교적 최근에 임상적인 관심을 끌기 시작한 사이토카인으로 그 이유는 IL-12가 아주 강한 세포성 면역반응(Cell-mediated Immune Response)을 유발할 수 있다는데 있다.

IL-12의 역할은

- 인터페론γ의 합성과 T 림프구나 NK 세포로부터의 방출을 촉진한다.
- NK 세포를 활성화 시킨다.
- T 림프구의 전구체 특히 TH1 세포의 성장과 분화를 유도한다.

이러한 생물학적 역가는 여러 가지 많은 질병의 치료제로서의 가능성을 제공한다. 특히 TH1 세포(T Helper Type 1 림프구)는 세포성 면역반응을 촉발시키는 세포 물질로 가장 효과적으로 외부에서 침입하는 바이러스나 박테리아나 원생동물들을 식별하고 파괴하는 물질로 알려지고 있다. 따라서 말라리아, AIDS 등과 같은 많은 감염성 질병과 알러지의 치료제 혹은 백신의

Adjuvant로서의 가능성에 대하여 많은 연구가 진행되고 있다.

2.3.7 기타 인터류킨

2.3.8.1 인터류킨-4

IL–4는 주로 T cell 및 mast cell에서 생산되며 대표적인 B cell 자극인자(B cell Stimulating Factor)이다.

IL–4의 역할은

- B cell 및 TH2 cell의 분화 및 증식을 촉진한다.
- Cytotoxic T cell 및 NK cell을 활성화 시켜 세포독성을 증진시킨다.
- 대식세포(Ex. Macrophage)의 활성화를 저해한다.

이러한 IL–4의 생물학적 활성은 체내의 체액성 면역과 세포매개 면역을 증진시키고, 알러지성 항원인 allergen에 의한 면역 과민반응에도 주요 역할을 담당하고 있다. 따라서 아나필락시스(Anaphylaxis)나 천식치료제의 개발에 있어서 IL–4의 활성을 억제하는 방안으로 연구가 이루어지고 있다.

2.3.8.2 인터류킨-6

IL–6는 림프구 및 대식세포, 섬유아세포 등 다양한 세포에서 생산되어 다양한 세포의 활성에 영향을 미친다.

IL–6의 역할은

- 활성화된 B cell의 항체생산을 유도한다.
- IL–1과 함께 T cell의 활성화 및 증식에 관여한다.
- GM–CSF, IL–3, IL–4 등과 함께 조혈모세포(Hematopoietic Stem cell)의 증식을 촉진한다.

IL–6는 주로 면역반응의 활성화에 관여하기 때문에 자가면역 질환의 치료제로서 IL–6 signal을 차단할 수 있는 항체 개발되고 있다. 대표적인 IL-6 항체치료제로는 관절염 치료제인 Actemra(Anti IL-6 Receptor Antibody)와 Castleman disease의 치료제인 Sylvant(Anti IL-6 Antibody)등이 있다.

2.3.8. 종양괴사인자(Tumor Necrosis Factor, TNF)

TNF는 TNF-α와 β 두 가지가 존재하나 실제로 연구가 많이 되어 있는 TNF는 TNF-α로 TNF-α를 그냥 TNF라고 부르기도 한다.

TNF-α의 생물학적 역가에 의해 일어나는 중요한 반응들은 다음과 같다.

- 비특이적 혹은 특이적 면역인자의 활성화(특히 그람 음성균에 대한 면역반응에서)
- 염증의 유발 및 조절
- 종양 세포에 대한 선택적 세포 독성
- 패혈증이나 악액질(Cachexia), 식욕부진(Anorexia) 등과 같은 여러 가지 병리 현상을 매개

이러한 생물학적 역할에 기반을 두고 특히 항암분야에서 많은 임상연구가 진행되었으나 거의 성공적이지 못하였다. 그 이유는 TNF가 많은 종양을 파괴하지 못하였고 또한 임상적으로 유용한 농도에서 독성이 심하였을 뿐만 아니라 종양괴사가 TNF의 생물학적 역가 중 주 역할이 아니었다는 점이다.

TNF에 대한 임상적인 관심은 오히려 TNF의 생물학적 효능을 중화시켜(저해시켜) TNF가 과발현되어 그 활성에 의해 유도되는 질병의 치유에 더 쏠려있다. 대표적인 예가 염증에 의해 유발되는 류마티스 관절염이다. 따라서 TNF의 활성을 저해하는 단일클론 항체나 수용성 TNF 수용체를 투여함으로써 염증이나 기타 TNF의 과 발현에 의해 유발되는 질병의 치유가 가능하다. 예를 들면, Enbrel(상품명)은 과거 Immunex사에서 개발된 류마티스 관절염 치료제로써 1998년에 FDA의 허가를 득한 제품으로 Immunex사가 지금은 Amgen사에 흡수합병되어 Amgen사의 주력 품목 중 하나로 부상되고 있는 상업성이 큰 품목이다. 최근 자료를 보면 2005년 말 기준 매출액은 36억 달러, 2007년 말 기준으로 약 54억 달러로 가히 폭발적인 증가를 보이고 있으며 2017년에는 약 90억 달러 정도로 성장 하였다. Enbrel은 융합

단백질로서 TNF의 수용체의 세포 외 영역 단백질(Extracellular Domain of TNF Receptor)과 IgG의 constant region 인 Fc와의 융합에 의해 이루어졌다. 이 단백질은 150 kDa의 dimer로 유전자 재조합 된 CHO세포에 의해 생산되며 TNF가 수용체와 Enbrel사이에 경쟁적으로 결합하게 되므로 많은 양의 Enbrel을 투여하게 되면 TNF가 실제로 작용을 하게 되는 수용체와 결합할 기회를 잃게 되어 염증을 방지함으로써 효과를 나타내게 된다.

2.4. 혈구세포생성 촉진인자(Hematopoietic Growth Factors)

혈액은 적혈구, 백혈구 그리고 혈소판으로 구성되어 있고 모두 혈장에 분산되어 있다. 백혈구(Leucocyte)는 면역 계통의 세포들을 이루고 있으며 크게 3가지로 분류할 수 있다. 즉 단핵식세포(Mononuclear Phagocyte), 림프구(Lymphocyte) 및 과립구(Granulocyte)가 그것이며 이들을 세분화하면 다음과 같고 이들의 역할은 표 2.7 에 참고로 요약되어 있다. 이 모든 혈액세포는 골수에 있는 줄기세포로부터 만들어진다. 이와 같이 줄기세포의 특정 부분이 계속해서 분화하여 새로운 혈액세포를 만들어 오래된 세포를 교체하는 과정을 Hematopoiesis라고 한다.

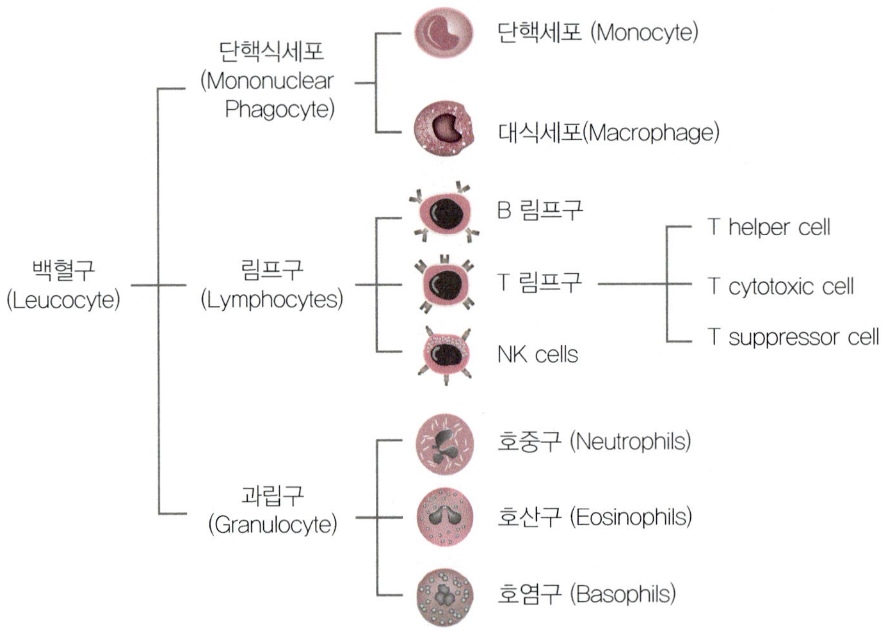

이와 같은 과정은 복잡하여 알기 어려우나 많은 연구에 의하여 점차 알려지기 시작하여 지금은 다음과 같이 알려져 있다 (그림 2.1 참조).

혈액세포 생성과정에서 줄기세포는 분화하여 점점 특정세포로만 갈 수 있는 세포로 바뀌게 된다. 맨 처음 줄기세포는 분화하여 CFU-S세포(Colony Forming Unit)로 분화하며 이 CFU-S는 다음 CFU-GEMM세포로 분화한다. 이 CFU-GEMM이 여러 종류의 성숙한 혈액세포로 분화할 수 있는 CFU의 혼합물이며 결국 과립구, 단핵세포, 적혈구, 혈소판, 호산구, 호염구 등으로 분화한다. 여기서 주의할 점은 림프구는 CFU-GEMM 경로로부터 파생되지 않고 줄기세포로부터 다른 경로를 따라 생성된다는 사실이다.

이와 같은 과정에서 일어나는 의문은 과연 줄기세포의 재생과 분화가 어떻게 균형을 이루며

표 2.7. 여러 가지 백혈구들의 역할

백혈구 종류	역할
단핵세포(Monocyte) 대식세포(Macrophage)	식균작용(Phagocytosis)
B 림프구	체액성 면역작용(항체생성)
T 림프구 T-cytotoxic cell T-suppressor cell T-helper cell	세포성 면역작용 외부침입 세포의 분해 활성화된 면역세포의 활성 완화, 억제 여러 가지 사이토카인을 생성하여 면역반응 조절
NK cell	종양세포나 바이러스 감염세포 등을 분해하여 파괴
호중구	가장 풍부하게 존재하며 감염부위로 모아져 급성 염증을 유발하고 감염균을 먹어 치움.
호산구	IgE 수용체가 있어 IgE 반응을 나타내는 외부물질을 파괴, 알러지 반응과 관계 있음.
호염구	역시 IgE 수용체가 있어 IgE-항원 complex와 결합하여 과민성 반응을 유발함.

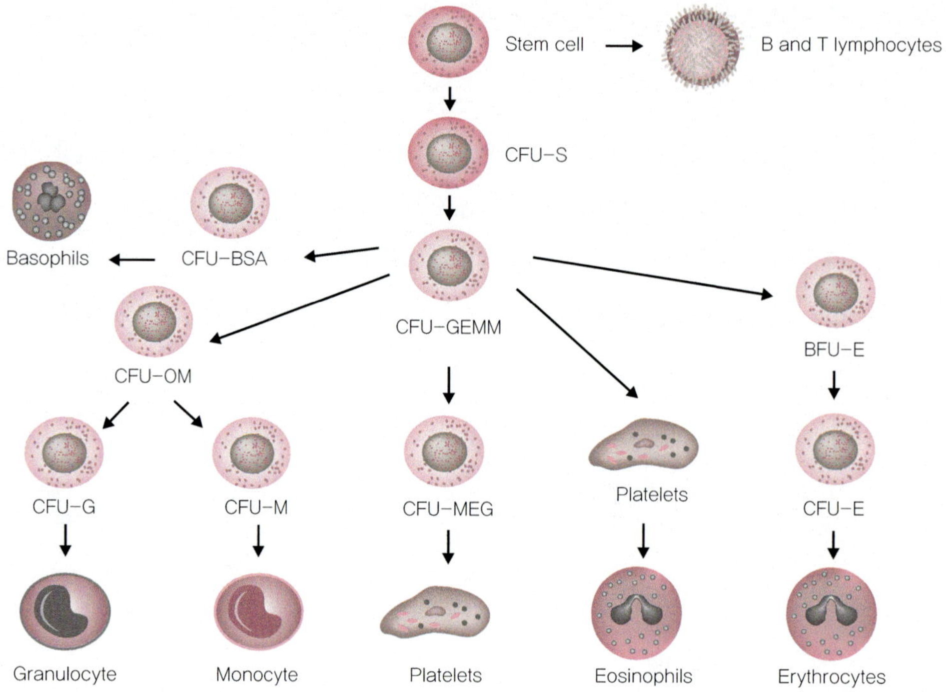

그림 2.1. A simplified overview of the haemopoietic process as currently understood. CFU=colony forming unit; BFU=burst forming unit

혈액세포로의 분화과정은 어떻게 조절되는가 등일 것이다. 이와 같은 의문, 특히 후자에 대한 답이 바로 혈구세포 성장인자(Hematopoietic Growth Factor)이며 주로 다음과 같은 사이토카인들이다.

- 림프구의 생성과 분화에 주로 영향을 미치는 몇 가지의 인터류킨들
- Colony Stimulating Factors(CSF)들로서 줄기세포로부터 호중구, 대식세포, 혈소판을 만들어내는 megakaryocytes, 호산구, 호중구들로 분화시키는데 주역할을 한다.
- 적혈구 생성에 필수불가결한 적혈구 성장 촉진인자(Erythropoietin)
- 혈소판 생성에 필수적인 혈소판 성장인자(Thrombopoietin)

대부분의 혈구세포 성장인자는 분자량이 14~24 kDa범위에 있는 당단백질로 알려졌으며 유전자 재조합 기술에 의한 여러가지 혈구세포 성장인자의 생산에 의해 그 역할이 많이 규명되었다.

2.4.1. 혈구세포 성장인자로서의 인터류킨류

IL-3가 대표적이며 CFU-GEMM의 생성 촉진뿐만 아니라 호염구, 호산구, 혈소판 등의 전구체 세포의 생성촉진역할도 하는 것으로 알려졌다. IL-11은 이미 언급한 바와 같이 혈소판 생성 과정에서 주로 역할을 하며 기타 인터류킨류는 이미 언급 하였으므로 생략한다.

2.4.2. Granulocyte-Colony Stimulating Factor(G-CSF)

G-CSF는 유사한 2가지 형태가 존재한다. 하나는 아미노산 174개로 이루어졌고 또 하나는 177개로 이루어졌다. 작은 것이 대부분이고 생물학적인 활성도 큰 것보다는 주로 작은 것에 의해 발휘되는 것으로 알려졌다. G-CSF는 O-linked 당화가 되었고 분자량이 약 21 kDa인 당단백질이며 2개의 disulfide bond가 존재한다. G-CSF는 표 2.8 에서 보는 바와 같이 여러가지 세포에서 합성되며 호중구 및 그의 전구체의 성장 및 분화 인자로 작용하며 또한 성숙한 호중구의 활성화에도 작용하는 것으로 보인다. G-CSF는 또한 다른 혈구세포 성장인자와 공동으로 다른 여러 가지의 혈구세포의 원조세포들에 대한 성장과 분화를 촉진하고 표피세포의 증식과 이동을 촉진하는 사이토카인으로 알려져 있다.

2.4.3. Macrophage Colony Stimulating Factor(M-CSF)

M-CSF는 대식세포와 그 전구체의 성장과 분화를 촉진하는 사이토카인으로 역시 여러가지 세포에서 생성된다 (표 2.8. 참조). M-CSF는 당단백질로 여러 개의 disulfide 기에 의해 안정화 되어 있고 3가지 다른 종류가 알려져 있다. 3가지 다 동일 유전자에 의해 생성되고 N-말단과 C-말단의 서열은 같으나 중간 서열이 다르며 가장 큰 것이 522개의 아미노산으로 되어 있고 나머지는 각각 406개와 224개의 아미노산으로 구성되어 있으며 분자량 45~96 kDa이다.

표 2.8. Colony stimulating Factors

	G-CSF	M-CSF	GM-CSF
Biochemistry	174.a.a(21 kDa) Glycoprotein	45-90 kDa Glycoprotein	127.a.a.(22 kDa) Glycoprotein
Main Producer cells	Bone Marrow Macrophage Fibroblast	Lymphocytes 등	Macrophages T-Lymphocytes Fibroblast
Main Target Cells	Neutrophils & others	Macrophages	혈액세포생성전구세포 과립구, 단핵세포, 표피세포

2.4.4. Granulocyte-Macrophage Colony Stimulating Factor(GM-CSF)

GM-CSF는 127개의 아미노산으로 구성되어 있고 단일가닥의 당에 의해 당화된 당단백질이며 분자량은 약 22 kDa정도이다. 이 사이토카인도 역시 여러가지 세포에서 생성되며 (표 2.8) 다음과 같은 다양한 생물학적 활성을 나타내는 것으로 되어 있다.

- 호중구, 대식세포뿐만 아니라 호산구, 적혈구, Megakaryocyte 등의 증식과 분화를 촉진한다.
- 성숙된 혈구세포 성장인자를 활성화하여 식세포 작용, 살균작용을 촉진하고 항 종양효과를 나타내게 한다.

이와 같은 여러 가지 유용한 생물학적 활성 때문에 CSF를 임상에 적용해보고자 하는 노력은 일찍부터 시작되어 몇가지 중요한 재조합 단백질이 상업화 되었다 (표 2.9 참조). G-CSF는 Amgen사에 의해 1991년 2월에 FDA의 허가를 득하였으며 적응증은 암치료시 발생하는 호중구 감소증에 대한 치료였다. Amgen의 Neupogen(상품명)은 재조합 대장균에 의해 생산되며 천연형과 다른 점은 당화되어 있지 않고 대장균 유래의 N-말단 methionine이 더 붙어 있다는 점이다. G-CSF의 일반명은 Filgrastim이고 2017년 말 기준으로 매출액은 약 5.5억 달러로 비교적 상업성이 큰 제품으로 알려져 있다. Chugai사에서는 G-CSF를 재조합 CHO 세포를 이용하여 생산하는 방법으로 실용화 하였고, Sanofi-Aventis가 Granocyte(일반명 : Lenograstim)라는 상품명으로 판매하고 있으며, Filgrastim과 마찬가지로 호중구 감소증에 대한 적응증을 가지고 있다. 이 제품은 CHO 세포를 생산 균주로 사용하고 있기 때문에 당연히 천연형과 비슷하게 당화되어 있으나 G-CSF의 당화 여부는 생물학적 활성과 무관하다. Lenograstim은 미국에서는 팔리지 않고 주로 유럽에서 팔리고 있기 때문에 매출액은 2008년 기준 약 3.74억 달러에 이르렀으나 점차 감소하여 2014년 이후에는 시장에서 판매되지 않고 있다. Amgen의 G-CSF 상업화 시점과 비슷한 시기인 1991년 3월에 Immunex사에서는 GM-CSF(상품명 Leukine, 일반명 Sargramostim)을 상업화 하였다. Leukine은 재조합 효모(Saccharomyces cerevisiae) 세포주로부터 생산되며 천연 형과 다른 점은 23번 아미노산이 leucine으로 치환된 변형 단백질이며 127개의 아미노산으로 구성되어 있고 단일가닥 사슬에 의해 당화 되

표 2.9. Recombinant CSF Proteins

구분	Product Name	Generic Name	Company	Characteristics	2017 Sales (억$)
1세대 G-CSF	Neupogen/ Gran Kirin	Filgrastim	Amgen/ Kirin	r-met hG-CSF 175 a.a.(18.8 kDa) E.coli Cell 91.2 허가 (neutropenia)	5.49
	Neutrogen/ Granocyte	Lenograstim	Chugai/ Sano-fi-Aventis	CHO cell	
2세대 G-CSF	Neulasta	Peg-filgrastim	Amgen	Chemically modified 2002.1 허가	45.34
GM-CSF	Leukine	Sargramostim	Immunex/ Schering	127a.a.(15.5 kDa 16.8.19.5 kDa) Glycoprotein Yeast cell Line 23번 a.a. 치환 91.3 허가	

어 있고 당화 정도에 따라 분자량이 19.5 kDa, 16.8 kDa, 15.5 kDa의 3가지 당단백질의 혼합물이다. Sargramostim의 적응증은 골수이식 후 호중구 수를 늘려주는데 사용되며 몇 가지 종류의 백혈병에 사용된다. 그러나 상업적으로 성공하지 못하여 2017년 현재는 매출이 없는 상태로 머무르고 있다. G-CSF나 GM-CSF는 매일 주사하는 제형이기 때문에 효과는 좋으나 매일 투여에 따른 환자의 불편이 많았다. 이러한 불편을 조금이나마 덜어주기 위한 노력 덕분에 Amgen사는 G-CSF의 2세대 제품인 Neulasta(상품명)를 2002년 1월에 상업화하였다. 일반명은 Peg-filgrastim으로 1세대 G-CSF인 Filgrastim(Neupogen)에 Polyethylene glycol을 결합시켜 분자량을 크게 하여 혈중에서의 G-CSF의 소멸(Elimination) 속도를 줄여 혈중 반감기를 길게 하여 매일 주사 맞는 번거로움을 1주일에 1회 주사로 개선시킨 제품이다. 2004년도 매출액은 17억 달러 정도였으나 2005년도 매출액은 약 23억 달러로 급격히 상승하였으며 2017년도에는 45억 달러로 더욱더 증가하였다.

이는 1세대 제품의 매출액이 2008년 13억 달러를 달성한 이래 지속적으로 감소하여 현재는 5억 달러로 줄어든 점과 대조를 이루고 있어 앞으로 1세대 제품과 2세대 제품의 운명이 각각 어떻게 변화될 것인지를 암시하는 대목이라 하겠다.

2.4.5. Erythropoietin(EPO)

EPO는 적혈구의 생성을 촉진하고 조절하는 사이토카인이며 165개의 아미노산으로 구성되어 있고 분자량 약 34 kDa의 당단백질이며 분자량의 약 40%가 탄수화물이다. 3개의 N-linked 당화위치와 1개의 O-linked 당화위치가 있으며 O-linked 탄수화물은 EPO의 생물학적 활성과 별 연관이 없어 보이나 N-linked 탄수화물을 제거하게 되면 생체내에서(*in vivo*) 전혀 활성을 나타내지 않는 것으로 알려져 있어 EPO의 당화는 EPO의 가용성(Solubility), 세포에서의 변형 및 분비, 혹은 생체 내에서의 대사(Metabolism)와 관련이 있는 것으로 보인다.

당화가 완전치 않으면 EPO분자의 간에서의 소멸속도가 급속히 증가하여 생체 내 활성이 급격히 감소한다. 효소에 의해 당화된 부분의 말단 시알산(Sialic Acid)을 제거하면 시알산 바로 전에 있는 galactose잔기들이 특정의 간세포 lectin(Hepatic Lectin)과 결합하여 혈장에서 EPO를 빠른 속도로 제거하여 EPO의 혈중 체류시간을 급격하게 줄인다. 천연형 EPO의 혈중 반감기는 약 4~6시간이나 시알산이 제거된 EPO의 혈중 반감기는 2분인 것으로 보고 되었다. 따라서 시알산이 없는 비정상적으로 당화되었거나 당화가 되어 있지 않은 EPO는 생체 내 혈중 체류시간이 짧아 활성을 전혀 보이지 않아 생체 내 활성을 제대로 유지하기 위해서는 완벽한 당화가 필수적이라 하겠다.

EPO는 현재 성인의 경우 특정의 신장세포에서만 만들어지는 것으로 밝혀졌다. 아주 소량의 EPO가 태아기의 주 EPO생산세포인 간에서 만들어지는 것으로 알려져 있다. EPO는 혈청에 존재하며 또한 극히 낮은 농도로 빈혈환자의 오줌에 존재한다. 사람 EPO는 200L에 달하는 빈혈 환자의 오줌으로부터 1977년에 처음으로 분리되었으나 이와 같은 방법으로 분리한다는 것은 현실적이지 못한 것으로 생각되었다. 1985년에 EPO생성 유전자가 처음으로 분리되어 CHO 세포에 유전자 조작하여 재조합 DNA 기술에 의해 대규모로 유전자 재조합 EPO를 생산할 수 있는 기틀을 다졌으며 이와 같은 노력의 결과로 EPO의 적혈구 생성 과정에서의 역할에 대한 연구가 많이 이루어졌다.

EPO는 다음과 같은 작용에 의해 적혈구 생성을 촉진한다.

- 적혈구로 분화 가능한 세포의 숫자를 증가시켜준다.
- 적혈구 전구세포들의 분화 속도를 증가시켜준다.
- 분화하는 세포에서 헤모글로빈의 합성을 증가시켜 준다.

EPO는 3가지 타입이 존재한다. α, β 및 asialo 타입이 그것이며 α와 β는 거의 유사한 구조를 가졌고 asialo form은 α와 β form에서 sialic acid가 제거된 form이다. EPO는 이미 언급한 바와 같이 상업적으로 가장 성공한 재조합단백질이며 표 2.10에 보이는 바와 같이 1세대 제품으로는 대표적으로 Amgen사의 Epogen과 Johnson & Johnson 사의 Procrit, Roche 사의 Neorecormon 등이 있다.

Epogen은 α type의 EPO 유전자를 재조합 CHO 세포주에 도입하여 생산되는 당단백질로 165개의 아미노산으로 구성되어 있고 분자량은 30.4 kDa이며 1989년 마지막 단계의 신부전증에 의한 빈혈치료제(End Stage Renal Disease, ESRD)로 최초로 허가를 득하였으며 계속하여 적응증을 확대해 나갔다. 현재 적응증들은 만성신부전증 혹은 마지막 단계의 신부전증에 의한 빈혈 치료제, 암 환자의 빈혈 치료제, AIDS환자의 빈혈 치료제로 허가가 되어 있는 상태이고 2017년 말 기준 매출액이 10.96억 달러 정도로 Amgen의 대표적 상품 중 하나라 하겠다. 이미 언급한 바와 같이 EPO의 당화는 체내 생물학적 활성과 밀접한 관계가 있기 때문에 생산 세포주로서의 대장균이나 효모는 부적합하다 하겠다.

Procrit은 Johnson & Johnson사가 Amgen사로부터 라이센싱 받아 팔고 있는 제품으로 적응증과 제품 특성은 동일하다. Johnson & Johnson은 이 제품을 유럽에서는 Eprex라는 상품명으로 공급하고 있으며 2004년도 매출액은 자료 출처에 따라 약 36억 달러에서 40억 달러로 Amgen사의 매출액 보다 더 많아 역시 대기업의 마케팅 능력이 다르다는 점을 보여주고 있다. 그러나 이제품의 매출액은 현재는 2세대 제품의 영향으로 줄어들어 9.72억 달러로 암젠과 비슷한 실적을 올리고 있다.

Neorecormon(상품명)은 Hoffman La Roche사에서 1990년도에 허가를 획득한 제품으로 β type EPO를 재조합 CHO 세포주를 이용하여 상업화하였고 제품 특성은 β type이라는 사실만 제외하고는 동일하다고 하겠다. 2017년도 기준 Neorecormone의 매출액은 약 1.62억 달러이나, PEGylation을 통해 혈중 반감기를 증가시킨 2세대 제품인 Micera는 8.9억 달러의 매출을 기록하고 있다.

EPO도 역시 일주일에 3회 정도 주사를 맞는 불편이 있어 혈중 반감기를 길게하여 주 1회 내지는 월1회 정도 투여주기를 갖는 제품이 요구되는 것은 당연하다 하겠다. 신장투석 환자의 경우는 자주 병원에 내원하여 투석을 받기 때문에 이와 같은 필요성이 덜하겠지만 암환자나 AIDS 환자의 경우는 필요성이 한층 더 증가하게 된다. 이러한 연유로 개발된 제품이 Amgen사의 제 2세대 EPO 제품인 Aranesp(상품명)이다. Aranesp의 일반명은 Darbepoietin-α로서 주1회 혹은 2주마다 1회 투여하는 제형으로 혈중 반감기를 훨씬 길게(3배 이상) 변형시킨 변형 재조합 단백질이라 할 수 있겠다. 이 제품의 특징은 1세대 EPO의 당화위치가 3곳인데 반하여 당화위치가 5곳으로 당화를 많이 시켰다는 점이다. EPO는 신장에서 EPO의 수용체와 결합함으로써 혈중에서 소모되는데 EPO의 당 부분과 수용체 부분이 전기적으로 같은 전하를 띄기 때문에 당화가 많이 될수록 전기적 반발력이 높아 수용체가 결합할 수 있는 기회가 줄게 되어 혈중에서 소멸 속도가 낮아 혈중 체류시간이 길어지게 된다. Aranesp는

표 2.10. Recombinant EPO's

구분	Product Name	Generic Name	Company	Characteristics	2017 Sales (억$)
1세대	Epogen	Epoetin alpha	Amgen	165 a.a.(30.4 kDa) CHO cell line 1989년 허가 빈혈 ① CRF&ESRD ② Cancer 환자 ③ HIV (Zidovudine투여 환자)	10.96
	Procrit/ Eprex	〃	Johnson &Johnson	〃	9.72
	Neorecor-mon/ Epogin	Epoetin beta	Roche/ Boeringer-Manheim	1990년 허가	1.62
2세대	Aranesp	Darbepoietin-α	Amgen	165 a.a.(37 kDa) 5 glycosylation site 혈중 체류시간: 3배	26.05
	Micera	Methoxy-PEG epoetin beta	Roche	Pegylated epoetin beta 2007년 허가	8.91

이와 같은 과학적인 사실을 근거로 수 백 번의 시행착오를 거쳐 올바른 당화부위를 선별하여 당화를 더 시켜 이 제품의 개발에 성공하였다. 당화가 많이 되어 있어 분자량은 37 kDa이며 적응증은 같다.

상업적으로는 예상대로 대 히트하여 2001년에 허가를 득하였는데 2004년 매출액이 21~24억 달러이고 2005년 매출액이 약 33억 달러에 달해 1세대 제품의 매출액을 벌써 넘어서고 있어 가히 2세대 제품의 위력을 가름할 수 있겠다. 그러나 Aranesp도 2007년 36억 달러의 매출액까지 올린 후 점차적으로 줄고 있어 2017년 말 현재는 약 26억 달러를 기록하고 있다.

2.4.6. 혈소판 성장인자(Thrombopoietin, TPO)

Thrombopoietin(TPO)는 혈소판의 생성을 조절하는 사이토카인으로서 그 존재는 수십년 전에 알려졌으나 실제로 분리에 성공한 것은 1990년대 중반 TPO의 cDNA가 처음으로 클로닝되어서야 비로소 가능하였다. 혈소판은 혈액 응고를 도와 출혈을 막아주는 역할을 한다.

혈중 혈소판 수가 비정상적으로 많게 되면 혈액 응고가 쉽게 일어나 혈전이나 색전이 생길 수 있고 혈소판 수가 감소하게 되면 혈소판 감소증(Thrombocytopenia)이라는 증상을 일으켜 출혈이 일어나 자주 멍이 들게 되고 상처 후 출혈이 계속 일어나는 증상을 보일 수 있다.

이와 같은 혈소판 감소증은 골수에 이상이 생겼을 경우나 방사성 동위원소 치료나 화학요법 치료를 많이 받았을 때 혹은 여러 가지 바이러스에 감염되었을 때 발생할 수 있으며 이럴 경우 TPO를 주사하면 혈소판 생성을 촉진하여 증상이 완화될 수 있다. 이 중에서도 암 환자의 화학요법이나 방사성 동위원소 치료 후의 혈소판 감소증이 가장 많으며 이 분야가 TPO의 가장 중요한 적응증이 될 가능성이 높다. 사람 TPO는 332개의 아미노산으로 구성된 60 kDa의 당단백질로서 6개의 N-linked 당화 위치가 있다. 현재 적어도 2가지의 재조합 TPO가 임상시험 중에 있다. 하나는 동물세포를 생산 균주로 하여 당화가 완전히 이루어져 있고 또 하나는 재조합 미생물 균주를 사용하여 당화가 되어 있지 않은 재조합 단백질이며 아직 상업화는 이루어지지 않았다.

2.5. 성장 인자류(Growth Factors)

세포의 성장을 조절하는 인자는 여러가지가 있으나 그 중에서도 가장 중요한 것이 성장인자이다. 성장인자는 세포의 분열을 촉진하는 성질을 갖는다(Mitogenic Effect). 이러한 성장인자의 세포 성장 및 분열의 가속화를 촉진하는 능력 때문에 상처 치유와 같은 적응증으로 사용할 수 있을 것으로 예측되어 많은 관심을 불러일으키기에 충분하였다. 실제로 아직 성공적으로 실용화된 경우는 드물지만 여러가지 성장인자가 상처치유의 목적으로 임상 시험을 통하여 평가를 받고 있다 (표 2. 11 참조).

2.5.1. 인슐린 유사 성장인자(Insulin Like Growth Factors, IGFs)

IGF는 somatomedin이라고도 불리며 서로 비슷한 2가지, IGF-1 및 IGF-2가 존재한다. 이 성장인자는 이름에서도 알 수 있듯이 인슐린, 더 정확하게는 proinsulin과 유사한 구조를 가지고 있다. IGF는 광범위한 세포 및 조직의 성장과 활성화, 분화를 조절하는 역할을 한다. IGF는 주로 간에서 생성되며 그 활성은 IGF 결합 단백질(IGF Binding Protein; 적어도 6가지가 있음)에 의해 조절된다. IGF-1은 70개의 아미노산으로 구성되어 있으며 3개의 disulfide bond가 있으며 분자량은 7.6 kDa이다. IGF-2는 67개의 아미노산으로 되어 있고 역시 disulfide bond가 3개 존재하고 분자량은 7.5 kDa이다.

IGF의 생물학적 활성은 아주 다양하여 다음과 같은 여러 가지 효력을 발휘한다.

- 대부분의 세포에서 세포주기의 진행을 촉진한다.
- 태아세포의 성장과 분화를 촉진하고 기관형성을 촉진한다.
- 키를 크게 하고 몸무게 증가를 촉진시킨다.
- 남자와 여자의 생식조직의 역할 상승을 촉진한다.
- 신경 조직의 성장과 분화를 촉진한다.

특히 성장호르몬(Growth Hormone, GH)의 성장촉진 역할은 IGF-1에 의해서 매개된다. IGF는 또한 osteoblast(골 형성에 중추적인 역할을 하는 세포)의 분화와 증식을 촉진하는 능력 때문에 뼈의 성장을 촉진한다. IGF는 신장의 여러 부위에 분포되어 있으며 직접 IGF를 주사하면 신장기능을 향상시켜 주는 것으로 알려졌다. IGF-1은 남성호르몬인 androgen과 여성호르몬인 estradiol 합성을 촉진하며 난포세포 자극 호르몬(Follicle Stimulating Hormone, FSH)과 황체화 호르몬(Leutinizing Hormone)의 수용체 발현을 촉진시킨다.

2.5.2 표피세포성장인자(Epidermal Growth Factor, EGF)

EGF는 1960년대에 그 존재가 알려진 성장인자이며 표피세포 층의 성장을 촉진하며 다른 성장인자와 더불어 상처치유 과정에서 중요한 역할을 한다. EGF는 53개의 아미노산으로 구성된 6 kDa의 단백질이며 상처 치료제, 궤양 치료제 등으로 많은 임상 시험이 진행되었으나 성공적인 실용화를 확신 시켜줄 만한 치료효과는 보지 못하여 아직까지는 빛을 보고 있지 않다.

2.5.3. 혈소판 유래의 성장인자(Platelet-Derived Growth Factor, PDGF)

PDGF는 약 20년 전에 확인된 성장인자로 주로 혈소판에서 만들어지며 또한 여러가지 세포에서도 만들어진다. PDGF는 섬유아세포, 매끄러운 근육세포와 glial cell 등의 분열촉진효과(Mitogenic Effect)를 나타내며 기타 여러가지 생물학적인 활성을 나타내고 있어 상처 치유과정에서 중요한 역할을 한다. PDGF는 활성화된 혈소판에 의해서 상처 부위에서 흘러나와 손상된 조직 치료를 개시하는 많은 세포들에 대한 분열 촉진 및 화학유인물질(Chemoattractant) 역할을 한다.

활성이 있는 PDGF는 dimer형태이다. 짧은 단량체 A는 아미노산 110개로 이루어졌고 보다 더 긴 단량체 B는 125개의 아미노산으로 이루어졌으며 두 단백질 공히 하나의 당화부위가 있고 3개의 내부 disulfide bond가 존재한다. 성숙된 PDGF dimer는 2개의 A-B chain이 disulfide bond가 더 추가되며 AA, AB, BB 3가지의 이성체가 존재하며 혈소판에서 생성된 PDGF는 70%의 AB 또는 20%의 BB와 10%의 AA 형태로 이루어져 있다.

여러 가지 세포주를 이용한 실험실적 연구 결과 AB나 BB dimer 형태가 가장 효과가 좋은 것으로 나타났다. 또한 정상적인 피부에서는 PDGF에 대한 수용체가 발견되지 않았고 동물실험 결과 상처를 유발하여야만 PDGF의 수용체가 발현되는 것으로 나타났으며 상처가 치유되면 또 다시 수용체가 없어졌다. PDGF는 1996년에 Chrion사에 의해 만성 당뇨성 궤양에 대한 적응증으로 FDA의 허가를 획득하였으며 젤 타입의 연고제이며 재조합 효모에 의해서 생산되는 공정이며 dimer형태는 BB타입이다(상품명 Regranex).

2.5.4. 섬유아세포 성장인자(Fibroblast Growth Factors, FGF)

FGF는 약 20가지 존재하며 분자량은 18~28 kDa 범위 내에 속하며 역시 분열 촉진, Chemotactic 및 혈관형성(Angiogenesis) 촉진 역할을 한다. FGF도 타 성장인자와 마찬가지로 광범위한 세포의 성장인자로 상처치유를 촉진하는 것으로 되어 있으나 아직까지 실용화 되어 있는 예는 없다.

2.5.5. Transforming Growth Factors(TGFs)

TGF는 TGF-α와 3가지 타입의 TGF-β가 존재한다. TGF-β는 양면성을 가진 사이토카인으로 여러 가지 세포종류, 예컨대 표피세포나 혈구세포 성장과정의 세포들의 cell cycle을 저해하여 성장을 저해하고 다른 세포, 예컨대 연결조직, cartilage나 뼈 세포의 성장을 촉진한다. 표 2.11 에 보인 바와 같이 여러 가지 임상적용 시험 연구 중이나 상업화 예는 아직 없다.

2.5.6. Neurotrophic Factors(향신경성 인자)

Neurotrophic factors는 중추신경계나 말초신경계에서 신경세포의 성장이나 보존, 생존을 조절하는 사이토카인을 일컫는다. 신경세포 성장인자(Nerve Growth Factor, NGF)가 약 50년 전

표 2.11. 향후 치료 목적으로 사용가능성이 있는 성장인자와 예상 적응증들

성장인자	가능한 예상 적응증
인슐린 유사 성장인자(IGF-1) (Insulin-like growth factor)	특정 형태의 왜소증, type II 당뇨, 신장질병, 성장호르몬 무반응증, 신경질환 증
표피세포 성장인자(EGF) (Epidermal growth factor)	상처치유, 피부궤양
혈소판 유래 성장인자(PDGF) (Platelet-derived growth factor)	당뇨성궤양, 상처치유
전환 성장인자 β Transforming growth factor β(TGF-β)	뼈 질환, 피부궤양 등
섬유아세포 성장인자(FGF) (Fibroblast growth factors)	연약조직궤양, 상처치유
신경세포 성장인자 (Neurotrophic factors)	각종 신경관련질환

에 처음으로 발견되었고 나머지 것들은 대개 10여년전에 확인 및 동정되었다. 이러한 것들은 brain-derived neurotrophic factor(BDNF), neurotrophin 3(NT-3), neurotrophin 4/5(NT-4/5), neurotrophin-6(NT-6), ciliary neurotrophic factor(CNTF) 및 glial cell derived neurotrophic factor(GDNF) 등이다. 이러한 신경세포 성장인자들은 임상적으로 신경세포 관련 질환의 치유에 효과적일 것으로 생각되어 오랫동안 임상 연구가 진행되어 왔었으나 실험실적 결과와 같은 좋은 결과가 임상시험에서는 재현되지 않았기 때문에 실용화는 아직까지 성공하지 못하였다. 따라서 자세한 기술은 생략하였다.

2.6. 호르몬류(Hormones)

호르몬의 정의에 의하면 호르몬과 사이토카인의 경계가 불분명하다. 따라서 여기서는 내분비 호르몬에 대하여 따로 사이토카인과 분리하여 호르몬으로 구분하여 기술하겠다.

2.6.1. 인슐린(Insulin)

인슐린은 Langerhans의 췌장도(Pancreatic Islet)의 β세포에서 생성되는 단백질로서 혈당을 조절하며 인슐린의 역할은 다음과 같다.

- 포도당을 세포로 전달하는 작용을 촉진하여 혈당의 농도를 감소시킨다.
- Glycogen 합성과 같은 세포 내의 생합성 경로를 촉진하여 세포 내에서 영양분을 저장 형태로 전환한다.
- Glycogen 분해와 같은 분해 경로를 저해한다.
- 단백질과 DNA합성을 촉진한다.

인슐린은 1921년에 항 당뇨인자로 처음으로 발견되었으며 1951년에 아미노산 서열이 밝혀졌다. 인슐린은 21개의 아미노산으로 이루어진 A-chain과 30개의 아미노산으로 구성된 B-chain이 disulfide bond로 연결되어 있는 dimer이나 하나의 polypeptide 전구체인 pre-proinsulin으로 합성된다. 이 108개의 아미노산으로 이루어진 preproinsulin은 23개의 아미노산으로 이루어진 분비신호서열을 N-말단 부위에 포함하고 있다. 이 분비신호서열에 의해 endoplasmic reticulum membrane을 통과하게 되고 그곳에서 단백분해효소에 의해 제거된다. 85개의 아미노산으로 이루어진 proinsulin은 또다시 효소에 의해 잘려 성숙된 인슐린과 34개의 아미노산으로 된 연결 펩타이드C가 생성된다.

인슐린은 당뇨병 치료제로서 재조합 DNA기술이 생겨나기 이전부터 사용되어 왔으며 주로 돼지의 췌장에서부터 추출 정제하여 사용되었다. 돼지 1마리의 췌장에서 보통 한 사람이 3일 정도 사용할 분량 정도가 정제될 수 있었다.

전술한 바와 같이 재조합 DNA기술에 의해 가장 먼저 상업화 된 제품이 인슐린이며 1982년에 Eli Lilly사에 의해 Humulin(상품명)이 FDA의 허가를 획득하였으며 재조합 대장균을 이용한 생산방법이었다 (표 2.12 참조). 이 방법은 Genentech사에서 개발된 방법으로 인슐린의 A-chain과 B-chain을 각각 재조합 대장균에서 생산 정제하고 생산된 각각의 가닥을 적당한 산화조건하에서 실험실적으로 disulfide bond 결합이 일어나도록 하여 성숙된 인슐린을 생산하였고 이렇게 생산되는 방법을 crb 제조 방법이라고 한다. 이러한 방법은 A-chain, B-chain을 각각 다른 발효조에서 생산 정제하여 붙이는 방법으로 하나의 생산 균주를 하나의 발효조에서 배양 정제하는 방법에 비해 제조비용이 많이 들고 공정 자체가 효율적이지 못하였다. 그리하여 Eli Lilly의 연구원들은 proinsulin을 대장균에 재조합 하여 재조합 대장균을 배양, 분리 정제하여 proinsulin을 생산한 다음에 실험실적으로 단백분해효소에 의해

표 2.12. Recombinant Insulins

Product Name	Company	Characteristics	2017 Sales(억$)
Humulin Group	Eli Lilly	E.coli cell line 82.10 허가 86년까지 crb방법 86년 prb 방법으로 전환 많은 formulation	13.35
Novolin Group	Novo Nordisk	Yeast S.cerevisiae 86년 허가 많은 formulation	14.99

C-peptide를 제거함으로써 성숙된 인슐린을 만들 수 있었고 이와 같은 방법을 prb 제조 공정이라고 하였고 Eli Lilly는 1986년부터 prb 인슐린을 생산공정으로 채택하게 되었다. 인슐린은 또한 각각 환자의 필요에 따라 체내에서 빨리 효력을 나타내게 하던지 혹은 천천히 효력이 나타나게 하던지 약 동력학적 특성을 바꿀 필요가 생겨 많은 formulation(제제)이 있는 것이 다른 재조합 단백질과 다른 점이다. 따라서 하나의 재조합 단백질 원료를 가지고 제제를 달리하여 여러 가지 다른 제품으로 상업화하여 환자 개개인의 욕구를 충족시킬 필요가 있어 Humulin Group으로 표현하게 되었고 여러 제제가 그 안에 포함되어 있으며 2017년도 매출액은 약 13억 달러 정도이다. 그 뒤를 이어 Novo Nordisk(덴마크)사는 Novolin이라는 상품명으로 1986년에 상업화 하였으며 생산균주는 재조합 효모(Saccharomyces cerevisiae)를 사용하였으며 시작부터 prb 공법에 의한 생산방법이었다. 2017년도 매출액은 15억 달러 정도로 Eli Lilly를 훨씬 앞서고 있으며 Novo Nordisk의 주력 제품이 되었다.

당뇨 환자는 전세계적으로 수천만 명에 달하고 증상도 각기 달라 각 환자의 필요에 맞는 맞춤식 인슐린의 개발이 요구되어 인슐린의 대표적인 생산 3사(Eli Lilly, Novo-Nordisk, Sanofi-Aventis)는 약 동력학적 성질이 다른 천연 인슐린의 변형체인 유사 인슐린 개발에 열을 올려 표 2.13에 보이는 바와 같이 재조합 DNA기술과 단백질공학기술을 이용한 유사 인슐린 analog가 많이 개발되었다. 이와 같은 유사 인슐린 analog의 목적은 약효가 빨리 나오게 하던가 천천히 발휘되게 하던가 혹은 수용체와의 결합력을 높여 약효를 증강시키는 방향으로 이루어졌음은 주지의 사실이다. 대표적인 예가 표 2.13에 나와있으며 Humalog(상품명)는 일반명은 Insulin Lispro로 Eli Lilly사에 의해 1996년도에 상업화 된 제품으로 혈중에서 빨리 약효를 나타내고 대신 혈중체류시간이 짧은 것이 특징이며 천연형의 B-chain 28번 29번 아미노산의 위치가 서로 바뀌어지므로 이러한 특성을 나타내게 된다. 이와 같이 간단한 변형에 의해 얻어진 결과는 인슐린 분자가 자기들끼리 서로 결합하여 aggregate가 형성되는 경향을 현저히 감소시켜 준다는 것이다. 실제로 Insulin Lispro의 dimer형성 계수가 변형되지 않은 인슐린보다 300배 이상 낮은 것으로 밝혀졌다. 이와 같은 변형이 구조적으로 서로 결합하는데 필수적인 interchain hydrophobic interaction이 일어나지 않도록 하는 것으로 여겨진다. 이와 같은 아이디어는 Eli Lilly 연구원들이 IGF-1에 대하여 연구하면서 구조적으로 비슷한 두 단백질 사이의 관계를 이용하여 얻은 것으로 알려졌다.

표 2.13. Recombinant Insulin Analogs

Product Name	Generic Name	Company	Characteristics	2017 Sales(억$)
Humalog	Insulin Lispro	Eli Lilly	B chain 28,29번 위치 바뀜 Fast onset, shorter 체류 96.6 허가	28.65
Novolog/ NovoRapid	Insulin Aspart	Novo Nordisk	Mutein by S. cerevisiae B chain 28 Pro–Asp Faster onset shorter 체류 2000.6 허가	45.06
Lantus	Insulin Glargin	Sanofi Aventis	Asparagine(A21)→glycine B chain C term 에 2 Arg추가 M.W. 6063, E.coli Long acting (up to 24 hr) 2000.4 허가	51.31
Levemir	Insulin detemir	Novo Nordisk	Long acting F • A acylated S. cerevisiae Lys (B–29)와 14C F • A (myristoyl) 가 covalent bonding B–30 제거 2004. 허가	21.01

즉, 구조적으로 유사한 IGF–1은 서로 결합하여 dimer를 형성하는 경향이 거의 없어 인슐린과 성질이 매우 다른 것으로 나타났으며 서열 연구 결과 IGF–1에서는 인슐린의 proline(B28)–lysine(B29) 서열이 바뀐 것으로 나타났고 이 서열을 IGF–1과 같은 서열로 바꾸면 dimer형성이 잘 안될 것이라 생각하고 시도해 봄으로써 얻은 결과로 알려졌다. Humalog의 매출액은 2017년 기준 약 28억 달러 정도이다.

그 뒤를 이어 빨리 작용하고 혈중 체류시간이 짧은 같은 종류의 유사 인슐린 analog인 Novolog/Novo Rapid(유럽상품명)가 Novo Nordisk에 의해 2000년 상업화 되었으며 이 변형된 단백질의 특징은 일반명인 Insulin Aspart가 암시하듯이 B chain 28번 아미노산이 Proline에서 Aspartate로 치환된 것이며 재조합 효모에 의해 생산되며 약 동력학적 특징은 Humalog

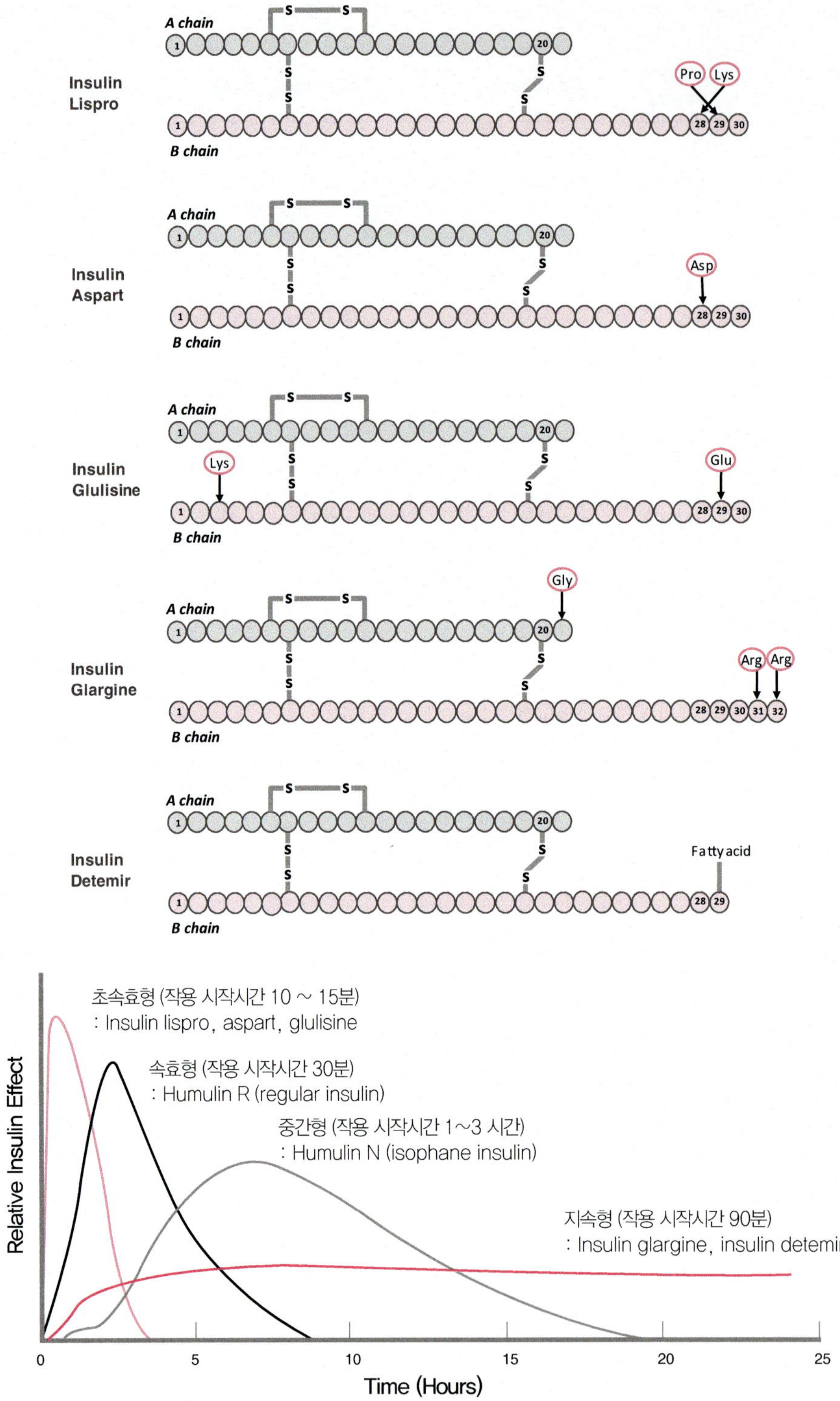

그림 2.2. 인슐린 analogue의 구조 및 작용시간

와 같은 것으로 알려져 있으며 2017년 매출액은 약 45억 달러 정도이다.

Sanofi Aventis사는 2000년 4월에 상품명 Lantus(일반명 Insulin Glargin)라는 유사인슐린 analog를 출시하였는데 이 제품은 재조합 대장균을 이용하여 생산되며 천연형 인슐린과의 차이는 A chain 21번 아미노산 Asparagine이 C-말단에 2개의 Arg이 추가되어 분자량이 6,063으로 늘어난 변형 단백질이다(일반명 glargin은 glycine 치환 arginine 추가를 의미).

이 제품의 특징은 혈중 체류시간이 길다는 점(24시간까지)이며 2017년 매출액이 약 51억 달러 정도로 인슐린 제품군 중 가장 높은 매출액을 차지하고 있다. 이와 관련하여 같은 성질의(혈중 체류시간이 긴) 제품이 Novo Nordisk에서 2004년도에 상품화 되었는데 상품명은 Levemir(일반명 Insulin Determir)로서 재조합 효모를 이용하여 생산하고 천연형 인슐린과의 차이점은 B chain 29번 아미노산 Lys과 탄소 14개 짜리 지방산(myristoyl acid)가 공유결합에 의해 결합되어 있고 B chain 30번 아미노산이 제거된 변형 재조합 단백질로 역시 혈중 체류시간이 긴 것으로 알려져 있다. 이상에서 단백질공학을 이용하여 단백질의 구조를 약간 변화시키면 약 동력학적 성질(Pharmacokinetic Behavior)이 바뀌어 질 수 있다는 사실을 보여주고 있다.

2.6.2. Glucagon

Glucagon은 29개의 아미노산으로 구성된 분자량 3,500 Da의 polypeptide이며 주로 Langerhans도의 α세포에서 생성되고 기타 소화기관 관련 세포들로부터 만들어진다. Glucagon의 역할은 인슐린과 반대되는 작용으로 glucogen, 지방 및 단백질의 분해를 촉진하여 혈중 포도당 농도를 증가시킨다. 따라서 주 역할은 저혈당(Hypoglycaemia)을 방지하는 것이다.

저혈당 증상은 인슐린 투여 환자에게 자주 일어나는 발병으로 과량의 인슐린 투여나 식전 인슐린 투여하고 식사를 거르는 경우 혹은 운동을 과격하게 하는 경우 등에 나타나며 졸도, 심지어는 사망에 까지 이를 수 있다. 이러한 경우 경구나 정맥주사로 포도당을 투여할 수도 있으나 인슐린 투여에 의한 저혈당은 glucagon투여를 함으로써 치유될 수 있다.

Glucagon은 방사성 동위원소를 이용한 위, 소장, 대장 등의 검사에도 이용되는데 이것은 glucagon이 내장의 운동성을 감소시켜주므로 진단이 용이하기 때문이다. Glucagon은 과거에는 소나 돼지의 췌장에서 추출 정제 사용하였고 사람 것과 같기는 하였으나 최근에는 재조합 DNA기술에 의한 Glucagon이 상업화 되었다.

상품명 GlucaGen이 Novo Nordisk사에 의해 실용화 되었으며 이 재조합 단백질은 유전자 재조합 된 *Saccharomyces cerevisiae*균을 이용하여 생산되며 천연형과 동일하다. Eli Lilly 사의 제품은 재조합 대장균을 이용한다는 점 이외에는 별로 다른 바가 없으며, 상품명은 Glucogen이다.

2.6.3. 성장호르몬(Human Growth Hormone, HGH)

성장호르몬은 뇌하수체 전엽에서 생성되는 단백질 호르몬으로서 정상적인 성장 및 젖의 분비 등을 촉진하고 여러가지 세포관련 신진대사에 관여한다. 성장호르몬은 191개의 아미노산으로 구성되어 있으며 분자량은 22 kDa이며 2개의 disulfide bond가 존재한다. 성장호르몬은 종 특이성이 있으며 고등동물의 성장호르몬이 하등동물에 작용하는 경우는 있으나 그 반대의 경우는 일어나지 않는 것으로 보인다.

성장호르몬은 주로 동화작용 활성(Anabolic Activity)을 나타내며 특히 뼈, 근육 및 연골세포의 성장을 직접 촉진한다. 성장 호르몬은 그 수용체와 결합하게 되면 IGF-1이 주로 성장과 관련된 모든 활성을 매개하는 것으로 알려졌다. 성장기의 아이들이 성장호르몬이 결핍되면 왜소증(Dwarfism)이 되고 과 생성 분비되면 거인증 이나 말단 비대증(성장 후 과 분비 되는 경우)이 생기게 된다.

성장호르몬의 체내에서의 주 역할은 다음과 같다.

- 성장촉진(특히 뼈 및 근 골격)
- 많은 조직에서의 단백질 합성을 촉진한다.
- 지방 분해
- 혈당을 올린다.(인슐린과 반대작용)
- 근육과 연골 조직에 glycogen 축적을 증가시킨다.
- 신장 크기를 증가시켜주며 신장 기능을 향상시킨다.

이와 같은 여러가지 효력 때문에 성장 호르몬은 왜소증 치료를 포함한 많은 임상 적용이 예상되었다. 특히 가장 중요한 적응증은 특발성 왜소증, 유전병인 터너 증후군에 따른 왜소증, 신장질환에 따른 왜소증은 물론 가족성 왜소증에까지 큰 효과를 나타내는 것으로 지금까지 임상 및 실제 적용사례에 의해 알려졌다. 또한 성장호르몬은 성인의 성장호르몬 결핍증에 대하여서도 허가가 나와 있는데, 성장호르몬이 결핍된 성인의 경우는 대개 근육량이 적고 지방 함량이 많아 운동장애 증상 들이 보이는데 성장호르몬의 지방 분해 효과에 의해 지방 함량이 많이 줄어들고 근육량이 증가하게 되어 운동능력이 크게 향상 되는 것으로 나타났다. 따라서 허가 사항은 아니지만 성장호르몬이 노화를 방지하고 활동성을 크게 증가시켜 삶의 질을 크게 향상하는데 기여하는 것으로 여겨진다.

표 2.14에 지금까지 FDA의 허가를 획득한 여러 가지 재조합 성장호르몬을 요약하였다. 제일 처음 상업화에 성공한 회사는 Genentech으로서 1985년의 일이며 이 당시에는 재조합 대장균을 사용하여 천연형, 성장 호르몬의 N−말단에 methionine이 추가된 protropin이라는 제품으로 출시하였으나 그 이후 methionine을 제거한 천연형으로 바꾸면서 Nutropin(상품명)으로 재출시 하였으며 바이오벤처 회사로 출범한 Genentech사가 Insulin, 인터페론α 등을 거대 제약회사에 기술 판매한 이후 최초로 자체 개발한 제품이라 할 수 있겠다. 그 이후 Eli Lilly사가 1987년에 같은 방법으로 생산하는 Humatrope를 상업화 하였으며 1995년도에 Novo Nordisk, Pharmacia(지금은 Pfizer에 인수 합병됨) 등의 회사에서 각각 재조합 대장균을 이용한 Norditropin, Genotropin 등을 사업화 했으며 이 시기에 이스라엘의 Biotechnology General사가 Biotropin이라는 상품명으로 FDA의 허가를 득하였으나 특허 분쟁에 휘말려 출시를 못하다가 1995년에 출시를 하게 되었다.

특기할 사항은 Serono사의 Saizen(상품명)과 Serostim의 경우이다. 이 두 제품은 타 제품과 달리 재조합 CHO 세포주를 이용하여 성장호르몬을 생산하는 공정인데 일반적으로 알고 있는 재조합 CHO 세포주의 생산성이 낮은 점을 생각하고 또한 성장호르몬의 고 투여량(1~2mg/환자/인)을 생각한다면 고도의 동물세포에 대한 분자 생물학적인 기술과 동물세포 배양 기술(Serono의 장점)이 없다면 가능하지 않은 상황으로 판단된다. 두 제품은 동일하고 각각 적응증만 다를 뿐이다. 참고로 각 제품의 2017년도 매출액을 표시하였으며 여러 가지의 비슷한 제품이 경쟁을 벌이고 있다.

표 2.14. Recombinant HGH's

Product Name	Company	Characteristics	2017 Sales (억 $)
Genotropin	Pfizer	E.coli / 95.8	5.32
Humatrope	Eli Lilly	E.coli / 87.3	3.3
Norditropin	Novo Nordisk	E.coli / 95.05	9.9
Nutropin	Genentech	E.coli / 85.10	0.58
Saizen	Serono	Mammalian cell/96.10	2.88
Serostim	Serono	Mammalian cell/96.08 AIS Related cachexia	
Biotropin	BTG	E.coli / 95	

2.6.4. 생식선자극호르몬(Gonadotrophins)

생식선자극호르몬은 생식선을 주 타겟으로 하는 여러가지 호르몬의 집합체로 직간접적으로 생식능력을 조절하고 어떤 경우는 2차적 성 특징의 발달을 조절한다. 이러한 호르몬이 결핍되면 생식기능에 악영향을 미치며 이러한 경우 외부에서 만든 호르몬을 투여하면 치료가 가능하다. 생식선호르몬은 주로 뇌하수체에서 생성되며 어떤 것은 생식 및 관련 조직에서 만들어 지기도 한다.

대표적인 생식선호르몬으로서는 난포세포자극호르몬(Follicle Stimulating Hormones, FSH), 황체호르몬(Luteinizing Hormone, LH) 및 인간융모성고나도트로핀(Human Chorionic Gonadotropin, hCG) 등이 있으며 FSH와 LH는 남성과 특히 여성의 생식 기능의 발달과 유지에 중요한 역할을 하며 임신된 여성에게서 생성되는 hCG는 임신초기 단계에서 배아가 발생하는 것을 지원 유지하는데 중추적인 역할을 한다(표 2.15 참조).

이 세가지 호르몬은 heterodimer로 α 및 β subunit으로 되어 있으며 α subunit은 공통이며 β subunit은 달라 각각 특별한 생물학적 특이성을 부여한다. FSH는 α subunit의 Asn 52번, 78번 그리고 β subunit의 Asn 7번 및 24번에 4개의 N-linked 당화부위를 가지고 있으며 전체 분자량 약 34 kDa의 30% 정도가 탄수화물로 되어 있다. 이 당 분분은 FSH의 생합성, 분비 및 혈중 반감기 및 효력 등에 중요한 역할을 하는 것으로 알려졌다. 따라서 재조합 FSH의 생산 시 당화는 필수적이며 천연형과 유사한 당화를 이끌어 내는 것이 중요하다. LH는 분자량 24.5 kDa이며 α subunit은 FSH와 같다.

생식선자극호르몬은 그 역할상 불임 치료제로서의 가능성이 명백하게 제시되어 재조합 단백질이 상업화 되기 이전부터 여러 가지 source로부터 추출 정제된 제품이 사용되어 꽤 큰 시장을 형성하고 있었다. 뇌하수체가 이러한 호르몬을 추출하기 위한 출처가 되긴 하지만 실용적이지 못하다. 그러나 폐경기 이후의 여성의 소변에 FSH와 LH를 어느 정도 포함하고 있어 이러한 소변에서부터 추출 정제하여 사용되어 왔다. 현재는 소변 유래의 FSH나 LH 등도 사용되고 있기는 하지만 대부분 재조합 호르몬으로 대체되었다.

표 2.16에 재조합 생식선호르몬의 예가 요약되어 있다. FSH는 2가지 제품이 대표적이며 Serono사의 Gonal-F와 Organon사의 Puregon(유럽에서의 상품명)이 그것들이다. 이 두가지 제품은

표 2.15. 생식선 자극 호르몬

Gonadotrophins	Site of Synthesis	Major Effects
FSH	Pituitary	Stimulate follicle growth (F) 정액생성 촉진 (M)
LH	Pituitary	배란유도 (F) Testosteron 합성 (M)
hCG		임신 여성의 황체 생성 유지

공히 재조합 CHO 세포주를 이용하여 생산이 되며 당화가 생물학적 역가에 필수적이고 또한 α, β subunit으로 되어 있는 복잡한 단백질이기 때문이다.

LH에 대해서는 역시 Serono사가 재조합 CHO 세포주를 이용하여 Luveris라는 상품명으로 판매되고 있으며 FSH와 병용투여 중이다. 재조합 hCG도 Serono사에서 재조합 CHO 세포 주를 이용하여 2000년도에 Ovidrel이라는 상품명으로 FDA의 허가를 득하였으며 유럽에서는 Ovidrelle로 허가를 득하여 사용되고 있다. 3가지 제품 모두 α subunit과 β subunit을 CHO 세포에 동시 유전자 조작함으로써 하나의 재조합 CHO 세포 주로부터 생산하며 모두 당화되어 있다. 특히 이 분야는 전세계적으로 Serono사가 경쟁우위를 차지하는 분야로써 대부분의 시장을 석권하고 있다.

표 2.16. Recombinant Gonadotrophins

구분	Product Name	Company	Characteristics	2017 Sales(억$)
FSH	Follistim/Puregon	Organon	CHO cell line Glycoprotein 97.7허가 무배란증.불임	2.98
	Gonal-F	Serono	〃	7.82
LH	Luveris Ovidrel	Serono	CHO cell line 불임, FSH와 병용	
hCG		Serono	CHO cell line Glycoprotein α s.u. 92 a.a β s.u. 145 a.a 2000.9 허가 불임	

2.7. 혈액관련 제품(Blood Products)

혈액이나 혈액관련 제품은 과거 전통적인 바이오의약품의 대부분을 차지했었다. 혈액의 주요 구성 성분이며 또한 중요한 혈액 제품은 다음과 같다.

- 백혈구(White Blood Cell)
- 적혈구(Red Blood Cell)
- 혈소판 농축액(Platelet Concentrate)
- 혈장 및 혈장 단백질(Plasma)
- 알부민(Albumin)
- 혈액 응고인자(Clotting Factors; Factor VIIa, VIII, IX, XIII 등)
- 헤모글로빈(Hemoglobin)

위에 열거한 여러가지 혈액 제품이 치료용으로 많이 사용되고 있으나 혈액자체도 계속 수혈 등 치료목적으로 많이 사용되고 있다. 혈소판은 혈액응고 과정에서 중추적인 역할을 하며 혈소판 감소증 환자의 출혈시 혈액 손실을 방지하기 위해 예방적으로 혹은 치료용으로 사용되고 있다. 알부민(Human Serum Albumin)은 혈액단백질 중에서 가장 많은 양을 차지하며 전체 혈장단백질의 60%인 약 42g/ℓ에 달한다고 한다. HSA은 사람 혈액의 삼투압 형성의 대부분을 담당하며 또한 전달 역할을 하여 여러 가지 대사 산물이 혈관 계통을 돌아다닐 때 HSA와 결합된 상태로 떠돌게 된다. HSA은 당화되어 있지 않고 585개의 아미노산으로 이루어진 분자량 65.5 kDa의 단백질이며 17개의 disulfide bond가 존재하며 주로 간에서 생성 분비된다. HSA은 출혈이나 쇼크, 화상, 부종뿐만 아니라 수술후 환자를 치료할 때 혈장의 확장제(Expander)로 사용된다. HSA를 재조합 DNA 기술에 의해 상업화 해보려는 시도는 과거에서부터 계속되어 오고 있고, 대장균, 효모, 곰팡이 등이 다 시도되고 있으나 아직까지 실용화에는 이르지 못하고 있다. 주된 이유는 단백질 자체가 크고 disulfide bond가 많아 복잡하며 고수율로 값싸게 만들기가 어렵다는 점이며 HSA 자체가 값비싼 제품이 아니기 때문에 더욱 더 어렵다.

혈액 응고인자는 적어도 12가지 이상 존재하며 혈액응고 과정에서 순서적으로 작용한다. 자세한 혈액응고 과정은 생략하고 혈액응고에 문제가 생기는 질병과 연관된 사항만 언급하기로 하겠다. 유전적으로 응고인자 중 어느 하나만 결핍되거나 변형이 되어도 문제가 생기나 이러한 종류의 질병 중 90%정도가 Factor VIII의 결핍에 의한 혈우병A type이고 나머지 약 10%정도가 Factor IX의 결핍에 의한 혈우병 B type(Hemophillia B, 일명 Christmas Disease)인 것으로 알려졌다. 또 한가지 중요한 응고인자는 Factor VIIa로서 활성화된 Factor VII이다.

A형 혈우병과 B형 혈우병과의 임상적 차이는 거의 없고 B형 혈우병의 경우가 A형 혈우병에 비해 발병되는 환자 숫자가 훨씬 작다는 차이 밖에 없는 것으로 되어있다. Factor VIIa가 치료제로서 중요한 이유는 대부분의 A형 혈우병 환자는 Factor VIII을 투여함으로써 치료가 되고 B형 혈우병 환자는 Factor IX을 투여하면 치료가 되나 각 경우마다 일부 환자에게서는 응고인자에 대한 중화 항체가 형성되어 치료에 어려움을 겪고 있는 환자(Factor VIII의 경우 약 5~25%, Factor IX의 경우 약 3~6% 경우가 항체 형성)가 생기게 된다. 이러한 경우에는 Factor VIIa가 Factor VIII이나 Factor IX과 관계없이 직접적으로 응고과정의 마지막 단계들을 활성화시켜 두 가지 인자가 효능을 발휘하지 못하는 경우에도 응고가 가능하게 해 줌으로써 치료가 가능하게 된다.

이 각각의 혈액 응고인자들은 과거에는 혈액으로부터 분리 정제하여 사용되어 왔었으나 최근에는 재조합 DNA 기술에 의한 혈액 응고인자가 표 2.17에 보이는 바와 같이 많은 제품이 상업화 되어 있다.

Factor VIII이 가장 먼저 상업화(1992년도)되어 사용되었지만 편의상 Factor IX부터 언급하면 재조합 Factor IX은 B형 혈우병에 대한 적응증으로 1997년도에 FDA로부터 허가를 획득하였으며 Genetics Institute사에 의해 BeneFix라는 상품명으로 등록되었다.

BeneFix는 단일 가닥의 당단백질로 415개의 아미노산으로 구성되어 있고 분자량은 55 kDa으로 재조합 CHO 세포주로부터 생산된다. 2017년 기준으로 매출액은 약 6.04억 달러로 적은 규모는 아니다. 재조합 Factor VIIa는 Novo Nordisk에서 1999년 3월에 Novo Seven(상품명)으로 FDA로부터 허가를 획득하였으며 이 응고 인자는 20 kDa의 A chain과 30 kDa의 B chain으로 이루어진 두 가닥의 당단백질로서 분자량은 50 kDa(406개의 아미노산)으로 재조합 BHK(Baby Hamster Kidney) 세포로부터 생산된다. 역시 2017년도 기준 매출액은 약 13.7억 달러로 상업성이 꽤 있는 제품이 되겠다.

재조합 Factor VIII은 최소한 5가지 제품이 상업화되어 있다. 가장 먼저 상업화된 것은 Genetics Institute사(현재는 Wyeth사에 합병되어 Wyeth의 자회사가 됨)에서 개발된 제품으로 Baxter에 라이센싱하여 Baxter는 원제를 공급 받아 완제를 만들어 Recombinate라는 상품명으로 1992년 12월 FDA의 허가를 획득하였으며 천연형의 Factor VIII과 유사한 당단백질로 heavy chain과 light chain 두 가닥으로 생산된다. 이 제품은 또한 Baxter에 의해 Sanofi Aventis사에 라이센싱이 되었고 Baxter로부터 판권을 획득한 Sanofi Aventis는 Bioclate라는 상품명으로 같은해 상업화하였다. 이어서 1993년에 Genentech사로부터 라이센싱 받아 Bayer가 Kogenate를 상업화하였다. Kogenate는 재조합 BHK 세포 주에서 생산되며 265 kDa의 두가닥으로 형성된 당단백질이며 초반에는 Genentech사로부터 원료를 제공받아 Bayer가 완제를 생산 판매하였다. 지금은 Bayer가 일관 생산체제를 가지고 있는 것으로 알려지고 있다. 이 제품은 또한 Sanofi Aventis에게 라이센싱 되어 Sanofi Aventis는 같은 제품을 Helixate라는 상품명으로 시판하고 있다.

그 이후 Baxter는 Recombinate제형에 들어있는 알부민(단백질 제제의 안정화제 로 대개 들어가 있으나 최근에는 여러 가지 감염 위험이 있어 동물유래의 원료를 사용하지 않는 것이 안전성 면에 있어서 훨씬 우월하다고 여겨지는 경향이 있음)이 들어있지 않은 제형을 개발하여 Advate라는 상품명으로 2003년 FDA의 허가를 획득 하였다. 이제품은 최근 제형연구를 통하여 동물유래 원료인 알부민을 사용하지 않고도 안정성을 유지할수 있는 제품을 개발하여 재실용화 하려는 최근의 경향을 반영한 제품이라 하겠으며 따라서 얼마 안되는 기간 동안에 매출액이 2008년 기준으로 15억 달러 이상으로 증가 하였다. 이후 Advate는 Shire에 의해 개선된 혈중 반감기로 인해 투여 횟수를 줄일 수 있는 2세대 제품인 Adynovate(PEGylated advate)으로 개발되어 2015년에 허가를 받았다. 2017년 현재 Advate와 Adynovate의 연간 매출액은 23.8억 달러에 이른다.

Factor VIII의 2세대 제품은 Genetics Institute에서 개발하여 상업화한 Refacto로 이제품은 단백질 공학기술을 이용하여 천연형 Factor VIII의 B-chain의 대부분을 제거한 170 kDa의 변형된 재조합 당단백질로 재조합 CHO 세포주를 이용하여 생산되며 구조상 천연형보다는 훨씬 간단하나 생물학적 활성은 천연형과 별 차이가 없는 것으로 알려져 있으며 2000년 5월

표 2.17. 재조합 DNA 기술에 의한 혈액응고인자

구분	Product Name	Company	Characteristics	2017 Sales(억$)
IX	BeneFix	Genetics Institute	Single chain G.P 415 a.a.(55kDa) CHO cell line 97.2 허가 Hemophilia B	6.04
VIIa	Novo Seven	Novo Nordisk	Two chain G.P. 406 a.a.(50kDa) A chain : 20kDa B chain : 30kDa BHK cell line 99.3 허가	13.70
VIII	Recombinates	Baxalta/Genetics Institute	Glycoprotein CHO cell line 92.12 허가	
	Bioclate	Sanofi Aventis	〃	
	Kogenate	Bayer/Genentech	265KDa dimer of two peptides BHK cell line 93.2 허가	10.74
	Helixate	Sanofi Aventis	〃	4.14
2세대 VIII	Advate /Adynovate	Baxalta/Shire	Albumin free 제형 2003 허가 Adynovate (advate를 바탕으로 PEGylation, 2015 허가)	23.8
	ReFacto	Genetics Institute	Glycoprotein. CHO cell line Albumin free 제형 B-chain removed 2000.5 허가	5.51

에 허가된 제품으로 알부민이 없는 제형으로 처음 개발되었다. 2017년 기준 매출액은 약 5.51억 달러 정도이다.

혈액관련 제품으로서 혈액의 응고를 방지하는 혈액응고 방지제(Anticoagulant)가 있다. 대표적인 응고방지제로서는 보통 Heparin이 많이 사용되고 있으며 최근에는 거머리에서 추출된 Hirudin이라는 물질이 알려져 혈액응고인자로 개발하고자 하는 노력이 있기도 하였다.

Hirudin은 혈액응고 과정에 중추적인 역할을 담당하는 Thrombin의 저해제로 65개의 아미노산으로 구성되어 있는 7 kDa의 단백질로 63번 tyrosine 아미노산 잔기에 sulfate가 붙어 있는 특징 있는 단백질로 알려져 있다. 재조합 Hirudin도 역시 Roussel Uclaf라는 회사에서 개발되었고 이 재조합 단백질은 재조합 효모인 *Saccharomyces cerevisiae*에 의해 생산되며 천연형과는 조금 변형된 단백질로 N-말단에 천연 형은 val-val으로 되어 있으나 이것이 leucine, threonine으로 치환되었고 천연형에 존재하는 sulfate를 제거하였다.

2.8. 치료용 효소(Therapeutic Enzymes)

효소도 여러 가지 치료 목적으로 사용되며 그 중에서도 중요하다고 생각되는 효소들을 표 2.18에 요약하였다.

표 2.18. Therapeutic Enzymes

Enzymes	Application
TPA	Thrombolytic Agent
Urokinase	Thrombolytic Agent
Streptokinase	Thrombolytic Agent
Asparaginase	Anti-cancer agent
Nuclease(Dnase)	Cystic fibrosis
Glucocerebrosidase	Gaucher's disease
Urate oxidase	Hyperuriecaemia
Superoxide dismutase	Oxygen toxicity
Trypsin/papain/colagenase	Debriding/anti inflammatory
Lactase/pepsin/papain/colagenase	Digestive agent

우선 TPA에 대해서 알아보면, 원래 혈전은 Fibrinogen이 Thrombin에 의해 Fibrin으로 되면서 이 Fibrin이 결집되어 혈액응고가 일어나면서 생기게 된다. Plasmin은 혈전에 있는 Fibrin을 단백 분해식으로 붕괴시켜 혈전을 용해하는 작용을 촉진하는 단백분해효소이다. 이 plasmin은 plasminogen으로부터 생성되며 이것은 신장에서 만들어져 분비된다. TPA는 이 plasminogen을 활성화시켜 plasmin을 생성하게 하는 인자로 fibrino kinase라고 불리기도 한다. TPA는 527개의 아미노산으로 구성되어 있으며 주로 혈관 표피세포에서 만들어지며 구조적으로 5개의 영역으로 나눌 수 있다. 이것은 또한 4개의 당화부위가 있으며 이 중 세 부위는 보통 당화되어 있다. 이와 같은 TPA의 역할 때문에 재조합 DNA 기술에 의해 재조합 TPA를 생산, 치료에 사용하고자 하는 노력이 진행되었고 그 첫 결실은 Genentech사에 의해 거두어지게 되었다. 이 회사는 1987년에 Activase라는 상품명으로 TPA를 급성심근경색(Acute Myocardial Infarction)의 치료제로 상업화 하였다(병 발견 후 12시간 이내에 치료해야 함). Activase는 527개의 아미노산으로 구성된 단일가닥의 당단백질로 재조합 CHO 세포주로부터 생산되며 그때까지 표준 치료제로 사용되었던 Streptokinase에 비해 우월한 것으로 나타났다. 이 약에 대한 기대는 출시 당시에는 굉장히 컸지만 막상 실용화된 이후에는 기대에 미치지 못하여 2004년도 매출액이 1.8억 달러 정도에 그쳤다. 그러나 현재는 대부분의 시장이 2세대 제품으로 대체 되어서 그런지 자료가 존재하지 않는다 (표 2.19 참조).

재조합 TPA에 대해서는 2세대 제품도 등장하였다. 역시 단백질 공학을 이용하여 단백질의 구조를 변형시킨 변형 단백질로서 Boeringer Manheim사가 1996년에 FDA의 허가를 획득한 Retavase(상품명; 유럽에서는 Rapilysin으로 상업화하였음)로 이 재조합 단백질은 천연 형 TPA의 1~3번 아미노산 잔기들과 176~527 아미노산 잔기들만 함유한 355개의 아미노산으로 구성된 당화가 안된 단백질로 재조합 대장균에서 값싸게 쉽게 만들 수 있는 장점이 있다. 이 제품의 특징은 혈중 반감기가 길다는 점이다. 2세대제품의 2번째 제품은 역시 Genentech이 개발한 TNKase로 재조합 CHO 세포주에 의해 생산되며 527개의 아미노산으로 천연형과 동일하나 세 곳의 아미노산이 치환되었다. 103번 Threonine이 Asp로 치환되었고 117번 Asp가 Glu로 치환되었으며 296~299번까지의 아미노산이 tetra alanine으로 치환되었다. 2000년에 상업화되었으며 제품 특징은 역시 약물의 혈중 반감기가 길다는 점이다.

Streptokinase는 여러 종류의 *Streptococcus hemolyticus*균에 의해서 생성되는 박테리아 단백질로서 분자량은 48 kDa이다. 이 단백질은 혈전용해제로 광범위하게 사용되고 있다. Urokinase는 주로 뇨에서 추출 정제하여 사용하고 있다.

기타 중요한 치료용 효소로서는 DNase와 Glucocerebrosidase 및 Urate Oxidase등이 있다.

DNase는 DNA 분해효소로 재조합 DNase는 낭포성 섬유화(Cystic Fibrosis)의 치료제로 1993년 FDA의 허가를 획득한 이후 계속 사용되고 있다 (표 2.20 참조). 상품명은 Pulmozyme으로 Genentech사에 의해 상업화 되었고 260개의 아미노산으로 구성된 37 kDa의 재조합 당단백질로 재조합 CHO 세포주를 이용하여 생산된다.

낭포성 섬유화(이하 CF)와 관련된 임상증상은 환자의 땀에 과도한 NaCl이 존재한다는 것이고 또 하나의 증상은 몸의 여러 기관과 선(Gland)등에 점착성이 강한 점액을 많이 생성시켜

표 2.19. Recombinant TPA

구분	Product Name	Company	Characteristics	2017 Sales(억$)
1세대	Activase	Genentech	Single chain Glycoprotein 527 a.a (59 kDa) CHO cell line 87년 허가	
2세대	Retavase/ Rapilysin	Boeringer Manheilm/ Centocor	Non glycosylated mutein 355 a.a.(1~3&176-527) (39.6 kDa) E.coli Increased serum half life 96.10 허가	
	TNKase	Genentech	CHO cell line 527 a.a.(3곳 치환) 103 Thr-Asp 117 Asp-Glu 296~299 tetra ala. Prolonged half life 2000, 6 허가 급성 심근 경색 Increased affinity for fibrin	12.68

각 기관 및 선의 역할을 방해한다는 점이다. 주로 호흡기관에 관련된 증상이 가장 많아 CF 환자의 폐의 이와 같은 상태는 여러 가지 미생물의 오염을 증가시켜 호중구와 같은 식세포를 포함한 여러 가지 면역세포들이 모이게 되고 공격 받은 미생물로부터는 다량의 DNA가 방출되어 점도가 더 높아지게 되어 증상을 더욱더 악화 시키게 된다. 이러한 증상의 대증요법이 바로 DNase에 의해 DNA를 분해하여 점도를 낮추어 증상을 완화하는 것이 되겠다. 따라서 시장성도 나쁘지 않아 2017년 매출액이 약 7.59억 달러 정도 되는 것으로 나타나 있다. Glucocerebrosidase는 희귀병(전 세계에 약 5000명 정도의 환자가 있는 것으로 알려짐)인 Gaucher병의 치료제로 알려져 있다. Glucocerebrosidase는 특이한 종류의 지방(Lipid)인 glucocerebroside를 분해하는 효소로 이 효소가 태어날 때부터 결핍되어 glucocerebroside가 조직 내의 대식세포에 축적되어 일어나는 병이 Gaucher병이다. 임상적인 증상은 이와 같은 대식세포를 포함하는 조직 특히 간이나 지라의 크기를 크게 하고 작용이 저하되어 간과 뼈에 손상을 입히며 때로는 정신지체가 된다. Boston에 위치한 Genzyme사는 1991년부터 Gaucher병 치료제로 glucocerebrosidase(상품명 Ceredase)를 출시하였으며 이 제품은 태반에서 추출 분리 정제한 제품이었다.

이러한 방법은 굉장히 값이 비싸고 공급에도 한계가 있어 Genzyme사가 재조합 DNA 기술을 이용하여 CHO 세포에서 이 효소를 만들어 재조합 단백질로 1994년도에 FDA의 허가를 획득하여(상품명 Cerezyme) 판매하고 있다. 이 효소의(천연형) 분자량은 65 kDa이고 당화 부위가 5개 있고 그 중 4부위가 당화되어 있는 당단백질이며 Cerezyme은 이 천연형과 당화 패턴이 다르게 변형된 당단백질로 알려졌다. 분자량은 60.4 kDa이고(497 아미노산) 495번 아미노산이 arginine으로 치환되었다. 천연형의 당구조는 말단이 시알산(Sialic Acid)이나 galactose로 이루어져 있어 간세포 표면의 lectin과 효소의 시알산 혹은 galactose가 결합하여 혈중에서 대부분이 소멸되고 실제로 목표로 하고 있는 조직인 대식세포까지 전달이 되지 않아 약효가 없는 것으로 나타났다. Cerezyme은 정제과정 중에 당 분해효소를 이용하여 당화 말단의 당들을 제거하여 mannose잔기가 나타나도록 조작하였고, 이 mannose 잔기가 대식세포 표면에 있는 mannose 수용체와 결합하여 대식세포에 작용을 하도록 하였다. 이 제품의 2017년도 매출액은 약 8억 달러로 주로 치료용 재조합 효소와 히아루론산 제품을 주력으로 하고 있는 Genzyme사의 주력 상품 중 하나이다 (표 2.20 참조).

재조합 α-galactosidase도 Fabry병(Fabry's Disease)의 치료제로서 Fabrazyme이라는 상품명으로 2003년 4월부터 Genzyme사에서 FDA의 허가를 획득하여 판매하고 있다. Fabry병도 Gaucher병과 비슷한 유전병으로 지방대사 이상에 의한 병이다. 이 병에 걸린 환자는 α-galactosidase A의 활성이 없기 때문에 신체 여러 부위의 세포에서 glycosphingolipid가 점점 축적되게 된다. 임상 증상은 복잡하며 신경계통에 영향을 미치기도 하고 주요기관의 혈관 표피세포에 영향을 미치기도 하여 결국 치료를 못하면 40~50대에 죽게 되며 EU국가 내에 500~1,000명 정도의 환자가 있는 것으로 알려졌다. 사람의 α-galactosidase는 100 kDa의 homodimer 당단백질이며 298개의 아미노산으로 이루어진 단량체의 분자량은 45.3 kDa(당 제외)의 당단백질이다. Fabrazyme(상품명)은 재조합 CHO 세포주를 이용하여 생산되고 있다.

또다른 효소 치료제로서 Pompe병(Pompe Disease)의 치료제인 α-glucosidase는 2006년 4월에 FDA의 허가를 득하여 판매하고 있다(상품명 Myozyme, Lumizyme). 여타 다른 효소치료제와 마찬가지로 Genezyme에서 개발된 Myozyme/Lumizyme역시 재조합 CHO 세포주를 이용하여 생산되며, 883개의 아미노산(98 kDa)으로 이루어진 당 단백질이다. Myozyme/Lumizyme 역시도 대식세포에 전달되어 효력을 나타낼 수 있도록 효소처리 공정을 통해 당구조 말단을 mannose-6-phosphate로 변형시켰다. Myozyme과 Lumizyme은 모두 Genyzme에서 개발된 재조합 α-glucosidase임에도 불구하고 다른 제품명을 가지고 있는데, 이는 생산 스케일을 키우는 과정에서 발생한 당구조의 미세한 차이가 재조합 단백질의 생화학적 특성에 영향을 미쳤기 때문에 동일한 약으로 인정받지 못하였기 때문이다(Myozyme-160 L, Lumizyme-4000 L).

Urate oxidase 효소도 암환자들이 화학요법 치료를 받을 때 가끔 동반되는 급성과요산증(Acute Hyperuricaemia)의 치료제로 주목을 받아왔다. 요산(Uric Acid)은 purine대사의 최종 산물로 간에서 생성되고 신장에서 분비된다. 요산은 가용성이 낮아 혈중 요산 농도가 증가하게 되면 결정이 생기기 시작하여 통풍(Gout) 및 요로 결석을 유발하게 된다. 이러한 혈중 요산 증가는 보통 암세포들의 급격한 증식과 관련이 있고 특히 화학요법 치료를 시작할 때 급격히 증가하게 된다. 전자의 경우는 급격한 세포의 전환은 핵산의 분해작용을 증가시켜 요산이 증가하게 되고 후자의 경우는 화학요법에 의한 세포 분해가 세포 내에 있던 요산의 혈중으로의 방출을

표 2.20. Recombinant enzymes

Product Name	Company	Characteristics	2017 Sales(억$)
Pulmozyme (DNase)	Genentech	Glycoprotein CHO cell line 260.a.a.(37 kDa) 93.2 허가	7.59
Cerezyme (Gluco-Cerebrosidase)	Genzyme Corp.	Glycoprotein 497a.a.(60.4 kDa) 495번 a.a. 치환 (his → arg.) CHO cell line 94.5허가	8.1
Myozyme/Lumi-zyme (acid α glucosidase)	Genzyme Corp.	883 a.a. (98 kDa) Glycoprotein (mannose-6-phosphate) CHO cell line 2006.4 허가	9.2
Elitek (urate oxidase)	Sanofi-Aventis	S.Cerevisiae cell 301 a.a.(34.2 kDa)의 tetramer Hyperuricemia (excess level uric acid) 2002.7 허가	

이끌어내기 때문이다. 이때 Urate oxidase를 투여하면 요산이 allantoin으로 전환 후 요소, 암모니아로 전환되기 때문에 요산농도를 감소시켜준다.

Urate oxidase는 곰팡이 배양에 의해 생산된 천연형이 사용되어 오다가 최근에는 Sanofi Aventis사에 의해 재조합 단백질로(상품명 Elitek, 2002년 7월) 상업화 되었다. 이 재조합 단백질은 재조합 효모 *Saccharomyces cerevisiae*를 이용하여 생산되며 301개의 아미노산(분자량 34 kDa)으로 된 단백질의 tetramer이다.

2.9. 시장현황 및 전망

2016년을 기준으로 세계 의약품 시장은 1조 1,420억 달러 규모로 파악되며, 2010년 이래도 연평균 5.2% 씩 지속적으로 성장해 왔다. 이중 바이오의약품 시장 규모는 약 2,320 억 달러로 전체 의약품 시장의 25%를 차지하고 있으며, 전 세계적인 고령화 추세에 따라 바이오의약품의 주요 타겟인 암, 당뇨, 류마티스 관절염 치료제등의 수요 증가가 예측되어 향후 바이오의약품 시장의 비중이 커질 것으로 예상된다. 세계 상위 100대 의약품 중 바이오의약품의 매출 비중은 2006년 21%에서 2014년 44%로 급증했고, 2020년에는 46%를 차지할 것으로 전망된다. 바이오의약품 중 가장 큰 시장을 차지하고 있는 항체의약품은 혁신적인 효능으로 바이오의약품 시장 확대에 많은 기여를 했으나 최근 바이오시밀러 등의 경쟁요소가 등장함에 따라 적응증 확장 등을 통해 수요자의 범위를 확대하려는 노력을 지속하고 있다. 블록버스터 바이오의약품의 특허 만료가 도래함에 따라 바이오시밀러 시장의 확대 또한 예상되고 있다. 2015년에서 2020년 사이에 유럽과 미국에서 8개의 블록버스터 오리지널 바이오의약품의 특허 만료가 예정되어 있고, 글로벌 제약사를 비롯한 많은 회사들이 이에 대한 바이오시밀러 개발을 진행하고 있다. 바이오시밀러의 등장은 그동안 가격부담으로 인해 바이오의약품을 구입하지 못한 환자의 치료기회가 확대되어 오히려 바이오시밀러 시장이 확장되는 효과를 가져올 것으로 예상된다.

참고자료 1

Top 10 Drugs, 2017

Ranking	Trade name (상품명)	Generic name (일반명)	Maker	Sales (million USD)	Target	Character	Indications
1	Humira	Adalimum-ab	Amgen	18,427	TNFα	antibody	rheumatoid arthritis, psoriatic arthritis, an-kylosing spondylitis, Crohn's disease
2	Rituxan	Rituximab	Biogen Idec, Ge-nentech (Roche)	9,238	CD20	antibody	non-Hodgkin's lym-phoma; chronic lym-phocytic leukemia; rheumatoid arthritis
3	Revlimid	Lenalido-mide	Celgene	8,187		small mol-ecule	multiple myeloma, myelodysplastic syn-dromes
4	Enbrel	Etanercept	Amgen	7,885	TNFα	fusion protein	rheumatoid arthritis, psoriatic arthritis, plaque psoriasis
5	Herceptin	Trastu-zumab	Ge-nentech (Roche)	7,441	HER-2	antibody	breast cancer; metastatic gastric or gastroesophageal junction adenocarci-noma
6	Eliquis	Apixaban	BMS	7,395	Factor Xa	small mol-ecule	stroke, transient ischemic attack
7	Remicade	Infliximab	Cento-cor Ortho Biotech (J & J)	7,152	TNFα	antibody	crohn's disease; ulcerative colitis; rheumatoid arthritis; ankylosing spondyli-tis; psoriatic arthritis; plaque psoriasis

8	Avastin	Bevaci-zumab	Ge-nentech (Roche)	7,096	VEGF	antibody	metastatic colorectal cancer; non-small cell lung cancer; metastatic breast cancer; glioblastoma multiforme; metastatic renal cell carcinoma
9	Xarelto	Rivarox-aban	Bayer	6,589	Factor Xa	small mol-ecule	deep vein thrombo-sis(DVT), pulmonary-embolism(PE).
10	Eylea	Afilbercept	Re-generon Pharma-ceuticals	6,034	VEGF	fusion protein	wet macular degen-eration

참고자료 2

재조합 단백질 허가 현황 (1982~2018년)

Generic name (일반명)	FDA/EMA 승인일	Trade name (상품명)	Originator Company	Active Companies	Target-based Actions	Indications
insulin human	1982.1	Humulin	Genentech Inc	3SBio Inc; Eli Lilly & Co;	Insulin ligand; Insulin receptor agonist	Insulin dependent diabetes; Non-insulin dependent diabetes
Rofer-on-A	1986.06	Roferon A	Hoffmann-La Roche Inc	Roche Hold-ing AG; Takeda Phar-maceutical Co Ltd	Interferon alpha 2 ligand	Chronic myelocytic leukemia; Cutane-ous T-cell lymphoma; Hepatitis B virus infec-tion; Hepatitis C virus infection;
al-teplase	1987.11	Activase	Universitaire Ziekenhuizen Leuven	Boehring-er Ingelheim International GmbH; Ge-nentech Inc;	Tissue plas-minogen activa-tor stimulator	Cerebral hemorrhage; Ischemia; Stroke; Thromboembolism

Generic name (일반명)	FDA/EMA 승인일	Trade name (상품명)	Originator Company	Active Companies	Target-based Actions	Indications
epoetin alfa	1989.06	Epogen/ Procrit	Amgen Inc	Janssen-Cilag Ltd; Johnson & Johnson	Erythropoietin ligand	Anemia
sargramostim	1991.03	Leukine	Immunex Corp	Bayer AG; Partner Therapeutics Inc	CSF-1 agonist; GM-CSF receptor agonist	Acute myelogenous leukemia; Leukopenia; Melanoma; Non-Hodgkin lymphoma
aldesleukin	1992.05	Proleukin	Chiron Corp	Chiron Corp; Roche Holding AG	Interleukin-2 ligand	HIV infection; Melanoma; Metastatic renal cell carcinoma; Stage IV melanoma
interferon beta-1b	1993.07	Betaseron	Chiron Corp	Bayer AG; Bayer Schering Pharma AG; Chiron Corp; Schering AG	Interferon beta ligand	Multiple sclerosis
dornase alfa	1993.12	Pulmozyme	Genentech Inc	Chugai Pharmaceutical Co Ltd; Genentech Inc; Roche Holding AG	Deoxyribonuclease I stimulator; Deoxyribonuclease stimulator	Cystic fibrosis
pegaspargase	1994.02	Oncaspar	Enzon Pharmaceuticals Inc	HB Human BioScience SAS; Servier	Asparaginase stimulator	Acute lymphoblastic leukemia
eptacog alfa	1996.02	NovoSeven	Novo Nordisk A/S	Novo Nordisk A/S	Factor VIIa agonist	Blood clotting disorder; Factor IX deficiency;Factor VII deficiency;Factor VIII deficiency;Hemophilia;
interferon beta-1a	1996.05	Avonex	Biogen Inc (FL)	Biogen Inc	Interferon beta ligand	Multiple sclerosis
somatropin	1996.08	Humatrope	Eli Lilly & Co	Eli Lilly & Co	Growth hormone ligand	Growth disorder
epoetin beta, Roche	1997.07	Neo-Recormon	Wyeth BioPharma	Boehringer Mannheim GmbH; Roche Holding AG	Erythropoietin ligand	Anemia; Aplastic anemia; Blood transfusion

Generic name (일반명)	FDA/EMA 승인일	Trade name (상품명)	Originator Company	Active Companies	Target-based Actions	Indications
follitropin alfa	1997.09	Gonal-F	Merck Serono SA	Merck Serono SA	Follicle stimulating hormone receptor agonist	Female infertility; Hypogonadism; Male infertility
oprelvekin	1997.11	Neumega	Wyeth Bio-Pharma	Wyeth Bio-Pharma;	IL-11 receptor agonist; PDGF receptor agonist	Thrombocytopenia
imiglucerase	1997.11	Cerezyme	Sanofi Genzyme	Sanofi; Sanofi Genzyme	Glucosylceramidase stimulator	Gauchers disease type I; Gauchers disease type III
becaplermin	1997.12	Regranex	ZymoGenetics Inc	Janssen-Pharmaceuticalsinc;	PDGF receptor agonist	Diabetic foot ulcer
lepirudin	1998.03	Refludan	Aventis Pharma AG	Aventis Pharma AG; Bayer Schering Pharma AG; Sanofi	Factor IIa antagonist	Angina; Deep vein thrombosis; Myocardial infarction; Thrombocytopenia
recombinant interferon beta-1a	1998.05	Rebif	Weizmann Institute of Science	Merck Serono SA	Interferon beta ligand	Breast tumor; Hairy cell leukemia; Hepatitis virus infection
reteplase	1998.05	Retavase	Roche Holding AG	Boehringer Mannheim GmbH; Hoffmann-La Roche AG	Plasmin stimulator	Cardiac failure; Myocardial infarction; Thromboembolism
etanercept	1998.11	Enbrel	Immunex Corp	Amgen Inc; Pfizer Inc; Takeda Pharmaceutical Co Ltd	TNFantagonist;	Psoriasis; Psoriatic arthritis; Rheumatoid arthritis;
Interferon gamma-1b	1999.02	Actimmune	Genentech Inc	Horizon Pharma plc	IL-4 receptor antagonist	Cutaneous T-cell lymphoma; Metastatic bladder cancer; Metastatic breast cancer; Renal cell carcinoma

Generic name (일반명)	FDA/EMA 승인일	Trade name (상품명)	Originator Company	Active Companies	Target-based Actions	Indications
recombinant moroctocog alfa	1999.04	ReFacto AF	Wyeth Pharmaceuticals	Pfizer Inc	Factor VIII agonist	Factor VIII deficiency
interferon alfa-2b	2000.03	Intron A	Schering-Plough Corp	Merck & Co Inc; Schering-Plough Corp	Interferon alpha ligand modulator	Chronic myelocytic leukemia; Follicle center lymphoma; Hairy cell leukemia; Hepatitis B virus infection; Hepatitis C virus infection
insulin glargine	2000.04	Lantus	Aventis Pharma AG	Aventis Pharma AG; Sanofi	Insulin ligand; Insulin receptor agonist	Diabetes mellitus; Insulin dependent diabetes; Non-insulin dependent diabetes
somatropin, Novo Nordisk	2000.06	Norditropin	Novo Nordisk A/S	Novo Nordisk A/S	Growth hormone ligand	Growth disorder; Noonan syndrome
tenecteplase	2000.06	Tnkase	Genentech Inc	Hoffmann-La Roche AG; Genentech Inc	Tissue plasminogen activator stimulator	Coronary thrombosis
insulin aspart (ultra-fast acting)	2000.06	Novolog	Novo Nordisk A/S	Novo Nordisk A/S	Insulin ligand; Insulin receptor agonist	Insulin dependent diabetes; Non-insulin dependent diabetes
lutropin alfa	2000.11	Luveris	Merck Serono SA	Merck Serono SA	Luteinizing hormone receptor agonist	Infertility
choriogonadotropin alfa	2001.02	Ovitrelle	Merck Serono SA	Merck Serono SA	Chorionic gonadotropin ligand; Luteinizing hormone receptor agonist	Female infertility
darbepoetin alfa	2001.06	Aranesp/Nesp	Amgen Inc	Amgen Inc; Kyowa Hakko Kirin Co Ltd	Erythropoietin ligand	Anemia

Generic name (일반명)	FDA/EMA 승인일	Trade name (상품명)	Originator Company	Active Companies	Target-based Actions	Indications
somatropin, Pfizer	2001.07	Genotropin	Pharmacia & Upjohn Inc	Pfizer Inc	Growth hormone ligand	Growth disorder; Growth hormone deficiency
agalsidase alfa	2001.08	Replagal	Shire Human Genetic Therapies Inc	ShireHumanGeneticTherapiesInc;	Alpha-galactosidase stimulator	Fabry disease
agalsidase beta	2001.08	Fabrazyme	Genzyme General	Genzyme General; Sanofi Genzyme	Alpha-galactosidase stimulator	Fabry disease
pegfilgrastim	2002.01	Neulasta	Amgen Inc	Amgen Inc; Kyowa Hakko Kirin Co Ltd	GCSF receptor agonist	Febrile neutropenia; Neutropenia; Radiation sickness
anakinra	2002.03	Kineret	Amgen Inc	MegaPharm Ltd;	Type I IL-1 receptor antagonist	Adult onset Stills disease; Rheumatoid arthritis; Ulcerative colitis
peginterferon alfa-2a	2002.06	Pegasys	Hoffmann-La Roche Inc	Chugai Pharmaceutical Co Ltd; Roche Holding AG	Interferon alpha 2 ligand	HIV-1infection;HepatitisBvirusinfection;HepatitisCvirusinfection;
rasburicase	2002.07	Elitek	Sanofi-Synthelabo	Sanofi; Sanofi-Synthelabo	Uricase stimulator	Hyperuricemia
alefacept	2003.02	Amevive	Biogen Inc (FL)	Astellas Pharma Inc		Insulin dependent diabetes; Psoriasis
pegvisomant	2003.03	Somavert	Sensus Drug Development Corp	Pfizer Inc	Growth hormone receptor antagonist	Acromegaly
laronidase	2003.04	Aldurazyme	BioMarin Pharmaceutical Inc	Sanofi; Sanofi Genzyme	Alpha-L-iduronidase stimulator	Mucopolysaccharidosis type I
palifermin	2004.12	Kepivance	Amgen Inc	Swedish Orphan Biovitrum AB	FGF-7 ligand	Immunedisorder;Mucositis;StevensJohnsonsyndrome;

Generic name (일반명)	FDA/EMA 승인일	Trade name (상품명)	Originator Company	Active Companies	Target-based Actions	Indications
galsul-fase	2005.05	Nagla-zyme	BioMarin Pharmaceuti-cal Inc	BioMarin Pharmaceuti-cal Inc	Arylsulfatase B stimulator	Maroteaux-Lamy syn-drome
insulin detemir	2005.06	Levemir	Novo Nordisk A/S	Novo Nordisk A/S	Insulin ligand; Insulin receptor agonist	Diabetic mellitus
me-caser-min	2005.08	Increlex	Genentech Inc	Ipsen Bio-pharmaceuti-cals Inc	Insulin sensitiz-er	Growth disorder
abata-cept	2005.12	Orencia	Bristol-Myers Squibb Co	Bristol-Myers Squibb Co	Cytotoxic T-lymphocyte protein-4 stim-ulator	Asthma;Behcetsdisease; Psoriatic arthritis; Rheumatoid arthritis; Scleroderma; Sjoegrens syndrome
algluco-sidase alfa	2006.04	Myozyme/ Lumizyme	Duke Uni-versity	Sanofi; Sa-nofi Genzyme	Alpha-glucosi-dase stimulator	Pompes disease
idursul-fase	2006.07	Elaprase	Shire Human Genetic Ther-apies Inc	Sanofi; Shire Human Ge-netic Thera-pies Inc;	Iduronate 2-sulfatase stimulator	Hunter syndrome
anti-thrombin alfa	2006.07	Atryn	rEVO Biolog-ics Inc	LEOPhar-maA/S; rEVO Biologics Inc	Antithrombin III	Thrombosis
pegin-terferon alfa-2b	2007.08	Pegintron	Enzon Phar-maceuticals Inc	Merck & Co Inc; Scher-ing-Plough Corp	Interferon alpha 2 ligand	HIV-1 infection; Hep-atitis B virus infection; Hepatitis C virus infec-tion; Melanoma;
methoxy polyeth-ylene gly-col-epoetin beta	2007.11	Mircera	Roche Hold-ing AG	Chugai Pharmaceu-tical Co Ltd; Roche Hold-ing AG	Erythropoietin receptor agonist	Anemia; Membranop-roliferative glomerulo-nephritis
rilonacept	2008.02	Arcalyst	Regeneron Pharmaceuti-cals Inc	Regeneron Pharmaceuti-cals Inc	IL-1 receptor antagonist	Autoinflammatory dis-ease

Generic name (일반명)	FDA/EMA 승인일	Trade name (상품명)	Originator Company	Active Companies	Target-based Actions	Indications
romi-plostim	2008.08	Nplate	Amgen Inc	Amgen Inc; Kyowa Hakko Kirin Co Ltd	Thrombopoietin receptor agonist	Aplastic anemia; Immune thrombocyto-penic purpura; Throm-bocytopenia
inter-feron beta-1b	2009.08	Extavia	Chiron Corp	Novartis AG	Interferon beta ligand	Multiple sclerosis
corifol-litropin alfa	2010.01	Elonva	MSD OSS BV	Merck & Co Inc	Follicle stimu-lating hormone receptor agonist	Female infertility; Male hypogonadism
velaglu-cerase alfa	2010.02	Vpriv	Shire Human Genetic Ther-apies Inc	Shire Human Genetic Ther-apies Inc	Glucosylce-ramidase stim-ulator	Gaucher disease; Gauchers disease type I
pegloti-case	2010.09	Krystexxa	Duke Uni-versity	Horizon Pharma plc	Uricase stimu-lator	Gout
conestat alfa	2010.1	Ruconest	Pharming NV	Cytobio-teck;Mega-PharmLtd;	Comple-mentC1ssub-componentin-hibitor;	Hereditary angioede-ma; Pancreatitis;
belata-cept	2011.06	Nulojix	Bristol-Myers Squibb Co	Bristol-Myers Squibb Co	Cytotoxic T-lymphocyte protein-4 mod-ulator	Kidney transplant re-jection; Lung transplant rejection; Transplant rejection
afliber-cept	2011.11	Eylea	Regeneron Pharmaceuti-cals Inc	Sanofi	PDGF, VEGF-A/B ligand inhibitor	Melanoma; Metastatic colorectal cancer; Met-astatic renal cancer;
afliber-cept	2011.11	Eylea	Regeneron Pharmaceuti-cals Inc	Bayer AG; Regeneron Pharmaceuti-cals Inc	Placenta growth factor ligand inhibitor	Diabetic macular ede-ma; Macular edema; Non-proliferative dia-betic retinopathy
glu-carpi-dase	2012.01	Voraxaze	Centre for Applied Mi-crobiology & Research	BTG plc	Carboxypepti-dase G2 stimu-lator	Nephrotoxicity

Generic name (일반명)	FDA/EMA 승인일	Trade name (상품명)	Originator Company	Active Companies	Target-based Actions	Indications
lucinac-tant	2012.03	Surfaxin	Scripps Research Institute	Lee'sPhar-maceutical-HoldingsLim-ited;	Bone morpho-genetic pro-tein-10 ligand inhibitor	Acute lung injury; Neonatal respiratory distress syndrome
taliglu-cerase alfa	2012.05	Elelyso	Protalix Bio-Therapeutics Inc	Pfizer Inc; Protalix Bio-Therapeutics Inc	Glucosylce-ramidase stim-ulator	Gauchers disease type I; Gauchers disease type III
catride-cacog	2012.09	No-voThir-teen	ZymoGenetics Inc	Novo Nordisk A/S	Factor XIII ago-nist	Factor XIII deficiency
ocri-plasmin	2012.1	Jetrea	Oxurion NV	Oxurion NV	Alpha-2 anti-plasmin inhibitor	Macular disease; Reti-nal venous occlusion; Retinopathy
iduro-nate-2 sulfatase	2013.02	Idursul-fase	GC Pharma	GC Pharma	Iduronate 2-sulfatase stimulator	Hunter syndrome
soma-tropin	2013.08	Somatro-pin	Merck Sero-no SA	Merck Sero-no SA	Growth hor-mone ligand; IGF1 gene mod-ulator	Cachexia; Growth hormone deficiency; Short bowel syndrome
soma-tropin	2013.08	Nutropin	Genentech Inc	Genente-chInc;Ipsen;	Growth hor-mone ligand	Growth disorder; Turners syndrome
turocto-cog alfa	2013.1	Novoeight	Novo Nordisk A/S	Novo Nordisk A/S	Factor VIII ago-nist	Factor VIII deficiency
me-treleptin	2014.02	Myalept	Rockefeller University	Aegerion Pharmaceuti-cals Inc	Leptin receptor agonist	Leptin deficiency; Lipodystrophy
elosul-fase alfa	2014.02	Vimizim	BioMarin Pharmaceuti-cal Inc	BioMarin-Pharmaceuti-calInc;	N-acetylga-lactosamine 6 sulfatase stimu-lator	Morquio syndrome
serelaxin	2014.03	Reasanz	Genentech Inc	Novartis AG	Angiotensin II ligand modulator	Cardiac failure
ef-trenona-cog alfa	2014.03	Alprolix	Biogen Idec Hemophilia Inc	Swedish Or-phan Biovit-rum AB; UCB SA	Factor IX ago-nist	Factor IX deficiency

Generic name (일반명)	FDA/EMA 승인일	Trade name (상품명)	Originator Company	Active Companies	Target-based Actions	Indications
albiglu-tide	2014.04	Tanzeum	Human Genome Sciences Inc	GlaxoSmith-Kline plc	Glucagon-like peptide 1 receptor agonist	Insulin dependent diabetes; Non-insulin dependent diabetes
simoc-tocog alfa	2014.07	Nuwiq	Octapharma AG	Biotest AG; Octapharma AG	Factor VIII agonist; Factor VIII modulator	Factor VIII deficiency
pegin-terferon beta-1a	2014.08	Plegridy	Biogen Inc	Biogen Inc; Eisai Co Ltd; UCB SA	Interferon beta ligand	Multiple sclerosis
para-thyroid hor-mone	2015.01	Natpara	Allelix Neuroscience Inc	NPS Pharmaceuticals Inc; Shire plc	Parathyroid hormone ligand	Hypoparathyroidism
trenon-acog alfa	2015.03	Ixinity	Inspiration Biopharmaceuticals Inc	Aptevo Therapeutics Inc	Factor IX agonist	Factor IX deficiency
asfotase alfa	2015.1	Strensiq	Enobia Pharma Inc	Alexion Pharmaceuticals Inc; Handok Inc	Alkaline phosphatase stimulator	Hypophosphatasia; Neurofibromatosis type I
efmo-roctocog alfa	2015.11	Elocta	Biogen Idec Hemophilia Inc	Swedish Orphan Biovitrum AB; UCB SA	Factor VIII agonist; Factor VIII modulator	Factor VIII deficiency
susoc-tocog alfa	2015.11	Obizur	Emory University	Shire plc	Factor VIII agonist	Factor VIII deficiency
sebe-lipase alfa	2015.12	Kanuma	Synageva BioPharma Corp	Alexion Pharmaceuticals Inc	Lysosomal acid lipase stimulator	Cholesteryl ester storage disease; Lysosomal acid lipase deficiency; Wolman disease
octocog alfa	2016.02	Kovaltry/ Advate	Baxter Healthcare Corp	Shire plc	Factor VIII agonist	Factor VIII deficiency
albutre-penon-acog alfa	2016.05	Idelvion	Novozymes A/S	CSL Behring LLC	Coagulation Factor modulator; Factor IX agonist	Factor IX deficiency

Generic name (일반명)	FDA/EMA 승인일	Trade name (상품명)	Originator Company	Active Companies	Target-based Actions	Indications
lonocto-cog alfa	2017.01	Afstyla	SK Chemicals Co Ltd	CSL Behring LLC	Factor VIII ago-nist	Factor VIII deficiency
nona-cog beta pegol	2017.03	Rebinyn	Neose Tech-nologies Inc	Novo Nordisk A/S Novo Nordisk A/S	Factor IX ago-nist	Factor IX deficiency
cerli-ponase alfa	2017.04	Brineura	University of Medicine and Dentistry of New Jersey	BioMarin Pharmaceuti-cal Inc	Tripeptidyl peptidase 1 stimulator	Jansky-Bielschowsky disease
vestro-nidase alfa	2017.11	Mepsevii	St Louis Uni-versity	Ultragenyx Pharmaceuti-cal Inc	Beta-glucuro-nidase stimula-tor	Sly syndrome
andex-anet alfa	2018.03	Andexxa	Portola Phar-maceuticals Inc	Bristol-Myers Squibb Co; Pfizer Inc	Factor Xa an-tagonist	Anticoagulant over-dose
pegval-iase	2018.05	Palynziq	IBEX Tech-nologies Inc	BioMarin Pharmaceuti-cal Inc	Phenylalanine hydroxylase stimulator	Phenylketonuria

제 3 장

치료용 항체

(THERAPEUTIC ANTIBODIES)

3.1. 개요

1975년도에 Kohler와 Milstein에 의해 제안된 세포융합 기술에 의해 단일 클론 항체가 대량으로 생산되어 특이도가 높은 진단 시약은 물론 치료용도의 항체가 각광을 받을 것으로 예상 되었었다. 그러나 예상과 달리 세포융합 기술에 의해 생산된 최초의 제품인 OKT-3는 1986년에 신장이식 시 거부 반응을 없애주는 치료제로 허가를 득하였으나 그리 큰 영향을 미치지는 못하였다. 쥐 유래의 단일 클론 항체이기 때문에 발생되는 immunogenicity 등 여러 가지 부작용 문제를 극복하지 못하고 치료용 항체 시장은 답보 상태를 면치 못하였고 단일 클론 항체는 오로지 진단시약 제조용으로 사용되어 왔었다고 하여도 과언이 아니었다.

그러나 많은 연구 개발 노력 덕분에 chimeric 항체, 인간화 항체 및 100% 인간 항체가 개발되기 시작하면서 1990년대 중반부터 많은 제품들이 시장에 등장하기 시작 하였고 현재는 약 70여개의 항체의약품이 시장에 출시되어 있다. 대부분의 항체의약품은 암, 면역 및 염증 질환 분야에 집중되어 있으며, 치료용이 아닌 진단용 항체나, 항체에 합성 약물을 결합시킨 ADC(Antibody Drug Conjugate), 동시에 두 개의 항원을 인지(Bispecific)하는 항체들도 개발되고 있다. 2017년 기준으로 global top 10의약품 중 5개가 항체의약품이며, 세계 시장은 2004년 103억 달러 수준에서 2014년 803억 달러로 크게 성장하였고, 2019년에는 1,226억 달러에 이를 것으로 예상되고 있다(BCC research, Frost&Sullivan).

최근에 시장에 등장하는 치료용 항체는 점차 인간 항체에 가까운 방향으로 발전하고 있지만 그 이외에도 여러가지 기술을 동원하여 최적의 방향으로 개량된 항체를 개발하여 투여량도 줄이고 혈중 체류 시간도 조절하여 투여 간격도 조절할 수 있는 방향으로 제품을 개선하고 있고 이러한 것이 구조 변경을 통하여 이루어질 수 있어 항체분야는 일명 항체공학이라는 용어를 자주 사용하기도 한다.

본 장에서는 최근 시장에서 가장 각광을 받고 있는 항체에 대하여 구조 및 역할, 항체 생산 기술의 발전과정, 항체의 구조 변경에 의한 기능 향상, 임상적인 응용 등에 대하여 논하고자 한다.

3.2. 항체 설계 시 고려사항(Antibody Design Considerations)

최적의 항체를 설계하여 시장에서 경쟁력을 확보하기 위해 고려 하여야 할 사항들은 다음과 같다.

- Immunogenicity
- Affinity
- Stability
- Effector function
- Serum half-life
- Tissue penetration and distribution
- Ease of production
- etc.

치료용 항체를 임상적으로 사용하는데 가장 장애 요인으로 등장하였던 점이 바로 immunogenicity에 의한 부작용이었으므로 항체를 설계할 때 가장 중요하게 고려하여야 할 사항이다. 특히 chimeric 항체나 인간화 항체를 설계할 시에는 투여시 우리 몸에서 면역 반응이 일어나지 않도록 분자 설계를 하여야 한다.

항원 항체 결합력을 증가 시키는 방향으로의 설계 또한 투여량 감소 및 그에 따른 생산비용 감소와 밀접한 관계가 있으므로 affinity를 증가 시키는 설계가 중요한 고려 사항 중 하나인 것은 당연하다. 과거에는 1회 투여량이 100 mg 이상이었으나 향후 시장에 나오는 제품들은 affinity가 향상되어 수십 mg 정도로 투여량이 줄어들 시대도 도래할 것으로 예상되어 현재 1회 투여에 수천 달러의 비용이 소요되는 비용을 많이 줄일 수 있는 가능성이 없지 않다고 생각된다. Stability 향상은 어느 단백질이건 중요한 사항이기 때문에 논외로 하고 치료용 항체의 가장 중요한 역할중 하나인 effector function을 증진시키는 방향으로의 설계 또한 항체의 효능 증가를 위해서 필요하다.

혈중 체류 시간도 최적화가 필요한 것이 항체에 방사성 동위원소나 독소(Toxin)를 결합시켜 항암제로 사용할 경우는 방사성 동위원소나 독소에 의한 정상 세포의 공격을 방지하기 위해서는 항체의 혈중 체류 시간이 짧아야 유리하고 항체 자체만으로 치료용으로 사용할 경우는 혈중 체류 시간이 길어야 투여 간격을 길게 가져갈 수 있어 투여의 간편성 내지는 경제적으로 많은 이점을 갖게 되어 각 적용 경우에 따라서 혈중 체류 시간을 최적의 조건으로 될 수 있도록 설계하여야 한다.

항체의 조직 침투 및 분포 또한 특히 항암제의 효능 증가를 위한 중요 인자 중 하나이다. 약물이 효능을 발휘하기 위해서는 암세포 내로 약물이 전달되어야 가능하므로 항체가 암세포 내로 침투하여 암세포 내부에 분포 되도록 할 수 있다면 가장 효능을 잘 발휘할 수 있게 된다. 따라서 가능하다면 그러한 방향으로 설계하는 것이 항체의 효능을 증가시키는데 많은 도움이 될 것이다.

치료용 항체는 다른 재조합 단백질에 비하여 투여량이 훨씬 많아 항체의 소요량이 많게 된다. 따라서 다량의 항체를 값싸게 생산할 수 있도록, 즉 설계된 항체가 동물세포에서 높은 발현율을 유도하도록 설계하는 것이 또한 중요하다. 최신 항체 생산 기술 정보에 의하면 배양조 1 L 당 최종 정제 후 2~3 g 정도의 항체 생산 기술이 아니면 향후에는 경쟁적이지 않다고 보고되고 있다.

3.3. 항체의 구조 및 역할(Structural and Functional Features of Antibody)

대표적인 항체 IgG 의 구조는 그림 3.1 에 보이는 바와 같이 2개의 Light chain(L-chain)과 2개의 Heavy chain(H-chain)으로 구성되어 있으며 L-chain과 H-chain은 각각 disulfide bond에 의해 결합되어 있고 두 개의 H-chain은 hinge영역 하단부에서 disulfide bond에 의해 연결되어 있다. L-chain은 1개의 variable region(VL) 1개의 constant region(CL)으로 이루어져 있으며 H-chain은 1개의 variable region(VH)과 3개의 constant region(CH_1, CH_2, CH_3)으로 구성되어 있다. 이 N-말단 부위의 variable 영역은 항원이 결합하는 부위가 되겠으며 이 variable 영역 중에서 3 부위의 hypervariable 영역이 존재하는데 이 영역을 complementary determining region(CDR)이라 하며 항원을 인지하는 부분이라고 하겠다. Variable 영역 중에

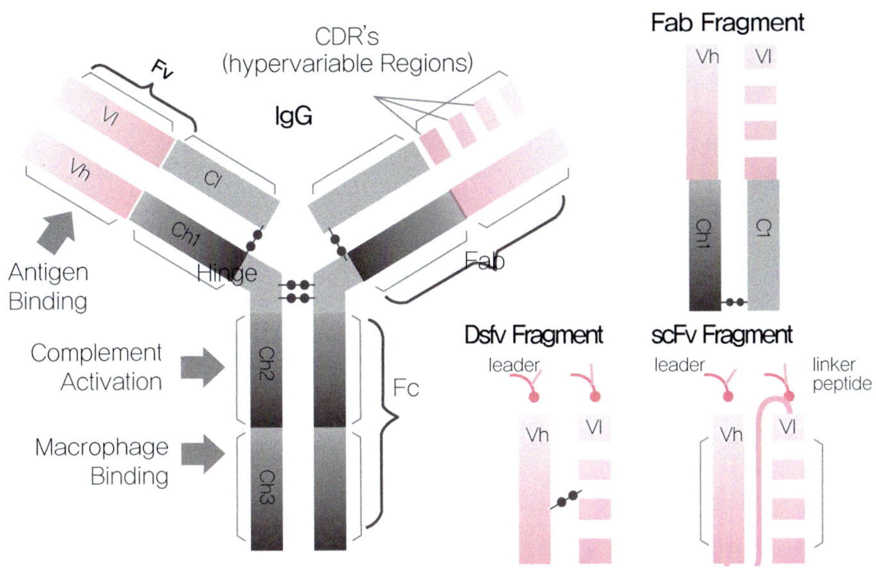

그림 3.1. 항체의 구조

서 CDR을 제외한 나머지 부분은 Framework residue(FR)라고 부른다.

H-chain의 hinge 영역 윗부분(N-말단)을 가수분해효소인 pepsin을 이용하여 절단하면 IgG가 두 개의 Fab와 하나의 Fc 두 부분으로 나뉘게 된다. Fab 영역은 항원 결합 기능을 하게 되고 Fc 영역은 다양한 effector 기능을 하여 항원을 제거하는 역할을 하게 된다. Fc 영역에 의해 매개되는 effector 기능은 크게 두 가지로 나눌 수 있는데 그 중 한가지는 Antibody Dependent Cellular Cytotoxicity(ADCC)로 항체의 Fc 영역과 대식세포(Macrophage)나 NK cell과 같은 effector cell의 표면에 있는 Fc 수용체(FcγRs)와 결합하여 대식세포에 의한 식세포작용(Phagocytosis)이나 NK cell에 의한 분해(Lysis)를 촉진시켜 목표 세포인 항원을 제거하는 기능이다. Effector 기능의 다른 한 가지는 Complement Dependent Cytotoxicity(CDC)로 항체 Fc 영역에 의해 매개되는 현상으로 complement cascade가 활성화 되어 세포막에 구멍을 냄으로써 병원성 세포를 파괴하는 기능이다. 이와 같은 complement를 activation 시키는 IgG의 기능은 Fc 영역 중 hinge 영역 및 CH_2 영역과 complement component의 FcγRs와의 상호 결합에 의해 일어난다. 특기할 사항은 CH_2 영역은 당화(Glycosylation)가 많이 되어 있다는 사실이다. Fc 영역의 중요한 기능 중 또 한가지는 Fc 영역의 구조와 항체의 혈중 체류 시간과 밀접한 관계가 있다는 사실이다. 혈관 내피세포에 존재하는 FcRn(Fc Receptor Neonatal)이 Fc 영

역의 CH_2와 CH_3 사이의 접점 지점(Interface between CH_2 and CH_3 Domains)과 결합하여 IgG가 degradation 되는 것을 방지하여 혈중 체류 시간을 길게 해준다. 이러한 현상은 그림 3.2 에서 보여주는 바와 같으며 pH 의존적이다. 즉, 항원과 결합한 항체가 혈관 내피세포에 존재하는 FcRn과 결합하여 pinocytosis에 의해 세포 내로 이동하게 되고 항원-IgG-FcRn complex는 endosome 내의 산성(pH 5~6)에서 IgG-FcRn 결합이 더욱더 강해지고 항원은 떨어져 나가 degradation이 되고 IgG는 FcRn과의 강한 결합에 의해 degradation으로부터 보호되어 다시 혈관 내피 세포 표면으로 이동하여 pH가 중성으로 올라가게 되면 분리되어 FcRn은 recycle 되고 IgG는 순환계로 해리되어 순환하게 됨으로써 혈중 반감기를 길게 해 준다.

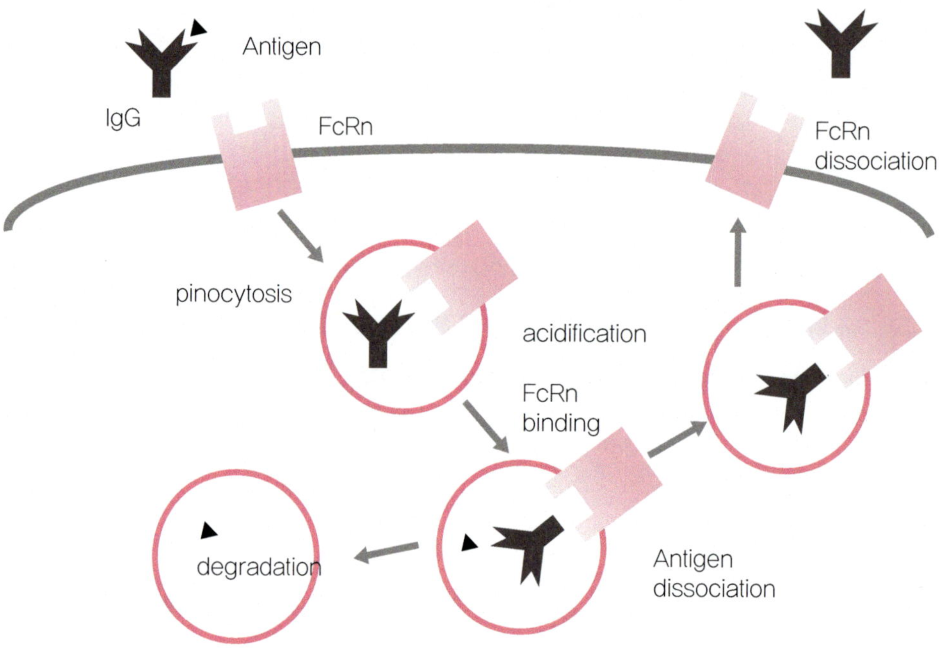

그림 3.2. Mechanism of FcRn-mediated salvage of IgG from degradation

3.4. 항체 생산 기술의 진화(Evolution of Antibody Technology - Antibody Engineering)

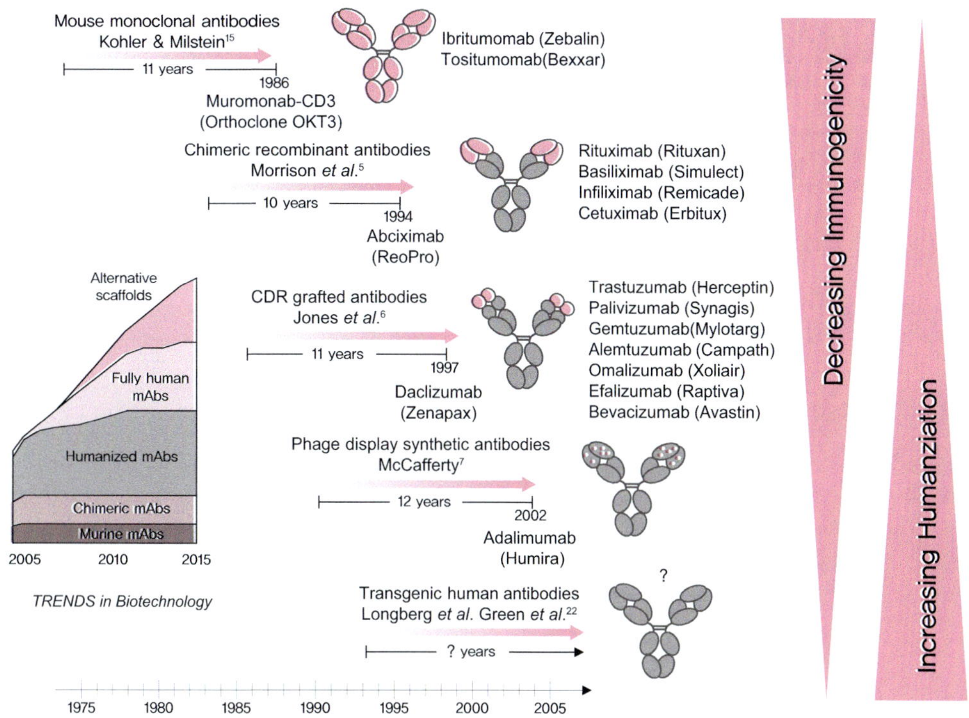

그림 3.3. Evolution of antibody technologies

항체 생산 기술의 진화 과정이 그림 3.3에 나타나있다. 항체 생산 기술은 1975년에 세포 융합 기술이 탄생한 이후 11년 후인 1986년에 OKT3가 상업화된 후 immunogenicity 문제 때문에 별 각광을 받지 못하고 방사성 동위원소를 항체에 결합시켜 만든 2가지 제품, 즉, Zevalin과 Bexxar를 마지막으로 더 이상의 제품 개발은 중지 되었다. 이와 같은 문제점을 해결하기 위하여 1984년부터 chimeric 항체에 대하여 연구 개발이 진행되어 10년 후인 1994년에 ReoPro가 처음으로 시장에 등장한 이후 치료용 항체 중에서도 가장 시장성이 좋은 Rituxan, Remicade, Erbitux 등 제품들이 계속 실용화되어 총 5가지 제품이 chimeric 항체로 시장에 선을 보였다. 이어 CDR grafting 방법에 의한 인간화 항체가 1986년부터 연구가 시작되어 11년 후인 1997년에 Zenapax가 처음으로 상업화 된 이후 Herceptin 등 7가지 제

표 3.1. Approved Therapeutic Antibodies (2017년 기준)

Trade name	International Non-proprietary Name (INN)	Company	Target	Type	Year of first EU EMA approval	Year of first FDA approval	Cell line	Therapeutic indication(s)
Orthoclone OKT3®	Muromonab-CD3	Centocor Ortho Biotech (Johnson & Johnson)	CD3	Murine IgG2a	1986 (8)	1986	Hybrid-oma	Transplantation rejection
OncoScint®	Satumomab	Cytogen	TAG-72	Murine MAb	Not ap-proved	1992	Hybrid-oma	Detection of colorectal and ovarian cancers→진단용
ReoPro®	Abciximab	Centocor Ortho Biotech (Johnson & Johnson), Elli Lily	GPIIb/IIIa	Chimeric IgG1 Fab	1995 (8)	1994	Sp2/0	High risk angioplas-ty (prevention of blood clots)
Verluma® (Diagnostic)	Nofetumomab	Boehring-er Ingelheim, NeoRx	Carcino-ma-associ-ated antigen	Murine Fab fragment	Not ap-proved	1996	Hybrid-oma	Diagnostic imaging of small cell lung cancer→non-ther-apeutic
ProstaScint® (Diagnostic)	Capromab	Cytogen	Tumor sur-face antigen PSMA	Murine MAb	Not ap-proved	1996	Hybrid-oma	Detection of prostate adenocarcinoma→진단용
CEA-scan® (Diagnostic)	Arcitumomab	Immunomedics	Human CEA (carcinoembry-onic antigen)	Murine Fab fragment	1996 (6)	1996	Hybrid-oma	Detection of colorecta cancer→진단용
MyoScint® (Diagnostic)	Imiciromab	Centocor	Human car-diac myosin	Murine Fab fragment	Not ap-proved	1996 (7)	Murine ascites	Myocardial infarction imaging agent→진단용
LeukoScan® (Diagnostic)	Sulesomab	Immunomedics	NCA90	Murine Fab fragment	1997	Not ap-proved	NS0	Diagnostic imaging for osteomyelitis→진단용
Humaspect® (Diagnostic)	Votumumab	Organon Teknica	Cytokeratin-tumor-asso-ciated antigen		1998 (5)	Not ap-proved	Human lympho blastoid cell line trans-formed with EBV	Detection of carcinoma of the colon or rectum→진단용

Trade name	International Non-proprietary Name (INN)	Company	Target	Type	Year of first EU EMA approval	Year of first FDA approval	Cell line	Therapeutic indication(s)
Rituxan® MabThera®	Rituximab	Biogen Idec, Genentech (Roche)	CD20	Chimeric IgG1	1998	1997	CHO	Non-Hodgkin's lymphoma; chronic lymphocytic leukemia; rheumatoid arthritis
Daclizumab	Necitumumab	Roche	CD25 (a chain of IL2 receptor)	Humanized IgG1	1999 (4)	1997 (4)	Sp2/0	Reversal of transplantation rejection
Synagis®	Palivizumab	MedImmune, Abbott	F-protein of RS virus	Humanized IgG1	1999	1998	NS0	Respiratory syncytial virus (RSV)
Simulect®	Basiliximab	Novartis	CD25 (a chain of IL2 receptor)	Chimeric IgG1	1998	1998	NS0	Reversal of transplantation rejection
Remicade®	Infliximab	Centocor Ortho Biotech (Johnson & Johnson)	TNFα	Chimeric IgG1	1999	1998	Sp2/0	Crohn's disease; ulcerative colitis; rheumatoid arthritis; ankylosing spondylitis; psoriatic arthritis; plaque psoriasis
Herceptin®	Trastuzumab	Genentech(Roche)	HER-2	Humanized IgG1	2000	1998	CHO	Breast cancer; metastatic gastric or gastroesophageal junction adenocarcinoma
Mylotarg®	Gemtuzumab ozogamicin	Wyeth	CD33	Humanized IgG4 / toxin conjugate	Not approved	2000 (3)	NS0	Acute myeloic leucemia (AML)
Campath®	Alemtuzumab	Millennium Pharmaceuticals and Genzyme	CD52	Humanized IgG1	2001	2001	CHO	B-cell chronic lymphocytic leukemia
Zevalin®	Ibritumomab tiuxetan	Biogen Idec	CD20	Murine IgG1	2004	2002	CHO	Non-Hodgkin's lymphoma

Trade name	International Non-proprietary Name (INN)	Company	Target	Type	Year of first EU EMA approval	Year of first FDA approval	Cell line	Therapeutic indication(s)
Humira®	Adalimumab	Abbott	TNFα	Human IgG1	2003	2002	CHO	Rheumatoid arthritis; juvenile idiopathic arthritis; psoriatic arthritis; ankylosing spondylitis; Crohn's disease, plaque psoriasis
Raptiva®	Efalizumab	Merck Serono, Genentech (Roche)	CD11a	Humanized IgG1	2004 (2)	2003 (2)	CHO	Psoriasis
Xolair®	Omalizumab	Genentech (Roche) and Novartis	IgE	Humanized IgG1	2005	2003	CHO	Asthma
Bexxar®	Tositumomab and iodine 131 tositumomab	Corixa and GSK	CD20	Murine IgG2a	Not approved	2003	Hybridoma	Non-Hodgkin's lymphoma
Tysabri®	Natalizumab	Biogen Idec and Elan	VLA-4	Humanized IgG4	2006	2004	Murine myeloma	Multiple sclerosis (relapsing); Crohn's disease
NeutroSpec® (Diagnostic)	Fanolesomab	Palatin	CD15	Murine MAb	Not approved	2004	Hybridoma	Imagingofequivocalappendicitis→진단용
Erbitux®	Cetuximab	ImClone (Eli Lilly), Merck Serono and BMS	EGFR	Chimeric IgG1	2004	2004	Sp2/0	Head and neck cancer; colorectal cancer
Avastin®	Bevacizumab	Genentech (Roche)	VEGF	Humanized IgG1	2005	2004	CHO	Metastatic colorectal cancer; non-small cell lung cancer; metastatic breast cancer; glioblastoma multiforme; metastatic renal cell carcinoma

Trade name	International Non-proprietary Name (INN)	Company	Target	Type	Year of first EU EMA approval	Year of first FDA approval	Cell line	Therapeutic indication(s)
Proxinium®	Catumaxomab	Viventia (Eleven Biotherapeutics)	EpCAM	Humanized MAb	2005	2005	CHO	Head and neck cancer
Vectibix®	Panitumumab	Amgen	EGFR	Human IgG2	2007	2006	CHO	Metastatic colorectal carcinoma
Lucentis®	Ranibizumab	Genentech (Roche)	VEGF-A	Humanized IgG1 Fab fragment	2007	2006	E. coli	Neovascular (wet) age-related macular degeneration; macular edema following reti-nalvein occlusion
Soliris®	Eculizumab	Alexion Pharma-ceuticala	Complement C5	Humanized IgG2/4	2007	2007	NS0	Paroxysmal nocturnal hemoglobinuria
Removab®	Catumaxomab	Fresenius	EpCAM and CD3	Trifunc-tional MAb IgG2a / IgG2b	2009	Not ap-proved	Rat-Mouse hybrid hybrid-oma	Malignant ascites in pa-tients with EpCAM-pos-itive carcinomas
Cimzia®	Certolizumab pegol	UCB	TNFa	Humanized IgG Fab fragment	2009	2008	E. coli	Chron's disease; rheu-matoid arthritis
Stelara®	Ustekinumab	Centocor Ortho Biotech (Johnson & Johnson)	IL-12 / IL-23	Human IgG1	2009	2009	Sp2/0	Plaque psoriasis
Simponi®	Golimumab	Centocor Ortho Biotech (Johnson & Johnson)	TNFa	Human IgG1	2009	2009	Sp2/0	Rheumatoid arthritis; psoriatic arthritis; anky-losing spondylitis

Trade name	International Non-proprietary Name (INN)	Company	Target	Type	Year of first EU EMA approval	Year of first FDA approval	Cell line	Therapeutic indication(s)
Ilaris®	Canakinumab	Novartis	IL-1ß	Human IgG1	2009	2009	Sp2/0	Tumor necrosis factor receptor associated periodic syndrome (TRAPS); hyperimmunoglobulin D Syndrome (HIDS)/mevalonate kinase deficiency (MKD) and familial mediterranean fever (FMF)
Arzerra®	Ofatumumab	Genmab and GSK	CD20	Human IgG1	2010	2009	NS0	Chronic lymphocytic leukemia
RoActemra®	Tocilizumab	Chugai (Roche)	IL-6 receptor	Humanized IgG1	2009	2010	CHO	Rheumatoid arthritis
Scintimun® (Diagnostic)	Besilesomab	CIS Bio	NCA-95	Murine IgG1	2010	Not approved	Hybridoma	In vivo diagnosis of inflammation
Prolia®	Denosumab	Amgen	RANKL	Human IgG2	2010	2010	CHO	Osteoporosis
Xgeva®	Denosumab	Amgen	RANKL	Human IgG2	2011	2011	CHO	Prevention of SREs in patients with bone metastases from solid tumours
Vervoy®	Ipilimumab	BMS	CTLA-4	Human IgG1	2011	2011	CHO	Melanoma
Benlysta®	Belimumab	HSG, GSK	BLyS	Human IgG1	2011	2011	NS0	Systemic lupus erythematosus (SLE)
Adcetris®	Brentuximab	Seattle Genetics	CD30 (conjugateof Mab and MMAE)	Chemeric IgG1 as ADC (antibody drug conjugate)	2012	2011	CHO	Hodgkin lymphoma (HL), systemic anaplastic large cell lymphoma (ALCL)

Trade name	International Non-proprietary Name (INN)	Company	Target	Type	Year of first EU EMA approval	Year of first FDA approval	Cell line	Therapeutic indication(s)
Remsima®	Infliximab	Celltrion Health-care	TNF-alpha	Chimeric IgG1 Ab	2013	Not ap-proved	CSC-Ps0006	Spondylitis; ankylos-ing arthritis; rheumatoid colitis; ulcerative Crohn's disease; arthritis; psori-atic psoriasis
Perjeta®	Pertuzumab	Roche	HER2	Humanized IgG1	2013	2012	CHO	Breast cancer
ABthrax®	Raxibacumab	HGS (Human Genome Scienc-es Inc.)	Bacillus anthracis protective antigen	Human IgG1	Not ap-proved	2012	NS0	Prevention and treatment of inhalation anthrax
Kadcyla®	Trastuzumab em-tansine	Roche	HER2	Humanized IgG1 as ADC	2013	2013	CHO	Breast cancer
Gazyvaro®	Obinutuzumab	Roche	CD20	Humanized IgG1	Not ap-proved	2013	CHO	CLL
Sylvant®	Siltuximab	Janssen-Cilag International	cCLB8	Chimeric IgG1κ	2014	2014	CHO	Giant lymph node hy-perplasia
Lemtrada®	Alemtuzumab	Sanofi	CD52	Humanized IgG1	2013	2014	CHO	Multiple sclerosis
Keytruda®	Pembrolizumab	Merck Sharp & Dohme Limited	PD-1	Human IgG4	2015	2014	CHO	Melanoma
Entyvio®	Vedolizumab	Takeda Pharma	Integrin-α4β7	Human-izedIgG1	2014	2014	CHO	Colitis; ulcerative Crohn's disease
Cyramza	Ramucirumab	Eli Lilly	VEGF	Human IgG1	2014	2014	NS0	Stomach neoplasms

Trade name	International Non-proprietary Name (INN)	Company	Target	Type	Year of first EU EMA approval	Year of first FDA approval	Cell line	Therapeutic indication(s)
Blincyto®	Bevacizumab	Amgen Europe	CD19	BiTEs	2015	2014	CHO	Precursor cell lympho-blastic leukemia-lym-phoma
Unituxin	Dinutuximab	United Thera-peutics Europe	GD2	Human IgG1/κ	2015 (1)	2015	Sp2/0	Neuroblastoma
Repatha®	Evolocumab	Amgen	LDL-C / PCSK9	Human IgG2	2015	2015	CHO	Dyslipidemias; hyper-cholesterolemia
Praxbind®	Idarucizumab	Boehringer Ingelheim Inter-national GmbH	dabigatran etexilate	Human FaB	2015	2015	CHO	Hemorrhage
Praluent	Alirocumab	sanofi-aventis groupe	PCSK9	Human IgG1	2015	2015	CHO	Dyslipidemias
Portrazza	Necitumumab	Eli Lilly	EGFR	Human IgG1	2016	2015	NS0	Carcinoma, non-small-cell lung
Opdivo	Nivolumab	Bristol-Myers Squibb Pharma	PD-1	Human IgG4	2015	2015	CHO	Carcinoma; non-small-cell lung carcinoma; re-nal cell Hodgkin disease melanoma
Nucala	Mepolizumab	GlaxoSmithKline	IL-5	Human IgG1/κ	2015	2015	CHO	Asthma
Empliciti	Elotuzumab	Bristol-Myers Squibb	SLAMF7	Human IgG1	2016	2015	NS0	Multiple myeloma
Darzalex®	Daratumumab	Janssen-Cilag	CD38	Human IgG1/κ	2016	2015	CHO	Multiple myeloma
Cosentyx™	Secukinumab	Novartis Euro-pharm	interleu-kin-17A	Human IgG1/κ	2015	2015	CHO	Arthritis; psoriatic psori-asis; spondylitis; anky-losing

Trade name	International Non-proprietary Name (INN)	Company	Target	Type	Year of first EU EMA approval	Year of first FDA approval	Cell line	Therapeutic indication(s)
Zinplava™	Bezlotoxumab	Merck Sharp & Dohme Limited	C. difficile toxin B	Human monoclonal antitoxin antibody	2017	2016	CHO	Enterocolitis; pseudo-membranous
Tecentriq®	Atezolizumab	Genentech (Roche)	PD-L1	Human IgG1	Not ap-proved	2016	CHO	Metastatic non-small cell lung cancer
Lartruvo	Olaratumab	Eli Lilly	PDGFR-α	Human IgG1	2016	2016	CHO	Sarcoma
Inflectra	Infliximab	Hospira UK Lim-ited	TNFα	Chimeric human-murine IgG1	2013	2016	Sp2/0-Ag14	Spondylitis; ankylosing; arthritis; rheumatoid colitis; ulcerative arthritis; psoriatic Crohn's Disease; psoriasis
Cinqair™	Reslizumab	Teva Pharma-ceuticals Limited	IL-5	Human IgG4/κ	2016	2016	NSO	Asthma
Anthim®	Obiltoxaximab	Elusys Thera-peutics INC	PA compo-nent of B. anthracis toxin	Chimeric (mouse/human) IgG1/κ	Not ap-proved	2016	NS0	Anthrax infection
Amjevita®	Adalimumab	Amgen Europe	TNFα	Human IgG1	2017	2016	CHO	Arthritis; juvenile rheumatoid arthritis; psoriatic arthritis; rheumatoid colitis; ulcerative Crohn's disease; psoriasis; spondylitis; ankylosing

Trade name	International Non-proprietary Name (INN)	Company	Target	Type	Year of first EU EMA approval	Year of first FDA approval	Cell line	Therapeutic indication(s)
Siliq	Brodalumab	Valeant Pharma–ceuticals inter–national	IL–17RA	Human IgG2/κ	Not ap–proved	2017	CHO	Psoriasis
Ocrevus™	Ocrelizumab	Genentech (Roche)	CD20	Humanized IgG1κ	Not ap–proved	2017	CHO	Multiple sclerosis
Imfinzi®	Durvalumab	Astrazeneca UK	PD–L1	Human IgG1/κ	Not ap–proved	2017	CHO	Metastatic urothelial car–cinoma
Dupixent®	Dupilumab	Regeneron Pharmaceuticals Inc	IL–4Rα	Human IgG4	Not ap–proved	2017	CHO	Asthma; dermatitis
Bavencio®	Avelumab	Merck Sharp & Dohme Limited	PD–L1	Human IgG1/κ	Not ap–proved	2017	CHO	Metastatic Merkel cell carcinoma

품이 더 상업화 되어 총 8가지의 인간화 항체가 현재 시장에서 각축을 벌이고 있어 가장 많은 부분을 차지하고 있다(참고로 치료용 항체로서 최초로 상업화된 OKT3이후 시장에 등장한 제품을 연대 순으로 정리하여 적응증과 함께 표 3.1 에 정리하였다.).

여기에 그치지 않고 100% 인간 항체를 생산하기 위한 노력이 1990년부터 시작되어 phage display에 의한 합성 항체인 Humira가 2002년 최초의 100% 인간 항체로 시장에 등장하게 되었으며 Humira는 chimeric 항체인 Remicade를 100% 인간 항체화한 제품이 되겠다.

또한 쥐의 immunoglobulin gene을 인간의 gene으로 바꾼 transgenic mouse를 이용한 인간 항체 연구가 1994년도부터 시작되어 현재는 transgenic mouse를 이용한 100% 인간 항체가 이미 시장에 등장하였다.

3.4.1. 쥐유래의 항체(Murine Antibodies)

그림 3.4 에 세포 융합 기술(Hybridoma Technology)을 이용한 쥐 유래의 단일 클론 항체를 생성할 수 있는 기술을 도식화 하였다. 이기술은 1975년도에 최초로 제안된 기술로, 단일 클론 항체를 생산하는 B세포와 영원이 자랄 수 있는 성질을 가진 myeloma 세포를 융합 시킴으로써

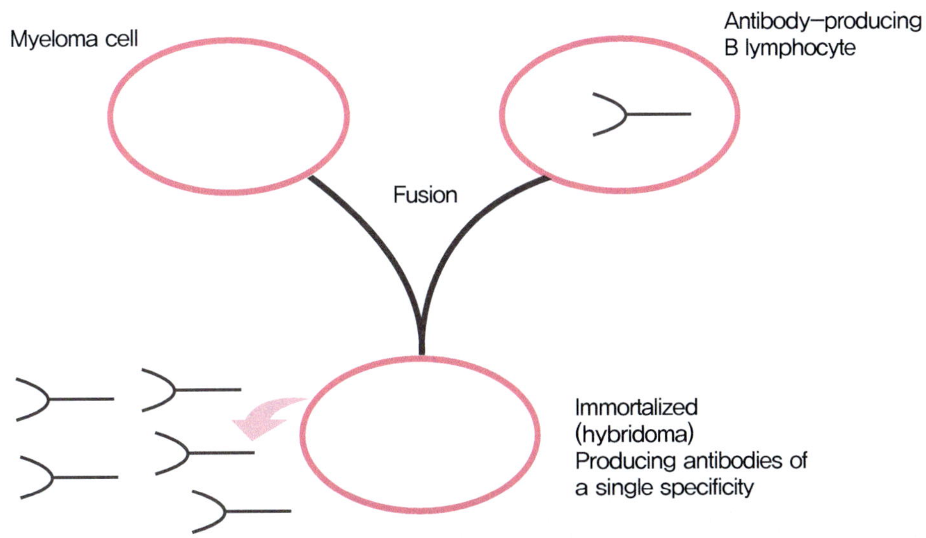

그림 3.4. Hybridoma Technology

실험실에서 영원히 자랄 수 있는 Hybridoma를 만들고 이를 배양함으로써 특정 specificity의 단일 클론 항체를 무한정으로 생산 할 수 있는 기술이다.

3.4.2. 쥐 유래의 항체의 인간화(Humanization of Murine Antibodies)

이미 언급한 바와 같이 쥐 유래의 항체 제품인 OKT3는 시장에서 별로 성공하지 못하였다. 그 이유는 immunogenicity에 의한 부작용 때문이었다. 즉, 쥐 유래의 항체를 치료 목적으로 사람에게 주사하게 되면 human anti-murine antibody(HAMA)가 생성되어 항체 효능을 중화시켜 효력이 약해지고 반면에 여러 가지 부작용이 생겨 치료용으로 사용하기가 어려워진다.

이와 같은 문제점을 극복하기 위해서는 되도록이면 쥐 유래의 항체를 인간화 하여 가급적이면 HAMA에 의한 부작용을 줄이는 것이며 chimeric 항체나 인간화 항체, 혹은 100% 인간 항체를 생산하는 것이다.

■ 3.4.2.1. Chimeric 항체

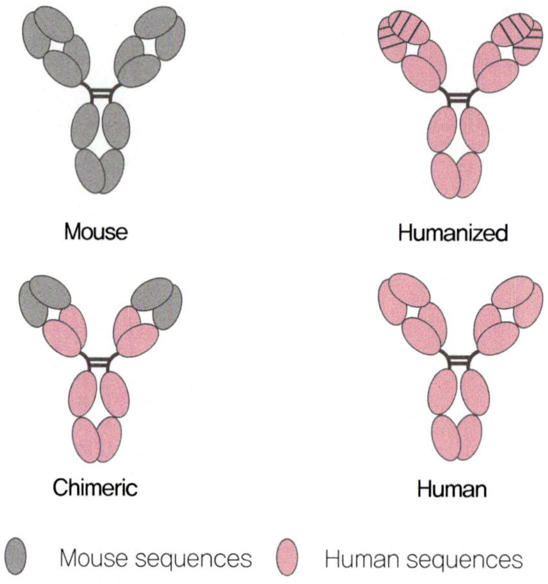

그림 3.5. Humanization of murine antibodies

Chimeric 항체는 항원 결합 부위인 variable region은 specificity가 높은 쥐 유래의 항체를 사용하고 항원 결합과 관계가 없는 constant region은 인간 항체를 사용하여 두 항체를 결합하여 immunogenicity를 낮춘 항체이다 (그림 3.5 참조). 이러한 항체를 만들어 사용하게 되면 HAMA 반응을 어느 정도는 감소시킬 수 있으나 여전히 variable region의 쥐 유래 항체에 의한 HAMA 반응을 완전히 제거하기는 어렵다. 따라서 여전히 정도는 낮지만 human anti–chimeric antibody(HACA) 반응이 나타나게 된다.

■ 3.4.2.2. 인간화 항체(Humanized Antibody)

Chimeric 항체보다 조금 더 인간화 한 항체로 variable region 중 CDR 부분만 쥐 유래의 CDR로 하고 framework residue는 인간 항체화 하여 만든 항체로(그림 3.5 참조) human variable domain framework에 쥐 유래의 CDR을 grafting시키고 human Fc 영역을 결합시키는 방법을 사용한다. 이와 같은 방법을 사용하면 항원–항체 binding affinity가 낮아지는 단점이 있어 human framework residue의 일부 중요 서열을 쥐 유래의 서열로 바꾸어 줌으로써 극복할 수 있다. 이러한 작업은 많은 구조 연구를 통하여 효율적으로 이루어 질 수 있다.

3.4.3. Fully Human Antibody(100% 인간 항체)

이미 언급하였듯이 humanized antibody도 최소 CDR은 쥐 유래의 항체 서열이므로 immunogenicity 문제를 최소화는 할 수는 있으나 완전히 해결 하기는 어렵다.

따라서 100% 인간 항체를 생산하여 임상적으로 사용하면 immunogenicity 문제를 해결할 수 있어 이점이 많다. 그러나 전통적인 hybridoma 기술로 인간 항체를 생산 하는 것은 어려운 일이다. 왜냐하면 인간을 immunization한다는 것은 도덕적으로 용납되기 어렵고 인간 hybridoma는 안정적으로 항체를 생산하기 어렵기 때문이다. 최근에는 Fab나 scFv와 같은 항체 fragment를 박테리아에 발현시켜 phage로 display하여 library screening하는 방법이 개발되어 인간 항체를 생산하는 것이 가능해 졌다.

인간 항체를 만드는 방법은 크게 나누면 다음과 같이 두가지 방법이 있으며 첫 번째 방법인 library screening 방법은 3가지 정도로 나눌 수 있겠다.

- Antibody library screening(scFv 나 Fab)
    - Phage display
    - Cell display(Yeast)
    - Ribosome display
- Immunization of transgenic mice

Transgenic mice를 이용하여 인간 항체를 만드는 방법은 이미 언급하였다. Antibody library를 screening하여 인간 항체를 만드는 방법은 목표 항원에 대하여 affinity 와 specificity가 높은 variable region이나 Fab를 phage display나 yeast display 혹은 ribosome display와 같은 방법을 이용하여 screening한 후 affinity maturation 과정을 통하여 affinity를 높여 최적화한 다음 나머지 constant region과 결합, 동물세포에 발현시켜 발현된 동물세포를 배양하고 분리, 정제 공정을 거쳐 생산하게 된다. 이 중 가장 보편적으로 많이 사용하는 방법은 phage display기술이다. 이어서 다음 부터는 항체 library 및 library screening방법에 대하여 간단하게 기술하고자 한다.

■ 3.4.3.1. Immune Library

사람에게 백신이나 병원균을 투여하여 원하는 항원에 노출시키게 되면 그 항원에 대한 높은 농도의 항체가 생성되어 순환하게 된다. 따라서 10^5정도의 작은 규모의 library를 이용하여도 특이도(Specificity)가 높은 항체를 얻을 수 있을 뿐만 아니라 이 항체 gene들은 생체 내에서 친화도가 성숙(Affinity Maturation)되었기 때문에 더 이상의 affinity maturation 과정이 필요 없는 높은 친화력의 항체를 얻을 수 있다. 그러나 인간 항체는 윤리적인 이유로 immunization에 의해 얻기가 불가능하므로 일반적으로는 immune library로부터 얻기에는 한계가 있다. 또한 더 중요한 이유는 특히 인간의 immunological tolerance 기작 때문에 특히 암 등과 같이 임상적으로 중요한 target이 되는 self antigen에 대한 항체를 얻기가 거의 불가능할 정도로 어렵다는 점이다.

■ 3.4.3.2. Naive Library

Naive library는 면역이 되지 않은 개체에서 생성되는 항체 유전자를 cloning하여 얻어진 V-gene의 집합체라고 말할 수 있다. mRNA를 peripheral lymphocyte, 골수(Bone Marrow), tonsils, 혹은 cadaver spleen 등으로부터 분리하여 그 mRNA로부터 degenerate oligonucleotide primer를 사용하여 PCR을 이용하여 IgM이나 IgG의 variable region을 증폭시킨 후 screen하기 적당한 vector에 cloning한다. IgG 보다는 IgM repertoire가 더 선호 되는데 그 이유는 IgG에 비하여 IgM repertoire가 immune tolerance나 selection 과정을 거치지 않아 훨씬 더 다양하기 때문이다. 거기에 비하면 IgG는 면역 반응에 의해 bias되어 self antigen에 반응하지 않는다.

Naive library로부터 얻어지는 항체의 친화력(Affinity)이나 특이도(Specificity)는 library의 크기에 의해 좌우된다. 예를 들면 10^{10}정도의 다양성을 가지고 있는 library로부터 얻어지는 항체의 affinity는 nano molar 범위인데 반하여 3×10^{7}정도의 다양성을 가지고 있는 library로부터 얻어진 항체의 affinity는 micro molar 범위로 보고되었다.

일단 library가 만들어지면 이 library는 계속 증식 가능하고 반복적으로 여러 가지 항원에 대한 항체를 screening하는데 사용될 수 있다. 그러나 발현 효율이 낮고 bacteria에게 독성을 나타내는 경우가 많아 문제가 되는 경우가 많이 나타난다. 이러한 문제점을 피해갈 수 있는 방법이 바로 synthetic library를 이용하는 것이다.

■ 3.4.3.3. Synthetic Library

Rearrangement가 이루어지지 않은 상태의 germline세포에서는 항체의 light chain 유전자는 100~200여 개의 V gene과 5개의 J gene, 그리고 특정 constant region gene으로 이루어져 있고 특정 B 세포에서 rearrange가 이루어진 형태(V와 J 유전자의 연결)의 유전자를 갖게 된다. 이는 전사과정을 거쳐 mRNA로 전환되며 그로부터 splicing과정을 통하여 성숙된 mRNA와 단백질 합성이 이루어진다.

마찬가지로 heavy chain의 경우도 200여 개의 V gene, 12개의 D(Diversity) gene, 6개의 J gene, 그리고 여러 개의 C region gene으로 이루어져 있다.

Synthetic Library를 구축하기 위해서는 germline antibody gene segment들, 즉, V_H, D_H, J_H 혹은 V_L, J_L 들을 cloning하여 실험실에서 조합적으로 arrange하여 V_H와 V_L chain을 coding하는 gene을 재조합 한다.

10^7~10^{10}정도의 clones을 가진 이와 같은 synthetic library는 self antigen에 대하여 특이도를 갖는 항체를 만들 수 있으며 친화력은 그리 높지 않은 것으로 보고 되었다. 이러한 Synthetic Library의 친화력이 낮은 단점을 극복하기 위하여 CDR loop, 특히 CDR3가 가장 크게 항원과의 결합에 관여한다는 사실이 알려져 있기 때문에 CDR3 region을 randomize하여 친화력을 높이는 시도가 많이 이루어지고 있다.

■ 3.4.3.4. Antibody Library Screening

효율적인 고속 screening 방법에 의해 특정의 항체 clone을 isolation할 수 있고 또한 친화도가 높고, 안정성이 증가된, 혹은 effector function이 개선된 항체를 engineering할 수 있게 된다.

현재 가장 광범위하게 사용되고 있는 기술은 phage display 방법으로 항체를 filamentous bacteriophage 표면에 발현시켜 screening하는 방법으로 사용하기 간단하고 아주 versatile한 기술이다. Fab나 scFv 형태로 되어 있는 항체 library를 λ phage에 있는 coat protein 중 pIII에 fusion시켜 Ab–pIII fusion protein을 phage 표면에 발현시킨다. 주어진 항원에 특이적으로 결합하는 항체를 display하는 phage는 고체 표면에 immobilize되어 있는 항원에 선택적으로 흡착됨으로써 쉽게 enrich할 수 있으며 이와 같은 과정을 panning이라고 한다. 고체 표면에 흡착되어 있는 phage는 용리 시킨 다음 대장균 세포에 감염시킴으로써 증폭된다.

보통 5~8라운드의 panning, 용리, 증폭을 통하여 특이도가 높은 항체를 display하는 phage를 screening하여 선정할 수 있다. Phage display는 monovalent(Single Copy)나 multivalent(Multiple Copy) display가 가능하며 사용되는 anchor protein과 vector type에 따라 다르다. High affinity 항체를 screening하기 위해서는 monovalent display가 더 좋다.

Phage display 외에도 cell display나 ribosome display에 의한 screening도 가능하다.

Cell display는 대장균이나 효모 *S.cerevisiae* 등과 같은 미생물 세포 표면에 항체를 display시키는 방법으로 효모 세포벽에 위치한 α–agglutinin yeast adhesion receptor에 발현시키는 경우 등을 예로 들 수 있겠다.

Screening을 위해서는 multiple copy의 서로 다른 항체를 display하는 cell library를 형광물질로 tag된 ligand와 같이 incubation한 후 FACS로 lignad와 결합된 항체를 display한 세포만 선별할 수 있게 된다. Flow cytometry를 이용하여 특정 ligand와 결합된 각 clone의 결합력을 정량적으로 측정할 수 있어 적당한 조건 하에서 수행하면 highest affinity 항체만을 선별해 낼 수 있게 된다.

현재의 기술로서는 cell surface display는 transformation 효율과 FACS 에 의한 선별 속도가 한정적이어서 대규모 library(5×10⁸이상)를 screening하는데는 적절한 방법이 아닌 것으로 알려져 있다.

Ribosome display는 ribosome, mRNA 그리고 polypeptide 사이에 ternary complex를 형성할 수 있다는 사실에 근거를 두고 있다. 따라서 항원에 대하여 요구되는 특이도를 갖는 항체를 포함하고 있는 complex를 고체 표면에 immobilize 되어 있는 ligand(항원)에 대하여 panning과정을 통하여 enrich할 수 있게 된다. 이 기술의 장점은 mRNA–protein covalent가 훨씬 안정성이 커 좀 더 가혹한 조건에서 screening이 가능하고 모든 과정이 transformation 과정 없이 *in vitro* 상에서 가능하다는 점이다. 그림 3.6 에 항체 library screening방법을 참고로 요약하였다.

V-gene source	Immunized	Naive	Synthetic
Antibody fragment format	scFv 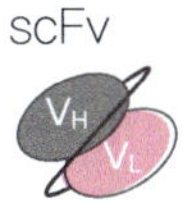		Fab B 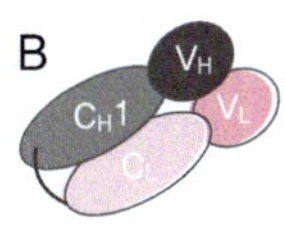
Display format	Phagemid(p3) 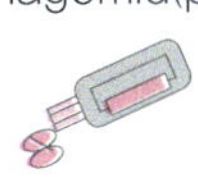	Yeast or *E.coil* 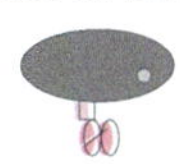	Ribosome 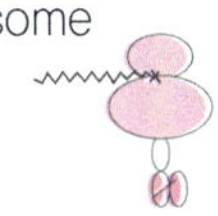
Library screen	Panning	FACS	Panning

그림 3.6. Antibody Library Screening

3.5. 기타 Antibody Engineering

3.5.1. 항원 결합 친화력의 개선(Improvement of Antigen Binding Affinity)

Antibody engineering 연구 중에서 가장 활발하게 이루어진 분야가 binding affinity를 개선하는 연구였을 정도로 많은 연구가 이루어진 분야다. 그 이유는 affinity가 증가하게 되면 투여량을 감소시킬 수 있고 투여량이 감소되면 투여량과 관련된 독성을 감소시킬 수 있어 치료범위(Therapeutic Window)가 넓어지기 때문이며 아울러 생산 비용을 절감할 수 있기 때문이다. 항체의 affinity maturation은 phage display나 yeast display 방법이 간단하고 고속 screening 방법이기 때문에 주로 이용된다.

항체의 affinity를 개선하기 위하여 시도되는 방향은 대개 두가지로 요약될 수 있다. 한 가지는 무작위적으로 돌연변이 시킨 CDR이나 혹은 전체 variable domain library를 만들어 이 큰 library를 이용하여 affinity가 큰 변형체를 선별함으로써 가능하다. 이러한 큰 library는 random CDR mutagenesis, chain shuffling, error prone PCR 혹은 DNA shuffling 방법에 의해 만들어진다.

또 다른 approach는 focused mutagenesis나 hot spot mutagenesis 방법을 이용하여 규모가 작은 focused library를 만들어 선별하는 방법이다.

이 방법은 *in vivo* affinity maturation을 모방한 방법으로 모든 6개의 각 CDR 에 위치한 특정부위나 variable domain 중에서 어떤 특정한 위치를 randomize하여 선별하게 된다. 보통은 조금씩 affinity를 증가시키는 여러가지 다른 방법의 mutation을 조합시키는 방법을 사용하며 종종 다른 mutation 방법을 조합하게 되면 서로 상승효과를 발휘하여 좀 더 큰 affinity 개선을 가능케한다.

3.5.2. 항체 Fragments

분자량 약 150 kDa 정도의 항체는 고형암 속으로의 침투가 용이하지 않고 몸으로부터 서서히 배출된다. 그림 3.7에서 보여주는 Fab, scFv, diabodies, minibody 등은 Fc 영역의 전체 혹은 일부를 제거함으로써 얻을 수 있다. 이러한 항체 fragment들은 몸으로부터의 배설도 빠르고 조직이나 암세포로의 침투도 빠르다고 알려졌다. 따라서 이러한 항체 fragment들이 imaging이나 방사성 동위원소를 결합한 항체용으로 훨씬 더 적합하다. 이러한 항체 fragment들은 박테리아를 이용하여 대량으로 생산할 수 있기 때문에 항체를 동물세포 배양을 통해 생산해야 하는 어려운 과정을 쉽게 해줄 수도 있다.

일반적으로 온전한 항체의 항원결합 특이도를 유지하는 가장 작은 항체조각은 V_H와 V_L 영역이 비공유 결합으로 붙어있는 Fv이다. 이것은 저농도에서 불안정하므로 V_H와 V_L을 유연한 peptide linker로 연결하여 scFv를 만든다 (그림 3.7 참조). 가장 보편적으로 사용되는 peptide linker는 $(Gly_4Ser)_3$이다. 또한 F_V의 V_H와 V_L 영역의 framework 부분에 2개의 cysteine 잔기를 도입하면 disulfide에 의해 안정화된 disulfide $F_{V(dsFv)}$가 얻어진다.

Diabody는 scFv의 homodimer로 4개의 아미노산으로 된 짧은 peptide linker에 의해 V영역들이 intermolecular complex를 형성하여 공유 결합된 형태이다. 기타 여러가지 항체 조각 형태들은 그림 3.7을 참조하면 되겠다.

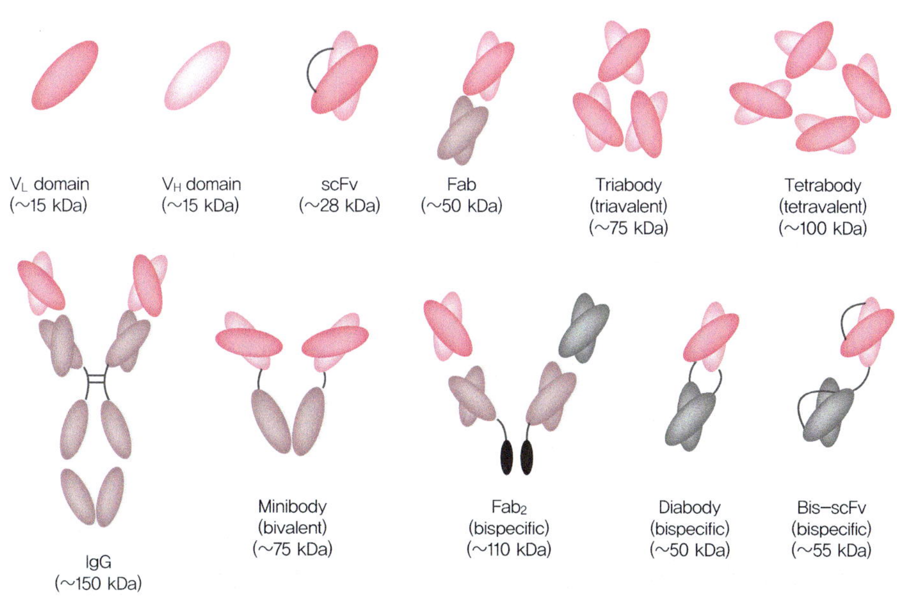

그림 3.7. Antibody Fragment

3.5.3. Improvement of Effector Functions

ADCC activity를 향상시키기 위해서는 IgG의 Fc와 FcγRs사이 affinity를 향상시켜야 한다. IgG의 Fc와 FcγRs와의 interaction은 Fc영역의 oligosaccharide와 hinge와 CH_2영역에 위치한 몇 개의 residue에 의해 좌우된다. 따라서 ADCC activity를 향상시키기 위해서는 IgG Fc 영역이 있는 glycosylation site를 engineering 하던지 혹은 hinge나 CH_2영역에 위치한 FcγRs와 결합에 영향을 미치는 부위를 mutation 시킴으로써 가능해 진다.

CDC는 CH_2영역의 서열과 밀접한 관계가 있다는 사실이 알려져 있기 때문에 CDC 기능의 향상은 CH_2영역의 mutation에 의해 가능해진다.

3.5.4. Altering Pharmacokinetics

이미 언급한 바와 같이 IgG의 혈중 반감기는 IgG의 Fc영역과 FcRn receptor와의 결합에 의하여 결정된다. IgG의 Fc영역 중 FcRn과 결합에 관여하는 부위는 이미 밝혀져 있고 CH_2와 CH_3영역의 interface로 혈중 반감기를 조절할 수 있는 것으로 알려져 있고 또한 많은 연구결과가 보고되어 있다.

Antibody fragment는 혈중 반감기가 온전한 항체에 비하여 clearance가 빠르기 때문에 훨씬 짧은 것으로 알려져 있다.

이와 같은 fragment의 혈중 반감기를 증가시키기 위해서는 chemical modification을 통하여 분자량을 증가시켜 체내 clearance를 느리게 함으로써 가능하다. 예를 들면 antibody fragment에 PEG를 붙임으로써 반감기를 훨씬 길게 한 결과가 보고 되었다.

따라서 대장균에서 antibody fragment를 값싸게 대량으로 생산한 후 PEGylation 시킴으로써 혈중 반감기를 온전한 항체 수준으로 증가시켜 치료용 항체로 사용하는 대안도 등장하고 있다.

3.6. 단일 클론 항체의 임상적 응용(Clinical Applications of MAbs)

단일 클론 항체는 임상적으로 크게 진단 분야와 치료 분야에서 유용하게 사용되고 있다. 진단 분야에서는 단일클론 항체를 이용한 imaging에 의한 진단법과 Enzyme Linked Immunosorbent Assay(ELISA)에 의한 진단법이 광범위하게 이용되고 있으나 여기에서는 지면 관계상 논외로 하고 주로 치료용 항체에 대하여 기술하겠다.

이미 언급한 바와 같이 치료용 항체가 가장 많이 쓰이는 분야는 암 치료이고 그 다음은 류마티스 관절염과 같은 항 염증 분야, 면역질환, 장기 이식 거부 반응, 감염증, 심장 질환 등에 두루두루 사용되고 있다.

단일 클론 항체를 치료 목적으로 사용하는 경우 크게 두 가지 작용기전에 의해 효능을 나타내게 된다.

그 한가지는 항체가 특정 수용체(Receptor)를 차단하여 신호 전달 체계를 정지시킨다든지 혹은 염증유발 cytokine과 결합하여 활성이 없는 상태로 중화시키는 기능이며 또 다른 한가지는 항체의 effector 기능을 이용하는 것이다. 즉, complement cascade를 활성화 한다든지 ADCC를 활성화한다든지 혹은 강력한 약물이나 toxin, 방사성 동위원소 등을 결합하여 targeting한 후 그 결합 물질에 의한 암세포의 파괴 등이 두 번째 기능에 속한다.

3.6.1. 암(Cancer)

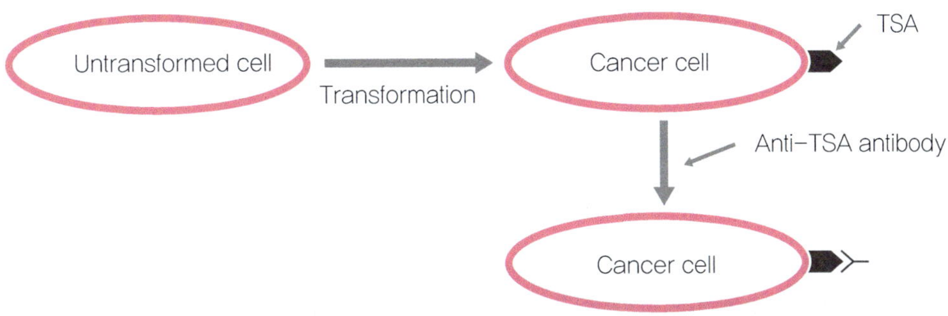

그림 3.8. Tumor Immunology

그림 3.8 에서 보이는 바와 같이 정상세포가 암세포로 형질전환이 되면 종양 표면 항원(Tumor Surface Antigen)이 점진적으로 발현된다. 일단 종양이 형성되면 우리 몸에서는 항 종양 효과를 나타내기 위한 여러 가지 면역 반응이 일어나게 되는데 그 중에서도 중요한 항 종양 면역 반응들은 다음과 같다.

- T lymphocyte: 악성세포를 인지하고 분해시킨다.
- NK cells: 종양 세포의 분해(Lysis)를 일으킨다.
- 거식세포 (Macrophage): lysosomal 효소를 분비하거나 TNF를 생성시켜 종양세포를 파괴한다.
- 항체 생산: 종양 세포 표면 항원에 결합함으로써 종양 세포를 파괴한다.

종양 세포 표면 항원에 대한 항체가 생산이 되면 항체의 Fc 영역과 NK cell이나 Macrophage의 수용체(Receptor)와 결합하여 이러한 면역 세포들을 끌어 모아서 종양세포를 파괴하게 된다 (그림 3.9참조).

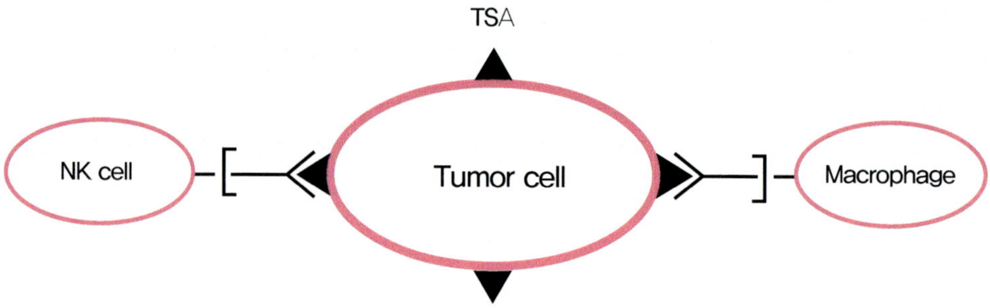

그림 3.9. The Major Anti-tumor Immune Elements

또한 항체의 Fc영역은 complement cascade를 활성화하여 종양세포를 파괴하게 된다. 따라서 종양세포를 감지하고 혹은 파괴하기 위한 항체를 생산하기 위해서는 종양과 관련된 항원을 동정하는 것이 중요하다.

항체를 기본으로 한 암 치료제로서는 변형되지 않은 항체를 비롯하여 항체의 종양세포 targeting 성질을 이용한 방사성 동위원소, 강력한 약물(Drug), 독소성분(Toxin) 등을 항체에 결합하여 항암제로 사용하는 immunoconjugate 치료법이 임상적으로 사용되고 있다. 이것을 요약하면 다음과 같고 그림으로 쉽게 보여주면 그림 3.10과 같다.

- 변형되지 않은 단일 클론 항체(Unaltered MAb or Naked MAb)
- Immunoconjugate
- MAb-radionuclide conjugate
    - MAb-toxin conjugate
    - MAb-drug conjugate
    - Antibody-directed enzyme prodrug therapy(ADEPT)
- Pretargeting approach

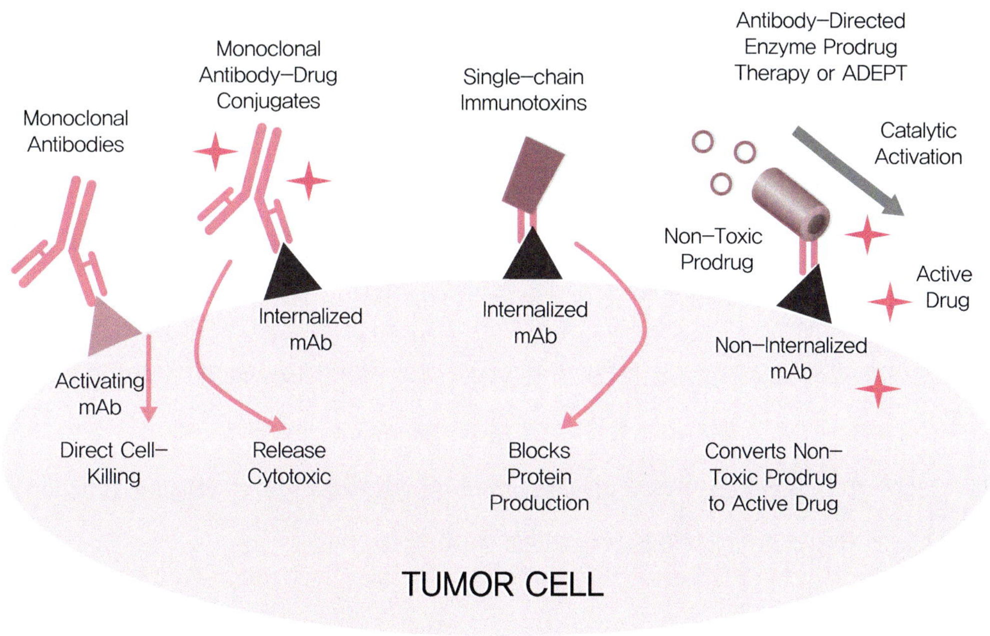

그림 3.10. Antibody-based Anticancer Therapeutic

Immunoconjugate는 아이디어 자체로는 굉장히 현명한 생각이나 기술적으로는 여러가지 문제점이 있어 연구는 굉장히 많이 진행되고 있으나 현재까지 상업화되어 시장에 나와 있는 제품은 Mylotarg, Zevalin, Bexxar 3가지 정도(표 3.1 참조)밖에 없었으며 시장성도 그다지 크지 않은 것으로 나타났다. 그러나 이 분야는 응용 가능성이 높은 분야로 진행되고 있는 많은 연구가 실용화로 결과가 나타나면 그 성공 가능성은 무한하며 현재 Ab-Drug Conjugate의 경우는 다수의 제품들이 상업화 되고 있다. 보다 더 어려운 문제점이 많겠으나 지금까지 Immunoconjugate의 연구 결과 나타나 있는 중요 문제점은 다음과 같다.

- 항체와 conjugate된 약물이나 방사성 동위원소가 종양 목표 지점에 전달되기 전에 분해되거나 decay될 수 있다.
- 목표물에 전달 역할을 하는 항체의 약동력학적 특성이나 생분포(Biodistribution)가 최적 조건이 아닐 수 있다.
- Conjugation시키는 과정 중에 항체의 결합 특성을 변질 시킬 수 있다.
- Conjugation시킬 때 사용하는 linker가 부적절한 특성을 가지고 있어 conjugation된 약물이 충분한 약효를 나타낼 수 없는 정도의 양만 release되거나 혹은 활성이 제대로 갖추어져 있지 않은 상태로 release될 가능성이 있다.

■ 3.6.1.1. 암 치료제로서의 변형되지 않은 단일 클론 항체(Naked MAb)

변형되지 않은 단일클론 항체는 임상적으로 많이 사용되고 있으며 그 효과는 주로 effector function인 ADCC와 CDC 활성화 혹은 cell signaling events를 유도함으로써 cell cycle arrest나 apoptosis 등을 이용하여 암 세포를 제거하게 된다.

따라서 이와 같은 효능을 증진 시키기 위해서는 항체의 적당한 isotype의 선정이 중요하다. IgG1과 IgG3는 세포 사멸을 유도할 수 있고 IgG1이 humanized항체 제작에 더 적합한 것으로 알려져 있다. 또한 CH_2영역에 glycosylation되어 있는 탄수화물은 effector function을 나타내는 과정에서 중요한 역할을 하는 것으로 이미 알고 있다.

■ 3.6.1.2. Immunoconjugate를 이용한 방사성 동위원소의 targeting(Radioimmunotherapy)

Radioimmunotherapy를 위해서는 항체와 방사성 동위원소를 conjugate 시켜야 한다. 이때 사용되는 방사성 동위원소를 선정 시에는 다음 사항을 고려하여야 한다.

- Type and energy of emission
- Half-life
- Chemical form: ease of radiolabelling, 항체와 결합시의 안정성

등이 되겠으며, 치료용 항체 conjugate의 용도로는 보통 α나 β선이 사용되며 γ선은 정상 조직에도 독성을 나타내므로 사용하기 어렵다.

한편, conjugate에 사용될 항체에 대해서는 항체의 특이성(Specificity), 종양 표면항원과의 친화도(Affinity), 또한 정상조직과의 낮은 cross reactivity 등이 고려되어야 한다. 일반적으로 온전한 항체(Intact Monoclonal Antibody)는 방사성 동위원소를 target tissue로 전달하는 용도로 적합하지 않다. 그 이유는 온전한 항체의 혈중 반감기가 길어 여기에 방사성 동위원소를 conjugation시키면 정상 세포가 파괴되어 피해를 받을 가능성이 높기 때문이다.

Radioimmunotherapy에 사용하기 가장 이상적인 항체의 성질은

- 종양세포로의 침투 성질이 좋고
- Clearance가 빠르고
- 종양 세포에 다량으로 localization 되는 것이 좋다.

이러한 점에서 보면 상기 언급한 바와 같이 온전한 IgG는 적합하지 않고 혈중 반감기가 수시간 정도되고 종양세포로의 침투 능력이 좋고 종양세포에 잘 축적되는 diabodies(55 kDa), scFv (25 kDa), dimer of scFv 등의 사용이 고려의 대상이 될 수 있다.

또한 항체의 Fc영역의 mutation에 의해 pharmacokinetic 성질을 조절할 수 있기 때문에 이와 같은 engineering 기법을 이용할 수 있으며 site specific하게 radiolabelling 함으로써 항체의 활성을 유지할 수 있고 또한 좀더 정형적인 제품을 생산할 수 있고 품질관리가 용이해진다.

■ 3.6.1.3. Immunotoxins; targeting toxins using immunoconjugates

자연계에서 분리한 여러 가지 강력한 toxin이 알려져 있지만 항암 치료제로 사용하지 못하였다. 그 이유는 이와 같은 toxin이 단백질의 합성을 억제시키는 작용에 의해 세포에 독성

을 나타내므로 종양세포뿐만 아니라 정상세포도 파괴하기 때문이다. 따라서 종양 표면 세포에 대한 항체를 이용하여 항체와 toxin을 conjugate시켜 투여하여 항체에 의해 종양세포만 파괴할 수 있을 것이다. 따라서 이러한 immutoxin의 이상적인 요구 조건은 우선 세포 내로 internalization이 잘 되어야 하며 internalization이 이루어진 후에는 항체로부터 toxin이 제대로 release가 되어야 한다.

이러한 관점에서 보면 온전한 IgG의 경우는 internalization이 효율적으로 가능하고 암 조직에 잘 축적되나 조직 침투도가 낮고, 항체 fragment들은 조직 침투도가 높으므로 이러한 점을 잘 고려하여 선정 하여야 할 것이다.

Conjugation은 보통 chemical linker를 이용하거나 재조합 fusion을 통하여 가능하며 순환계에서는 intact하여야 하고 세포 내에서는 free toxin을 방출 시킬 수 있어야 하므로 순환계의 중성 pH에서는 intact하고, pH가 낮고, 환원환경이며 단백분해 효소가 풍부한 endosome 환경에서 절단되는 pH dependent linker나 disulfide bond linker 혹은 단백 분해 효소에 의해 절단되는 peptide linker 등을 사용한다.

흔히 사용되는 toxin 물질로서는 다음과 같은 물질들이 있다.

- Plant toxin
  - Ricin
  - Abrin
  - Gelonin
  - Saporin
  - Pokeweed antiviral protein
- Bacteria toxin
  - Pseudomonas exotoxin(PE)
  - Diphtheria toxin(DT)

■ 3.6.1.4. Antibody Drug Conjugate(ADC); targeting drug using immunoconjugates

세포 독성이 강한 약물은 종양세포에 대한 파괴 능력은 좋으나 선택성이 낮아 정상세포에 대한 독성 또한 강하다. 따라서 이러한 약물에 항체를 결합시켜 종양세포로 targeting이 가능하다면 정상세포에 대한 부작용을 최소화할 수 있다. 약물은 toxin에 비하여 분자량이 작기 때문에 항체와 conjugation시 toxin을 conjugation시킬 때 보다 immunogenicity가 낮게 된다. 약물을 항체에 conjugation시킬 때 최적화 하여야 할 여러 가지 변수들은 다음과 같다.

- 단일 클론 항체의 종양 세포 내부로 침투하기 위한 physiological barrier
- 단일 클론 항체의 immunogenicity; 쥐 유래 항체보다는 chimeric이나 인간화 항체가 좋음
- 항원이 종양세포 이외의 정상 세포에서의 발현 유무
- 항체로부터의 약물 방출의 효율성; 적절한 linker설계가 필수적이다.
- 약물이 제대로 활성을 보유한 상태로 항체로부터 방출(Release)시키기가 쉽지 않다.

Antibody drug conjugate는 세포 내부로 internalize되어야 되기 때문에 일반적으로 온전한 형태의 항체를 사용하게 된다. 약물과 항체 사이를 연결해주는 linker 설계를 최적화하여 순환계에서는 intact하고 종양세포내부로 internalize되었을 때 제대로 잘 절단 되도록 하여야 한다.

Linker 설계의 기본 개념은 많은 항체가 수용체를 매개로 한 endocytosis에 의해 internalize가 되며 endocytosis에 의해 항체가 lysosome이나 endosome내부로 이동하게 되는데 이러한 환경은 보통 산성이고 단백 분해효소가 풍부하고 또한 환원 상태이기 때문에 이와 같은 환경차이를 이용하여 정상상태인 순환기 내에서는 linker가 intact하고 lyosome이나 endosome의 낮은 pH 등의 환경에서는 절단이 되도록 설계하는 것이다.

따라서 linker design 개념은 다음과 같은 3가지 방법이 많이 사용되고 있다.

- pH dependent linker; pH 5~6 정도에서 가수분해 되도록 설계
- Disulfide bond에 의한 conjugation; 환원환경에서 절단됨
- Peptide linker; Endosome에 풍부하게 존재하는 단백 분해 효소에 의해 절단되어 약물이 방출

■ 3.6.1.5. Antibody-directed Enzyme Prodrug Therapy

ADEPT는 강력한 세포 독성을 가진 약물을 독성이 없는 inactive한 prodrug으로 만들어 항체의 종양세포 targeting 개념을 이용하여 targeting용 항체에 inactive한 prodrug을 active한 세포독성이 강한 약물로 전화시켜주는 효소를 conjugation시켜 항체-효소 conjugate가 종양 세포에 pretargeting한 후 inactive한 prodrug을 복용하게 되면 순환계 내지는 정상세포에서는 prodrug 형태로 존재하여 세포 독성을 나타내지 않고 종양세포에 전달되었을 때만 항체에 결합되어 있는 효소에 의해 세포 독성이 강한 활성의 약물로 전환되어 종양 세포를 파괴하게 된다 (그림 3.11 참조).

이때 이용되는 항체의 종류로서는 암세포로의 침투력이 우수하고 혈액에서의 clearance가 빠른 scFv와 같은 항체 fragment를 이용하는 것이 유리하다. 사용효소로서는 정상세포에서의 prodrug의 활성화를 방지하기 위해 사람유래의 효소나 extracellular 효소는 사용하기 곤란하다.

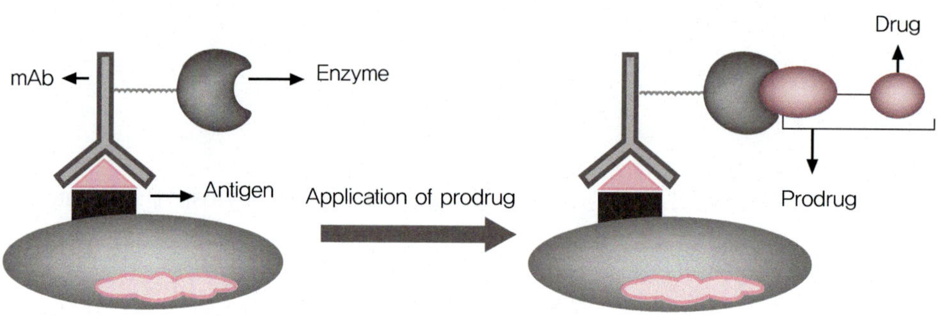

그림 3.11. Outline of antibody-directed enzyme prodrug therapy (ADEPT). Subsequent to its enzymatic activation, the active drug is taken up by the cell, upon which it exhibits a cytocidal effect

■ 3.6.1.6. 면역관문 저해제(Immune Check Point Inhibitor for Cancer Therapy)

인체는 종양세포에 의해 발현되는 종양특이 항원들을 감지하고 제거하는 면역기능을 가지고 있다. 종양세포는 면역기능을 억제하거나 T 세포를 매개로 한 면역관용(Immune Tolerance)을 통해 이러한 면역 공격을 회피하고 생존하는 전략을 취할 수 있다. 특히 회피 전략의 하나로서 면역관문(Immune Checkpoint)기능의 활성화를 통해 종양특이적 T lymphocyte의 기능을 억제한다. 따라서 면역관문 기능과 관련된 수용체나 리간드(Ligand) 역시도 항암항체의 좋은 타겟이 될 수 있다. 최초의 면역관문 저해제로서 cytotoxic T-lymphocyte associated antigen-4 (CTLA-4)의 단클론 항체인 Yervoy(Ipilimumab)가 2011년 전이성 악성 흑생종 치료제로 승인되면서 본격적인 면역항암제의 시대가 열리게 되었다. 이후 2014년 PD-1 억제제인 Keytruda (Pembrolizumab)와 2015년 Opdivo(Nivolumab)가 흑생종 및 비소세포폐암의 치료제로 승인되었다. PD-1의 리간드인 PD-L1을 저해하는 Tecentriq(Atezolizumab)과 Imfinzi(Durvalumab)도 2016년과 2017년에 FDA 승인을 받아 전이성 요로상피암과 방광암의 치료제로 사용되고 있다. 특히 PD-1에 대한 단클론 항체들은 흑색종 뿐만 아니라 다른 다양한 암에서도 긍정적인 임상결과들이 확인되고 있어 호지킨림프종, 신장암 등으로 적응증이 확대되고 있다. 이들 면역관문 저해제들은 서로의 병합요법을 통하여 치료효과의 상승작용을 기대할 수 있어 앞으로 그 효용성이 더욱 증가할 것으로 예상된다.

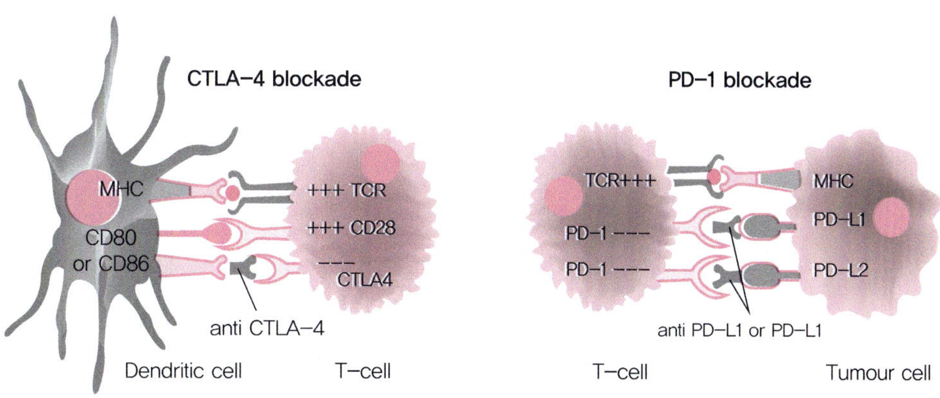

그림 3.12. 면역관문 저해 메커니즘

3.6.2. Arthritis, Immune and Inflammatory Disorders

염증은 감염이나 상처에 대한 생체의 보호 기작으로 특정 영역으로의 증가된 혈류, 혈관의 팽창, 혈관벽을 통해 lymphocyte가 조직으로 이동하는 등의 반응을 나타내며 TNF, IL-1 등과 같은 proinflammatory cytokine들에 의해 조절된다.

염증반응이 과활성화되면 류마티스성 관절염이나 다발성 경화증(Multiple Sclerosis), 건선(Psoriasis), inflammatory bowel disease와 같은 자가 면역질환이 발생되며 기타 장기이식 거부반응, 알러지등의 현상이 나타난다.

자가면역질환(Autoimmune Disease)은 만성적인 염증반응을 나타내며 APC(Antigen Presenting Cell)가 self antigen에 대하여 비정상적인 T cell 활성화를 유발하여 나타나는 현상이다. 따라서 T cell과 APC에 대한 항체를 만들어 치료 목적으로 사용할수 있다. 단일클론 항체를 이용하여 T cell 활성화를 방지하고 Cytokine을 Block하여 불활성화 시킴으로써 치료가 가능하다. 가장 성공적인 항체 치료제는 TNF- α 에 대한 단일 클론 항체로서 강력한 항염증 효과에 의해 류마티스성 관절염, inflammatory bowel disease, 건선(Psoriasis) 등의 치료에 사용되고 있는 chimeric 항체인 Remicade와 100% 인간 항체인 Humira (표 3.1 참조) 등이 있다.

면역 억제제로 T cell 활성화를 저해하는 항체로서는 CD-3 complex에 대한 쥐유래의 IgG로서 OKT3 가 임상적으로 사용되고 있는바 이것은 아주 강력한 면역 억제제로써 신장, 간, 심장, 폐 등과 같은 장기 이식시 발생하는 급성 거부 반응을 방지할 수 있다.

또한 CD-4에 대한 항체를 만들어 T cell 활성을 감소시켜 면역 반응을 억제시킴으로써 여러가지 자가 면역 치료제로 사용하려는 시도도 있다. 장기이식 거부 반응에 대한 치료제로서는 IL-2 수용체(Receptor)에 대한 항체를 만들어 IL-2 의 활성 기능을 억제하는 방법이 있으며 이 또한 면역조절 물질로 이미 Zenapax, Simulect라는 상품명 등으로 이미 상업화 되어 있다.

알러지 반응은 일반적으로 해롭지 않은 물질들에 대하여 과민하고 지나친 면역 반응이 나타나는 과정을 의미한다. Allergen들은 이미 알려진 바와 같이 엄청나게 많은 숫자들이 존재한다. 알러젠에 노출되면 IgE의 양이 증가하게 되어 이것이 염증반응의 매개체인 histamine이나 cytokine 등을 분비시켜 알러지 반응이 일어나게 된다.

IgE에 대한 단일 클론 항체를 이용하여 알러지의 치료제로 사용하고자 하는 노력이 많이 이루어지고 있으며 일부는 이미 상업화되어 임상적으로 사용되고 있다. 인간화 항체인 Xolair(상품명)가 IgE에 대한 항체로 천식 치료제로 사용되고 있다.

3.6.3. 감염증(Infectious Disease)

단일 클론 항체를 이용한 감염증 치료에는 주로 여러가지 바이러스에 대한 항체를 만들어 바이러스의 증식을 억제하려는 시도가 많이 이루어지고 있다. 대표적으로 현재 임상적으로 사용되고 있는 치료용 항체로서는 Synergis라는 제품이 있는데 이 제품은 RSV(Respiratory Syncytial Virus)의 표면 항원인 F와 G 단백질에 대한 항체치료제로 폐렴이나 기관지염의 치료제로 사용되고 있다.

패혈증에 대한 치료제로써 단일클론 항체를 이용하고자 하는 시도는 오래 전부터 이루어져 왔으나 아직까지 성공적으로 임상에서 사용되고 있는 예는 없는 것으로 되어 있다.

3.6.4. 심순환계 질환(Cardiovascular Disease)

단일 클론 항체를 이용한 치료제로써 OKT3 다음으로 두 번째 1994년에 상업화 된 ReoPro가 이 분야의 치료제로 혈소판의 gpIIb/IIIa에 대한 chimeric 항체의 Fab fragment이다.

ReoPro는 angioplasty 이후에 발생하는 여러가지 합병증을 막아줄 수 있다. Angioplasty는 풍선 catheter를 이용하여 막힌 혈관 근처로 이동시킨 후 풍선을 부풀려 막힌 혈관을 뚫어주는 기능이다. 문제는 이후 혈소판의 활성화에 의해 혈관이 다시 막히는 현상이 발생하는데 이것은 혈소판이 활성화되면 gpIIb/IIIa의 구조적 변화가 생기고 거기에 fibrinogen이 결합하여 혈소판 응집이 발생한다. 이때 ReoPro를 사용하면 혈소판의 cross linking을 최소화 시켜주고 혈소판이 풍부한 thrombus의 양을 줄여 주어 혈관 막힘을 방지한다.

여기서 Fab를 사용하는 것은 온전한 IgG를 사용하면 세포의 응집을 초래할 수 있기 때문이며 immunogenicity가 좀 더 낮기 때문이다.

3.7. 시장예측(Market Forecast)

세계 의약품 시장 규모는 1.1조 달러인 것으로 추정되고 있는데, 이중 항체의약품은 2017년 기준으로 약 1,000 억 달러 규모로 2023년에는 2,100억 달러를 상회할 것으로 예상하고 있다. 항체의약품의 본격적인 성장은 1998년 rituxan, remicade, herceptin과 같은 블록버스터가 허가를 취득한 이후이며 2009년부터 2015년까지 연평균 10.3%의 성장률을 보여 전체 의약품 시장 성장률이 평균 6.5%인 것에 대비해 매우 빠른 성장을 보이고 있다.

최근 치료용 항체 시장은 면역관문 항체(Immune Checkpoint)들의 성공에 힘입어 면역조절을 통한 항암, 신경계 질환 치료제로 적용분야가 확장되고 있다. 추가로 현재까지 별다른 치료제가 없는 알츠하이머병 등의 뇌괸련 질환에도 적용 가능한 항체 뿐만 아니라 정맥투여의 불편함을 개선할 수 있도록 흡입(Inhalation) 기술을 적용한 항체의약품도 개발되고 있어, 앞으로도 항체 시장은 지속적으로 성장할 것으로 예상된다.

제 4 장

바이오베터

(BIOBETTER)

BIOPHARMACEUTICALS

4.1. 개요

바이오의약품은 항암, 자가면역 질환, 감염성 질환, 유전병을 비롯한 다양한 질병의 치료제로서 중요한 위치를 차지하고 있으며, 심혈관계 질환이나 호흡기 질환뿐만 아니라 혈액학적 질환에 이르기까지 점차 치료영역을 넓혀가고 있다. 그러나 바이오의약품은 경구 투여시 위장의 단백질 분해 효소와 산성 pH 환경에 의해 분해되므로 생체 이용율이 매우 낮은 특성을 가지고 있어 대부분 피하 혹은 정맥 주사로 투여된다. 또한, 생체로 투여된 단백질의약품의 대부분은 혈액 내에서 급속히 소실되어 체내 반감기가 짧고, 경우에 따라서는 면역원성을 나타내는 경우도 있어 의약품으로서의 유용성이 상당히 제한되어 왔다.

이러한 단점을 개선하고자 기존에 개발된 바이오의약품을 기반으로 체내 반감기를 증가시키거나 효력을 강화시켜 투여 주기를 늘리는 형태의 바이오의약품이 개발되고 있고, 이를 바이오베터(Biobetter)[1]라 한다. 즉, 바이오베터는 기존에 출시된 오리지널 단백질의약품의 효과가 지속되는 기간을 늘리거나 효과를 극대화한 제품을 의미한다.

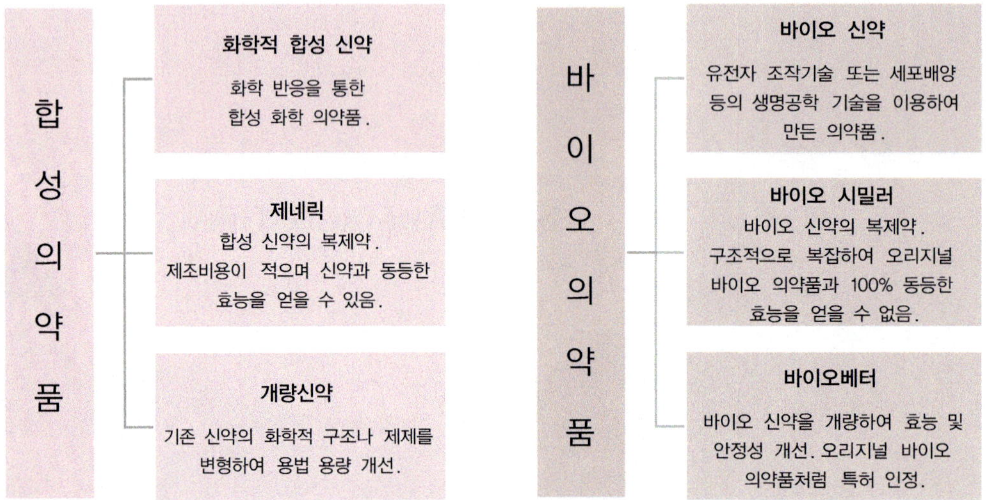

그림 4.1. 합성의약품, 바이오의약품 비교 및 바이오베터 정의

1. 바이오베터 : 오리지널 바이오의약품을 기반으로 효능, 투여방법·빈도, 안전성, 부작용 또는 편의성 등을 개량한 의약품

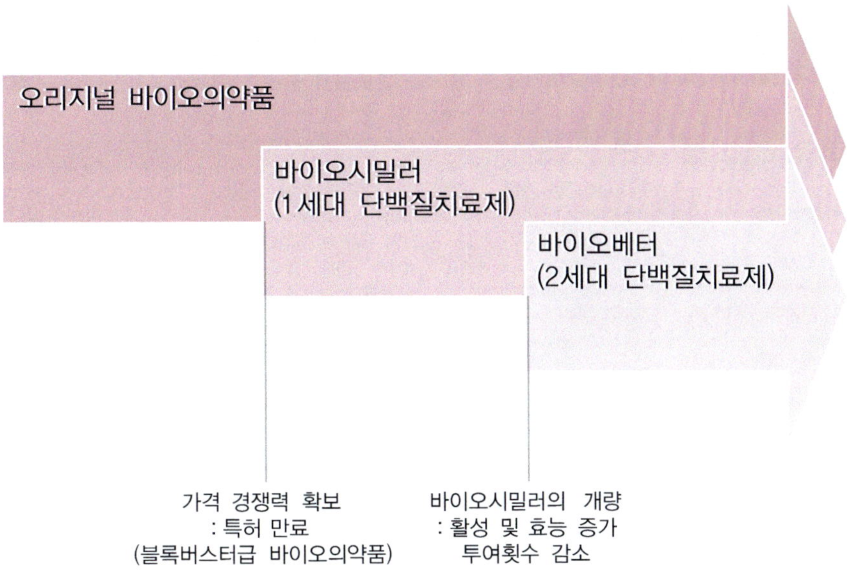

그림 4.2. 바이오의약품 시장 변화

바이오베터는 신약에 비해 상대적으로 개발이 쉽고 오리지널 약처럼 20년간 독자적인 특허가 인정되므로 오리지널 의약품의 특허 만료와 상관없이 시장에 출시 될 수 있으며, 바이오베터와 관련된 한가지의 원천기술이 다양한 단백질 의약품에 적용할 수 있는 장점으로 인해 다양한 형태의 바이오베터 개발이 이루어지고 있다. 뿐만 아니라 바이오베터로 개량된 단백질의약품들은 잦은 투여에 의한 불편함을 없애고 투여간격을 늘려서 투여 횟수를 줄임으로서 환자의 약물에 대한 순응도를 증가시켜 시장을 확대할 수 있는 효과도 유발 할 수 있다.

표 4.1. 바이오시밀러와 바이오베터 비교

구분	바이오시밀러	바이오베터
정의	오리지널 바이오의약품과 동등한 복제약	제형 개선 및 향상된 효능 효과 지닌 개량 신약
복제대상	고분자 항체의약품	저분자 바이오의약품 (EPO, G-CSF등)
특징	초기 투자비용 크고 개발 어려움	상대적으로 개발 쉬움

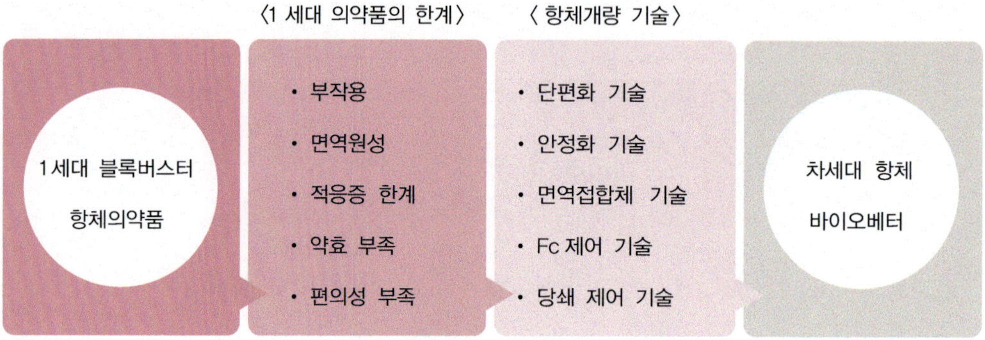

그림 4.3. 바이오베터 기술개발 개념도

바이오시밀러는 기승인된 대조약과 품질, 안정성 및 유효성이 비슷함(Similar)을 증명할 수 있은 새로운 바이오의약품이며, 바이오베터는 바이오신약의 2세대 개량신약으로 기존 1세대 바이오의약품의 효과가 지속되는 기간을 늘리거나 효과를 극대화한 제품을 말한다.

국내에서는 바이오베터를 '개량생물의약품'으로 규정하고 있으며(2011. 4), 바이오베터의 개념을 정립하는 정의, 범위, 허가 기준, 자료 제출 범위에 대한 심사기준이 마련된바 있다. 바이오베터에 적용되는 기술은 크게 두 가지로 나눌 수 있다. 첫 번째는 혈중에서 오랜 시간 지속될 수 있는 반감기 증대 기술이 적용된 경우와, 두 번째는 효능을 증진시켜 적은양으로도 동일한 약리학적 효과를 나타내며 동시에 부작용을 최소화 할 수 있는 효력 증대 기술이 적용된 경우로 나뉜다.

반감기 증대기술은 주로 호르몬, cytokine류의 단백질 의약품에 적용되며, 효력 증대기술은 항체의약품에 적용되는 것이 일반적이다.

국내의 경우, 일동제약은 항체 표적 항암제 리툭시맙의 바이오베터인 유블리툭시맙이 미국 현지에서 임상2상 파트1 시험을 완료하였으며(2017. 4), LG생명과학은 서방형 인성장 호르몬인 '디크라제', 녹십자는 헌터증후군 치료제인 '헌터라제', 한미약품은 랩스커버리 기술을 이용하여 지속형 당뇨병 치료제인 'LAPS-Exendin4', 한올바이오파마는 안구 건조증 치료제인 'HL036'에 대한 임상을 계획 중에 있다.

표 4.2. 국내 주요 업체 바이오베터 개발현황

개발 업체	개발 제품	치료질환대상	개발 단계
셀트리온	램시마SC	자가면역질환	임상 3상
알테오젠	hGH-NexP	성장호르몬 결핍	임상 2상
한미약품	롤론티스 외	호중구감소증	임상 3상
한올바이오파마	HL036	안구건조증	임상 2상
GC녹십자	MGAH22	유방암	임상 3상
일동제약	IDB0062	황반변성	연내 임상 진입

일본 등 해외 주요 바이오기업은 바이오시밀러에 투자를 하기보다는 차세대 항체나 백신 등과 같은 바이오베터를 연구개발하거나 사업화하는 데 주력하고 있다. 2세대 바이오의약품은 Aranesp, Neulasta 등이 있으며, 주로 glycosylation이나 peglyation 기술을 이용하고 있다.

표 4.3. 출시된 바이오베터 의약품 현황

구분	EPO		G-CSF		IFN (인터페론)	
세대	1	2	1	2	1	2
상품명	Epogen	Aranesp	Neupogen	Neulasta	Intron a	Pegasys
2012년 판매액	25.37억불	3.26억불	15.28억불	1.40억불	8.26억불	0.27억불
2017년 판매액	10.96억불	26.05억불	5.49억불	45.34억불	-	1.85억불

4.2. 지속형 단백질 의약품 기반기술(Long Acting Technology)

바이오베터에 적용되는 지속형 기술은 크게 고분자 물질 융합 기술(Protein Polymer Conjugation), 과당화(Hyperglycosylation) 기술, 융합단백질(Fusion Technology) 기술 등의 3 가지로 나눌 수 있다. 고분자 물질 융합 기술과 과당화 기술은 단백질의 크기 뿐만 아니라 단백질의 유체역학적 반경(Hydrodynamic Radius)를 증가시키고 동시에 물리화학적 특성에 변화를 주어 반감기를 증가

표 4.4. Strategies to Modulated Half Life of Therapeutic Proteins

Strategy	Modification	Effect on hydrodynamic radius	Effect on FcRn-mediated recycling	Effect on half life
PEGylation	Chemical conjugation of methoxy polyethylene glycol (PEG)	Increased	None	Prolonged, depending on PEG size and structure
Polysialylation	Chemical conjugation or attached by post-translational modification of polysialic acid	Increased (plus change of pI)	None	Prolonged, depending on extent of polysialylation
HESylation	Chemical conjugation of hydroxyethyl starch (HES)	Increased	None	Prolonged, depending on HES size and structure
N-glycosylation	Post traslantional attachment of N-glycans	Increased	None	Moderated prolonged
O-glycosylation	Post translational attachment of O-glycans	Increased	None	Moderated prolonged
Fc fusion	Genetic fusion of IgG Fc region	Increased	Utilized	Prolonged
Albumin fusion	Genetic fusion to serum albumin	Increased	Utilized	Prolonged
Albumin binding	Genetic fusion or conjugation to albumin binding moieties	Increased after binding to albumin	Utilized	Prolonged

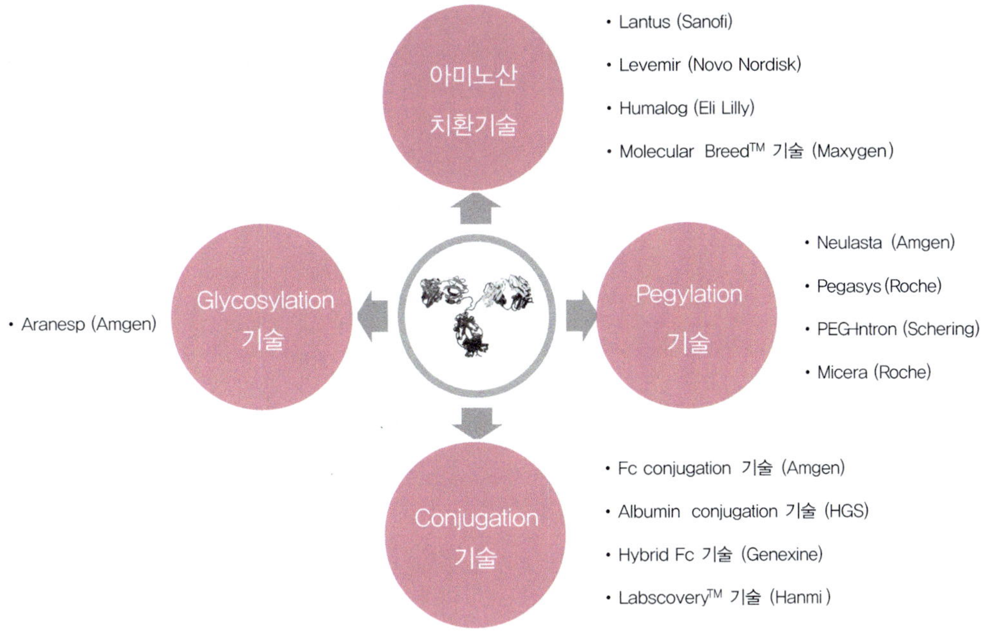

그림 4.4. 바이오베터 개발기술 비교

시키는 원리를 이용한다. 반면 융합 단백질 기술은 혈관 내피 세포 표면의 FcRn(Neonatal Fc Receptor)를 매개로 단백질이 세포 내부로 이입(Endocytosis)되었다가 다시 혈류로 recycling되는 원리를 통해 반감기를 증가시킨다.

4.3. 고분자 물질 융합 기술(Protein Polymer Conjugation)

바이오의약품에 생체적합성 고분자물질을 결합시키는 기술에는 PEG(polyethyleneglycol)을 결합시키는 PEGylation과 hydroxyehtyl starch를 결합시키는 HESylation이 있다. 단백질 의약품에 고분자 물질이 결합되면 분자 크기가 증가되어 신사구체 여과(Renal Clearance)에 의한 소실을 감소시켜 주고 체내 단백질 분해효소(Proteolytic Enzyme)으로 부터 보호되는 효과를 나타내어 궁극적으로 혈중 반감기가 증대되는 효과를 기대할 수 있다. 뿐만 아니라 비면역원성인 고분자 물질이 단백질 표면에서 항체가 인식하는 epitope를 가림으로서 투여된 단백질에 대한 면역원성이 감소되는 효과도 기대할 수 있다.

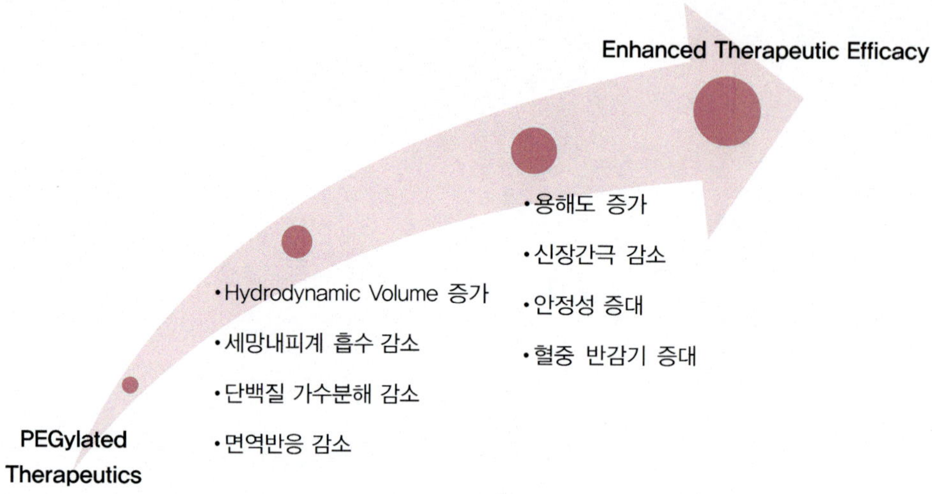

그림 4.5. PEGylated Therapeutics

PEGylation 기술은 단백질을 구성하는 아미노산의 4 가지 반응기를 통해 접합 반응이 일어나며 이를 각각 carboxyl PEGylation, amine PEGylation, N-terminal PEGylation, thiol PEGylation이라 한다.

PEGylation이 적용된 최초의 제품은 1990년에 출시된 PEGylated adenosine deaminase인 Adagen이다. 이후 약 10개 이상의 제품이 허가를 받았으며 대표적인 제품으로는 Amgen의 G-CSF 제품인 Neulasta, 그리고 Roche의 지속형 interferon alpha인 Pegasys등이 있다 (표 4.5).

지속형 바이오베터 개발을 위한 생체적합성 고분자 물질로 HES(Hydroxyethyl Starch)를 적용하기 위한 시도도 이어지고 있다. HES는 PEG와 달리 생분해성 고분자 물질로서 지속적이고 반복적인 PEG 투여 시 발생할 수 있는 간세포와 신장세포의 공포화(Vacuolization) 우려가 없으며 PEG와 동일하게 혈중 반감기를 늘려줄 수 있는 효과를 부여할 수 있는 것으로 알려져 있다. 뿐만 아니라 HESylation에 의해 면역원성이 감소하는 효과가 있으며, 단백질의 활성부위에 대한 간섭이 적어 *in vitro*에서 더 높은 활성을 갖는다. HESylation은 PEG와 마찬가지로 단백질의 수용성을 증가시키지만 PEG와는 달리 수용액의 점도를 높이지 않으므로 고농도의 제형을 만들 수 있는 장점이 있다.

표 4.5. PEGylation이 적용된 단백질 의약품

지속형 제품	개발사	크기 및 구조	적응증	출시년도	2017년 (억$)
Adagen (PEGylated bovine adenosine deaminase)	Enzon	5 kDa Linear (multi PEG)	Severe combined immuno deficiency	1990	
Oncaspar (PEGyalted asparagi-nase)	Enzon	5 kDa Linear (multi PEG)	Acute lympho-blastic leukemia	1994	
PEG-intron (PEGylated IFN-α 2b)	Schering Plough/ Enzon	12 kDa Linear (mono PEG)	Hepatitis C	2001	
Pegasys (PEGylated IFN-α 2b)	Hoff-mann-La Roche	40 kDa Branched (mono PEG)	Hepatitis C	2002	0.18
Neulasta (PEGylated hG-CSF)	Amgen/ Nektar	20 kDa Linear (mono PEG)	Neutropenia	2002	4.53
Somavert (PEGylated hGH mu-tein)	Pfizer/ Nektar	5 kDa Linear (multi PEG)	Acromegaly	2003	0.25
MICERA (PEGylated epoetin-β)	Hoff-mann-La Roche	30 kDa Linear (mono PEG)	anemia associated with chronic renal failure	2007	0.86
Cimzia (PEGylated anti-TNF Fab)	UCB Pharma	40 kDa Branched (mono PEG)	Rheumatoid ar-thritis and Crohn's disease)	2008	1.61
Krystexxa (PEGylated uratre oxi-dase)	Savient Pharma-ceuticals	10 kDa Linear (multi PEG)	Chronic gout	2010	0.16
Omontys (PEgylated erythropoi-etin peptide dimer)	Affymax/ Takeda	5 kDa (mono PEG)	Anemia in chronic kidney disease	2012	

HESylation이 적용된 단백질 의약품은 human interleukin 1 receptor antagonist인 Kineret(Anakinra)가 있다. Kineret은 스웨덴 제약사인 Orphan Biovitrum에 의해 개발되어 2001

년 FDA에 승인되었으며 rheumatoid arthritis의 치료제로 사용된다.

4.4. 과당화(Hyperglycosylation)기술

당사슬은 당단백질 의약품의 효능, 체내 지속성, 타겟팅 및 면역반응 등에서 중요한 역할을 하는 것으로 알려져 있고 이로 인해 의약품의 품질을 결정하는 주요 인자로 부각되고 있다. 세포내에서 당사슬이 부가되는 반응은 크게 Asn 잔기에 결합하는 N-glycosylation과 Ser/Thr 잔기에 결합하는 O-glycosylation의 두 가지 형태가 있다(그림 4.6). 이 중 N-당사슬은 Asn 잔기에 2개의 N-acetylglucosmine(GlcNAc)과 3개의 mannose(Man)가 결합된 핵심 올리고당(Core Oligosaccharide) 구조를 공통적으로 갖고, 이후에 결합하는 당의 종류와 결합 양식에 따라 high mannose, hybrid type, complex type의 3 가지 구조를 갖는다.

대표적인 당단백질의 하나인 erythropoietin은 조혈 작용을 촉진하는 cytokine으로서 당 구조 말단에 위치한 sialic acid의 함량이 체내 반감기를 결정짓는 주요 인자로 알려져 있다. Eprex나 Epogen과 같은 1세대 EPO에는 3개의 N-gylcosylation site가 있어 1 mole의 EPO 당 10~14 mole의 sialic acid가 결합되어 있다. EPO에 지속성을 부여하기 위한 방법으로 당쇄의 증가를 위한 hyper sialylation 기술이 적용되었고, 우리가 알고 있는 Amgen의 Aranesp가 이에 해당된다. Aranesp는 총 5 곳의 N-glycosylation site를 가질수 있도록 개량되었으며, 1 mole EPO당 이론적으로 최대 22 mole의 sialic acid가 결합할 수 있다.

Hyper sialyation기술이 적용된 Aranesp는 1세대 EPO에 비해 반감기가 3배 이상 증가하였고, 3일마다 투여하던 기존 제제에 비해 주 1회 혹은 2주 1회 투여에도 동일한 효력을 갖는 것으로 알려져 있다. 그러나 hyper sialylation 기술에 의한 당쇄의 부착 또는 추가는 단백질의 활성 저하를 유발할 수 있고, 이 기술의 적용에 의해 지속성을 부가한 경우가 Aranesp에만 국한되어 있어, 다른 단백질 의약품에서는 검증되지 않았다.

O-glycosylation 역시도 당단백질의 약물 역학적(Pharmacodynamics)나 약물 동력학적(Pharmacokinetics) 프로파일을 향상시키는데 영향을 미치는 것으로 알려져 있다. O-당사슬은 핵심 올

리고당 구조가 N-acetylgalactosamine(GalNAc)이며 N-당사슬에 비해 일반적으로 짧은 당구조로 이루어져 있다. Shering Plough에 의해 개발된 Elonva(Corifollitropin Alfa)는 O-당사슬의 부가를 통해 반감기를 지속시킨 단백질 의약품으로서 2010년에 EMA 허가를 받아 시판중이다. Elonua FSH에 부가된 O 당사슬은 hCGβ subunit의 CTD(Carboxyl Terminal Peptide)에서 유래했으며 4개의 O-당사슬 부위가 포함된 28개 아미노산 서열로 이루어져 있다. CTD 결합에 의한 O-당쇄의 부가는 FSH가 LH receptor에 결합하는데는 영향을 미치지 않으면서도 신장을 통한 제거율을 낮춰 결과적으로 체내 지속성을 부여하는 것으로 알려져 있다.

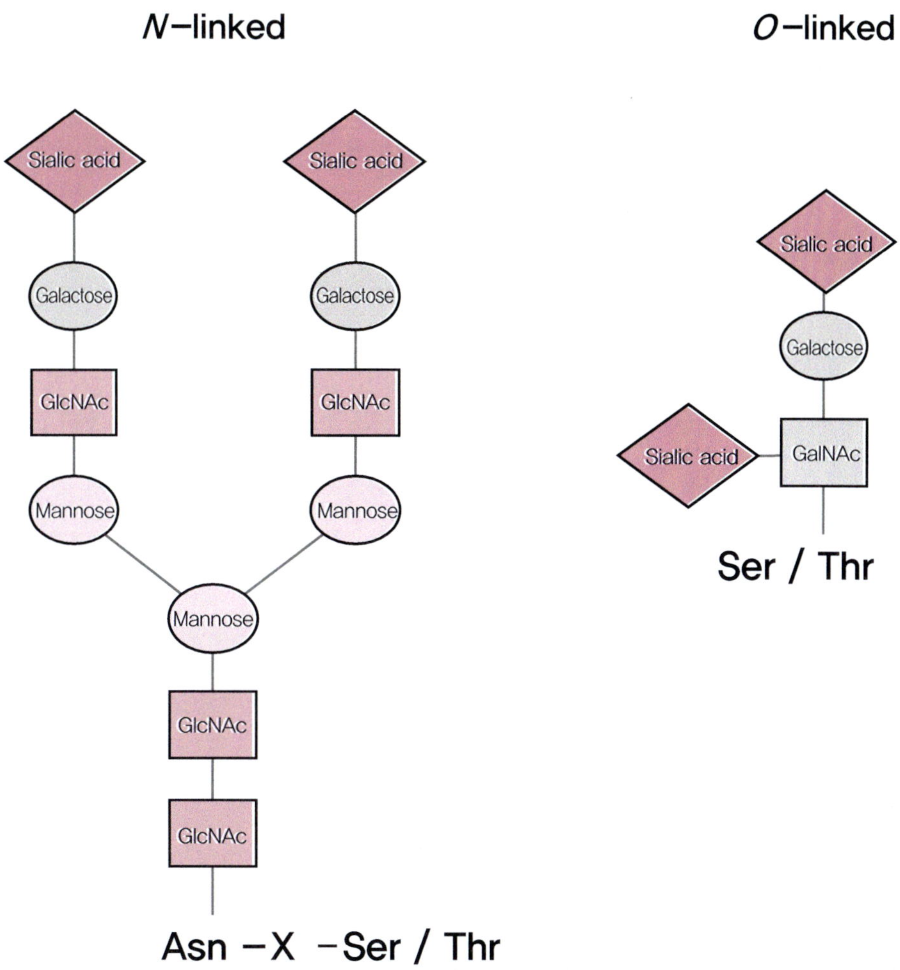

그림 4.6. Structure of Typical N-linked and O-liked Oligosaccharide Chains

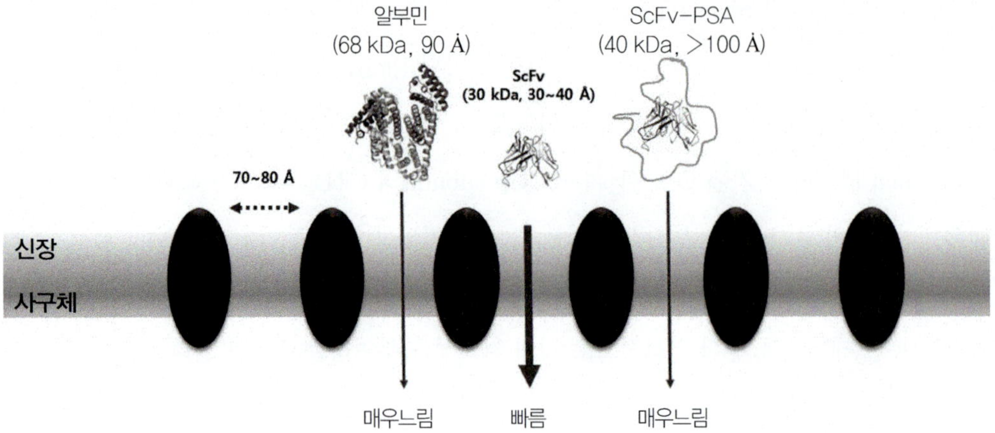

그림 4.7. The Hydrodynamic Radius Effect of Protein Polysialylation

N-당쇄 구조 개선을 통한 체내 지속성 향상 기술은 당단백질에만 적용이 가능한 기술로서 대장균을 통해 생산되는 단백질에는 적용이 불가능하다. 따라서 PSA(Polysialic Acid)와 같이 인위적인 당사슬 부가를 통해 단백질의 체내 지속성을 개선하기 위한 기술도 개발되었다. PSA는 생분해성 고분자로서 PEG와 달리 체내 축적에 의한 독성이나 면역원성이 낮다는 장점이 있다. 게다가 PSA는 친수성(Hydrophilic) 물질로서 수용성이 낮은 단백질과 결합 시 수용성을 증가시켜 제형화(Formulation) 과정에서 고농도의 제제를 만들 수 있다. 음이온성 물질인 PSA가 결합된 단백질은 조직(Tissue)을 통한 수동적 혈관외 유출(Passive Extravasation) 이나 신장을 통한 배출을 감소시키는 원리를 통해 반감기를 지속시키는 것으로 알려져 있다(그림 4.7).

4.5. 융합단백질(Fusion Protein) 기술

혈액 안에는 알부민(Albumin), 면역글로불린(IgG, IgA, IgM 등), 피브리노겐 등 다양한 혈장단백질(Plasma Protein)들이 존재한다. 이러한 혈장 단백질 중 알부민과 IgG는 다른 혈장 단백질의 혈중 반감기가 10일 이하인데 반해 19일, 21일에 이를 정도로 길다. 알부민과 IgG의 혈중 안정성은 혈관 내피세포의 표면에 분포한 신생아 Fc 수용체(Neonatal Fc Receptor)와 결합하여 세포 내부로 세포내이입(Endocytosis) 되기 때문이다.

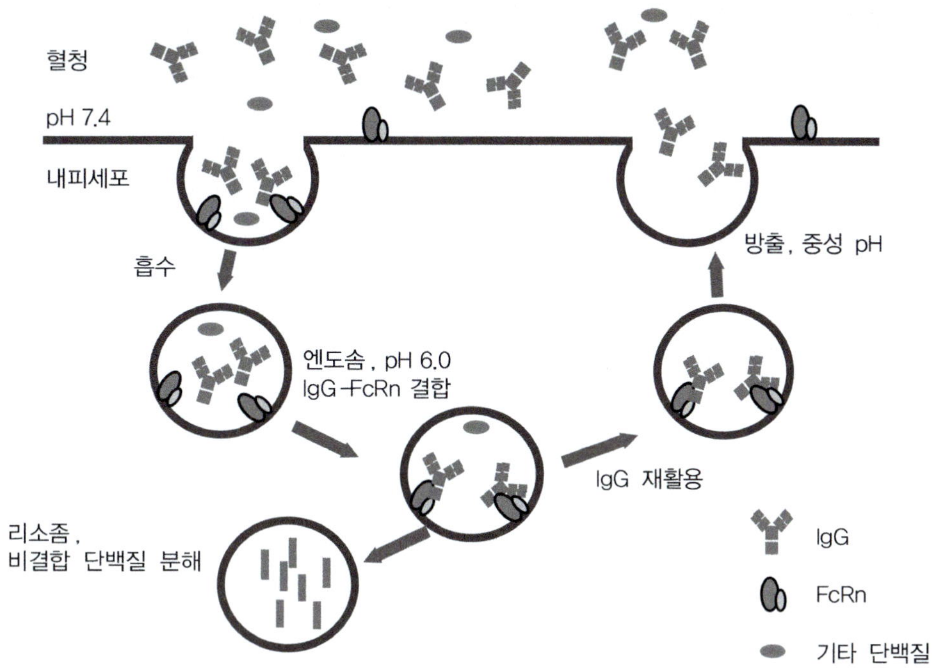

그림 4.8. FcRn Mediated Recylcing의 원리

세포 내부로 이입된 알부민과 IgG는 라이소좀(Lysosome, pH 6.0) 내에 들어가더라도 FcRn에 의해 보호되어 분해되지 않고 있다가 recycling에 의해 세포막과 융합하면 다시 FcRn으로부터 떨어져 혈관으로 배출된다 (그림 4.8). 따라서 알부민이나 IgG의 Fc 단편을 단백질에 연결하여 FcRn recycling에 의한 반감기 증대 기술이 개발되었고, 대표적으로 종양괴사인자 TNF–α 수용체에 IgG1의 Fc 영역을 융합시킨 Enbrel(물질명 ; Etanercept)가 좋은 예이다. 알부민이나 IgG의 단편을 이용한 융합단백질의 개발은 목적 단백질의 활성을 저해시키지 않으면서도 동시에 FcRn에 대한 결합력을 유지시키는 것이 중요하다.

4.6. 항체 절편 융합기술(Fc Fusion)

혈액 내에는 IgG, IgM, IgE, IgA, IgD 등 다섯 종류의 면역글로불린이 존재한다. 이 중 IgG는 가장 긴 혈중 반감기를 가지고 있으며 IgG의 subclass 중, IgG3을 제외한 나머지(IgG1, IgG2, IgG4)의 반감기가 특히 길다. 이러한 IgG의 Fc 부위는 항체 의존적 세포 매개 독성(ADCC; antibody dependent cellular cytotoxicity)와 보체 의존적 독성(CDC; complement dependent cytotoxicity)에 중요한 역할을 한다. Fc와의 융합은 주로 타겟 단백질의 receptor 단편을 이용하는 경우가 대부분이다.

예를 들어 TNF–α receptor와 Fc가 융합된 enbrel의 경우 류마티스성 관절염 환자의 혈액내에 존재하는 TNF와 결합하여 TNF receptor를 매개로 하는 신호전달을 차단하는 역할을 한다. 한편 CTLA4 receptor(CD152)와 Fc 가 융합된 orencia의 경우에는 T cell 표면의 B7 단백질과 결합하여 CD28–B7 결합을 차단하는데 이 과정에서 T cell 표면에 발현된 B7에 orencia가 결합하는 경우 ADCC나 CDC에 의한 세포 독성이 매개될 수 있기 때문에 orencia의 Fc 영역은 ADCC/CDC 활성이 감소하도록 변형되어 있다. Enbrel에 융합된 Fc는 아미노산 치환 등의 방법을 이용하여 구조가 변경된 것으로 국내에서 가장 많이 개발되고 있는 long–acting 기반 기술이다.

표 4.7. 항체 융합기술이 적용된 단백질 의약품

제품명 (개발사)	물질명	Class	적응증	FDA 승인
Enbrel (Amgen)	Etanercept	TNFR Fc fusion	Rheumatoid arthritis	1998. 11
Amevive (Biogen Idec)	Alefacept	LFA Fc fusion	Plaque psoriasis	2003. 1
Orencia (BMS)	Abatacept	CTLA4 Fc fusion	Rheumatoid arthritis	2005.12
Arcalyst (Re-genron Pharma-ceuticals)	Rilonacept	IL-1 Receptor Fc fusion	Muckle wells syndrome	2008. 2
Nulojix (MBS)	Belatacept	CTLA4 Fc fusion	Transplantation rejection	2011.6
Eylea (Regeneron Pharmaceuticals)	Afilbercept	VEGFR Fc fusion	Macular degeneration	2011.11
Zaltrap (Sanofi/Regeneron)	Ziv-afilber-cept	VEGFR Fc fusion	Metastasis colorectal cancer	2012. 8
Alprolix (Biogen)	Eftrenona-cog-α	Fcator IX Fc fuion	Hemophilia B	2014. 3
Trulicity (Eli Lilly)	Dulaglutide	GLP-1 Receptor agonist Fc fusion	diabetes (type 2)	2014. 9
Strensiq (Alexion Pharmaceuticals)	Asfotase-alfa	Alkaline phos-phatase Fc fusion	hypophosphatasia	2015. 10

4.7. 알부민 융합 기술(Albumin Fusion)

알부민은 혈액 내에 가장 많이 존재하는 단백질의 하나로 혈장 단백질의 약 50%를 차지하며 혈액의 삼투압 조절을 비롯해서 음이온 및 호르몬들을 운반하는 역할을 담당한다. 이러한 알부민 역시도 FcRn을 매개로 한 recycling이 가능하여 오래전부터 치료용 단백질의 반감기를 늘리기 위한 융합 파트너(Fusion Partner)로서 연구되어 왔다. 그러나 융합 파트너로서 알부민을 사용하는 경우 알부민의 크기로 인해 타겟 단백질과 receptor의 결합에 물리적 제약을 야기하여 활성이 감소하는 경우가 종종 발생한다.

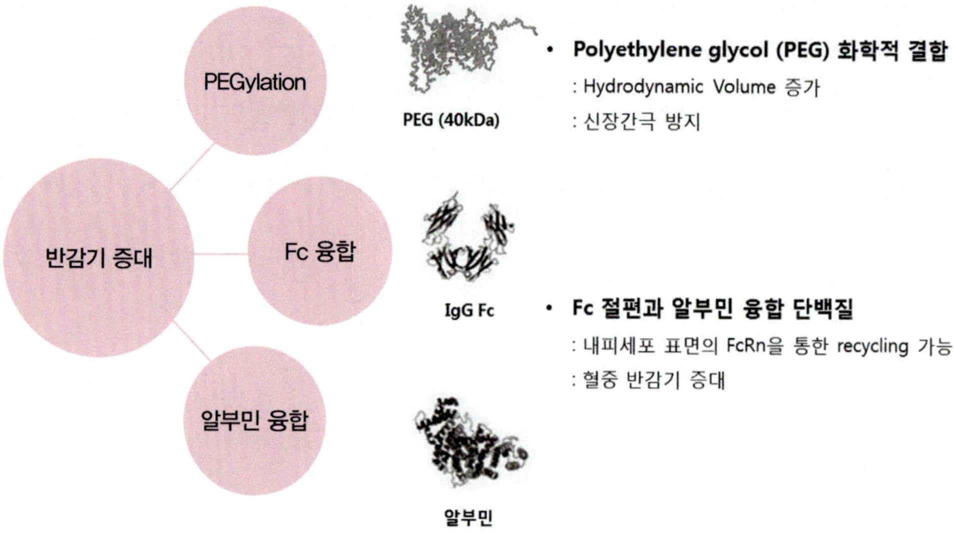

그림 4.9. 반감기 증대

따라서 알부민 융합 단백질의 개발은 타겟 단백질의 활성에 영향을 주지 않도록 적절한 linker의 개발이 선행되어야 한다. 알부민 융합 단백질에 적용 가능한 linker가 가져야할 특성으로는 알부민의 구조로 인해 타겟 단백질의 활성에 영향을 주지 않을 정도로 충분히 길어야 하며, 단백질 정제 과정에서 발생하는 물리적인 힘에도 견딜 수 있도록 견고한 구조를 가져야 한다. 알부민과 융합된 타겟 단백질의 활성을 유지시키기 위해 다양한 종류의 linker가

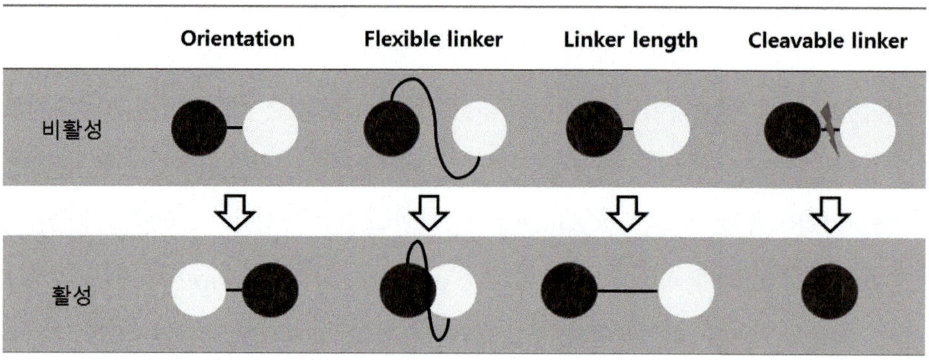

그림 4.10. 알부민 융합을 위한 linker 개발 현황

개발되고 있으며, linker의 길이를 늘려 구조적 간섭을 해결하는 것 이외에도 구조적으로 유연한 flexible linker나 타겟 부위에서 절단되는 linker등이 개발되고 있어 앞으로 알부민 융합 단백질 기술이 적용된 다양한 치료제의 개발 가능성이 커질 것으로 기대되고 있다 (그림 4.10).

이와 별도로 알부민 융합에 의해 발생하는 다양한 문제점을 해결하고자 위치 특이적인 단백질 연결(Site Specific Protein Conjugation)을 적용하고자 하는 시도도 이루어지고 있으며, 이를 위해 비천연 아미노산(Non-natural Amino Acid)을 타겟 단백질에 도입하여 위치 특이적인 알부민 융합을 유도하기 위한 기술들이 개발되고 있다. 앞서 기술한 다양한 이유로 인해 알부민 융합 기술은 항체 융합 기술에 비해 성공적인 적용 사례가 많지 않다. 따라서 현재 알부민 융합 기술이 적용된 제품은 GSK에서 개발하여 2014년 4월에 FDA로 부터 당뇨 치료제로 허가를 받은 Tanzeum(Albiglutide)가 유일하다.

알부민의 긴 반감기와 FcRn을 매개로한 recycling을 이용하기 위한 또 다른 방법으로 알부민 결합 단백질을 이용하기도 한다. 알부민 융합 기술의 단점은 정제 과정에서 발생하는 물리적인 힘에 의해 타겟 단백질과 알부민 사이의 결합이 끊어지는 경우가 종종 발생한다는 것이다. 뿐만 아니라 인간 알부민 서열을 사용하기 때문에 동물실험(Mouse, Rat, Dog 등) 과정에서 동물에 존재하는 FcRn과의 친화도 차이로 인해 정확한 반감기 증대 효과를 확인하기가 어려운 문제가 있다. 따라서 알부민에 친화도를 갖는 peptide나 항체 fragment를 타겟 단백질에 결합해서 혈액에 존재하는 알부민과 결합할 수 있는 기술이 대안으로 제시되었다.

대표적인 기술로는 알부민 결합 항체의 fragment인 AlbudAb™(GSK)과 미생물에서 유래한 알부민 결합 domain의 일부를 사용한 Albumod™(Affibody)가 있다. 이러한 알부민 결합 peptide의 사용은 알부민 융합 기술에 비해 몇 가지 장점을 가지고 있다. 첫째 종간 특이성이 없기 때문에 마우스나 랫과 같은 동물에서도 반감기 증대 효과를 확인할 수 있다. 둘째 크기가 작기 때문에 타겟 단백질의 N 말단이나, C 말단에 결합시켜도 타겟 단백질의 활성에는 크게 영향을 주지 않는다. 셋째 세포내에서 알부민 결합 단백질이 결합된 상태에서 발현을 시킬 수도 있고, 타겟 단백질을 생산한 이후에 알부민 결합 단백질을 화학적인 방법으로 결합시킬 수도 있다. 넷째 동물세포 뿐만 아니라 대장균이나 곤충세포 등에서도 생산이 가능하기

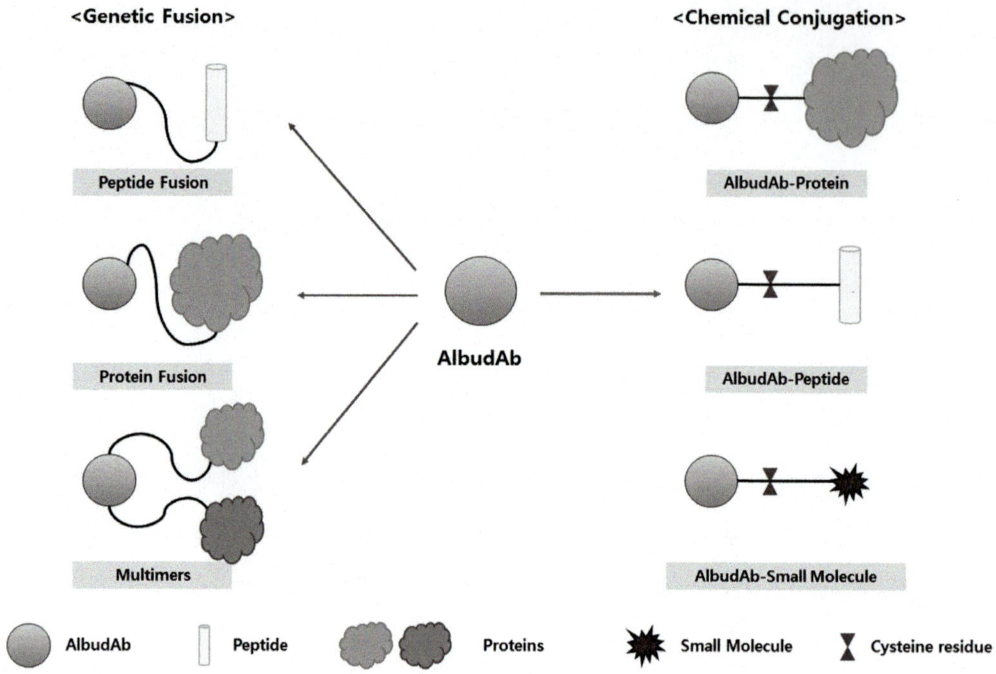

그림 4.11. 다양한 AlbudAb 적용 방법

때문에 생산 세포에 대한 선택의 폭이 넓다. 알부민 결합 peptide의 이용은 앞서 기술한 다양한 장점으로 인해 다양한 단백질치료제에 적용하기 위한 연구가 진행되고 있으나 비교적 최근에 개발된 기술이기 때문에 아직까지 시판된 제품은 없다.

4.8. 항체 효력 증대 기술

기존 항체의약품의 안정성과 유효성을 개선하기 위한 시도도 이루어지고 있다. 이러한 시도는 주로 효력 개선, 표적 항원에 대한 특이성 증가 혹은 동시에 여러 항원을 인지(Bispecific Antibody)하는 방향으로 진행되고 있다. 각각의 목적에 따라 항체의 항원 결정부위(Variable Region)나 불변영역(Fc Region)에 추가적인 변형이 필요하다. 이러한 항체의 효력 증대기술은 크게 4가지로 분류 될 수 있다.

항체-약물 접합체(Antibody Drug Conjugate; ADC)는 단클론항체에 공유 결합된 링커를 통해 저분자 약물이 결합된 항체로 일반적인 항체의약품에 비해 향상된 효능을 제공한다. 뿐만 아니라 항체에 결합된 저분자 약물이 항암제인 경우 항체가 가진 표적 전달 기능을 통해 효율적으로 암세포에 저분자 약물의 전달이 가능하며 낮은 투여 용량으로 인해 부작용 또한 경감시켜 줄 수 있는 장점이 있다. 이러한 항체-약물 접합체의 대표적인 예로는 anti-HER 항체인 Herceptin(Trastuzumab)에 세포독성 화합물인 emtansine이 결합된 Kadcyla가 있다.

조작 항체(Engineered Ab)는 단클론항체의약품의 glycosylation 패턴 또는 일부 아미노산 서열에 변형을 가한 것으로 항체에 의해 유도되는 ADCC(Antibody Dependent Cellular Cytotoxicity)나 CDC(Complement Dependent Cytotoxicity)를 강화시키기 위한 목적으로 조작된다.

이중 특이적 항체(Bispecific Ab)는 2개의 표적에 대한 특이성을 갖도록 변형된 항체이며, 동시에 서로 다른 표적에 작용하므로 한 종류의 항체로도 두 가지 항체를 투여한 효과를 기대할 수 있다.

항체 절편(Antibody Fragment) 및 항체 유사 단백질(Antibody Like Protein ; ALP)는 일반적인 항체 구조에서 항원 결정 부위를 위주로 소형화한 항체 절편이다. 항원에 대한 특이성은 필요하나

표 4.8. 효력 증대기술이 적용된 항체의약품

Platform technology	Target	제품명 (개발사)	FDA 승인	비고
Glyco-engineering	CD20	Gazyva (GlycArt Bio-technology AG/Roche)	2013. 11	Reduced fucose content
Antibody-drug conjugates	HER2	Kadcyla (Genentech/Roche)	2013. 2	emtansine 결합
	CD30	Adcetris (Seattle Genet-ics/Takeda)	2011. 8	maleimide 결합
	CD22	Besponsa (Pfizer/Wyeth)	2017. 8	ozogamicin 결합
Bispecific antibody	CD19/CD3	Blincyto (Amgen)	2014. 12	

생체 반감기가 중요하지 않은 경우 적용할 수 있으며, 대장균에서 생산이 가능한 경우가 많아 일반 항체의약품에 비해 상대적으로 경제적인 방법으로 생산이 가능하다. 대표적으로 anti-VEGF 항체의 Fab 절편(Antibody Fragment)으로 노인성 황반변성(Age Related Macular Degeneration) 치료제인 Lucentis(Ranibizumab)가 있다.

4.9. 시장 현황 및 전망

바이오베터는 기존에 존재하는 신약의 효능과 부작용을 개선하거나 반감기를 증대시킴으로서 오리지널 의약품의 특허 만료와 상관없이 출시 될 수 있으며, 성공 가능성 또한 매우 높은 편이다. 게다가 통상적인 바이오시밀러의 가격이 오리지널 의약품의 70% 수준에서 결정되는 반면 바이오베터는 이러한 제약이 없어 높은 약가를 받을 수 있을 뿐만 아니라 효력 및 부작용 측면에서의 장점으로 인해 바이오시밀러와의 경쟁에서 벗어날 수 있다는 장점이 있다. 이러한 장점으로 인해 세계 굴지의 글로벌 다국적 제약사들도 바이오베터 개발에 뛰어들고 있으며, 바이오베터 관련 기술을 갖는 회사들을 인수 합병하여 원천 기술을 확보하고자 노력하고 있다. 바이오베터에 대한 원천 기술 확보는 국내에서도 활발하게 이루어지고 있으며, 주로 바이오 벤처를 중심으로 많은 연구가 진행되고 있다.

대표적으로는 제넥신의 IgG4 Fc를 이용한 hybrid Fc 기술과 알테오젠의 NextP 기술 그리고 한미약품의 Labscovery 기술 등이 있다. 현재 시중에 출시된 바이오베터 중 가장 성공한 제품은 Aranesp, Micera, Pegasys 와 같이 반감기 증대 기술이 적용된 경우가 많으나, 점차 효력을 증대시키고 부작용을 경감시킨 형태의 바이오베터가 각광을 받을 것으로 기대하고 있다. 그러나 바이오베터의 개발에 있어서 생산성이나 scale up 문제에 봉착하여 성공적인 개발에 도달하지 못하고 실패한 사례가 종종 있다. 미국의 Genentech 사에서 개발한 2주 제형 성장 호르몬이나 Pfizer의 흡입형 인슐린 등이 높은 생산 원가로 인해 시장에서 철수한 사례가 있어 개발 과정에서 봉착할 수 있는 다양한 문제를 해결해야만 성공적인 바이오베터의 개발로 이어질 수 있을 것이다.

참고 문헌

[1] 정혜신, 바이오베터의 연구 개발 동향, 생명공학정책연구센터, 2012, Bioin 스페셜웹진

[2] 박순재, 바이오시밀러의 연구개발 과정 및 성공요인, 생명공학정책연구센터, 2012, Bioin스페셜웹진

[3] 박윤제, 바이오의약품의 현황과 개발 동향, 생명공학정책연구센터, 2012, Bioin스페셜웹진

[4] 홍효정, 항체의약품 개발현황, 생명공학정책연구센터, 2012, Bioin스페셜웹진

[5] Beck, A.; Diemer, H.; Ayoub, D.; Debaene, F.; Wagner-Rousset, E.; Carapito, C.; Van Dorsselaer, A.; Sanglier-Cianférani, S. Analytical Characterization of Biosimilar Antibodies and Fc-Fusion Proteins. TrAC - Trends Anal. Chem. 2013, 48, 81-95.

[6] Chen, X.; Zaro, J. L.; Shen, W. C. Fusion Protein Linkers: Property, Design and Functionality. Adv. Drug Deliv. Rev. 2013, 65 (10), 1357-1369.

[7] Pfister, D.; Morbidelli, M. Process for Protein PEGylation. J. Control. Release 2014, 180 (1), 134-149.

[8] Ueda, T. Next-Generation Optimized Biotherapeutics - A Review and Preclinical Study. Biochim. Biophys. Acta - Proteins Proteomics 2014, 1844 (11), 2053-2057.

[9] Lawrence, P. B.; Price, J. L. How PEGylation Influences Protein Conformational Stability. Curr. Opin. Chem. Biol. 2016, 34, 88-94.

[10] Rodgers, K. R.; Chou, R. C. Therapeutic Monoclonal Antibodies and Derivatives: Historical Perspectives and Future Directions. Biotechnol. Adv. 2016, 34 (6), 1149-1158.

[11] Khutoryanskiy, V. V. Beyond PEGylation: Alternative Surface-Modification of Nanoparticles with Mucus-Inert Biomaterials. Adv. Drug Deliv. Rev. 2017, 124, 140-149.

[12] Bhushan, B.; Khanadeev, V.; Khlebtsov, B.; Khlebtsov, N.; Gopinath, P. Impact of Albumin Based Approaches in Nanomedicine: Imaging, Targeting and Drug Delivery. Adv. Colloid Interface Sci. 2017, 246 (July), 13-39.

[13] Binder, U.; Skerra, A. PASylation®: A Versatile Technology to Extend Drug Delivery. Curr. Opin. Colloid Interface Sci. 2017, 31, 10-17.

[14] Elgundi, Z.; Reslan, M.; Cruz, E.; Sifniotis, V.; Kayser, V. The State-of-Play and Future of Antibody Therapeutics. Adv. Drug Deliv. Rev. 2017, 122, 2-19.

제 5 장

백신

(VACCINE)

BIOPHARMACEUTICALS

5.1. 개요

백신(Vaccine)은 특정 질병을 유발하는 미생물 혹은 바이러스를 다양한 방법으로 처리하여 인체에 주입함으로써 인체가 해당 질병에 대한 저항성을 획득하는데 도움을 주는 의약품이다. 백신은 보통 주사제나 경구제로 개발되며 백신에 포함된 병원체의 상태에 따라 사백신과 약독화 백신(생백신)으로 구분된다. 백신의 투여는 인체로 하여금 면역(Immunization)반응을 유발하며 면역반응이란 건강한 사람에게 소량의 항원(불활성화 혹은 약독화 병원체)을 투여함으로써 질병에 대한 방어기전이 형성되는 과정이라고 할 수 있다. 이러한 면역반응은 1회 투여만으로는 충분히 유발되지 않기 때문에 면역반응의 극대화를 위해 3회 이상의 부스터 샷(Booster Shot)이 필요한 경우가 많다. 최근에는 병원체 대신 유전공학기술로 제조한 재조합 표면항원을 백신으로 사용하거나, 표면항원의 염기서열을 코딩하는 DNA나 mRNA를 백신으로 사용하기도 한다. 다양한 전염성 질병에 대한 백신의 개발으로 인해 인류는 천연두(Smallpox), 소아마비(Polio), 결핵(Tuberculosis), 귀밑샘염(Mumps), 홍역(Measles), 파상풍(Tetanus), 백일해(Pertussis), 디프테리아(Diphtheria) 등과 같은 치명적 혹은 불치병의 발생을 비약적으로 줄이게 되었다.

2017년을 기준으로 세계 백신 시장은 343억 달러에 달하며 2019년에 발생한 Covid-19 팬데믹(Pandermic)으로 인해 백신 시장은 점점 증가할 것으로 예상된다.

5.2. History of Vaccine

1790년대 Edward Jenner(1749–1823)가 우두(Cowpox)를 사람에게 투여하여 천연두(Smallpox)를 예방하는데 성공함으로써 백신의 역사가 시작되었다. E. Jenner 에 의해 고안된 우두법은 19세기 천연두 백신(Vaccinia Vaccine)이 출현하기까지 천연백신으로서 사용되어 왔으며 우두법과 천연두 백신의 출현으로 1980년 천연두는 지구상에서 완전히 박멸되었다. 그러나 과학적인 방법에 의한 백신의 시작은 1880년대 Louis Pasteur(1822–1895)가 약독화된 박테리아를 이용하여 양에 대한 탄저병(Anthrax) 예방백신을 성공적으로 개발한 것이 기원이라고 할 수 있다. L. Pasteur가 개발한 약독화(Live attenuated) 백신의 제조 방법은 이후 공수병(Rabies) 백

Type of vaccine		Licensed vaccines using this technology	First introduced
Live attenuated (weakened or inactivated)	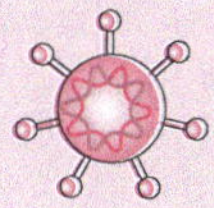	Measles, mumps, rubella, yellow fever, influenza, oral polio, typhoid, Japanese encephalitis, rotavirus, BCG, varicella zoster	1798 (smallpox)
Killed whole organism	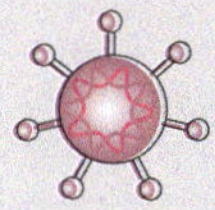	Whole-cell pertussis, polio, influenza, Japanese encephalitis, hepatitis A, rabies	1896 (typhoid)
Toxoid	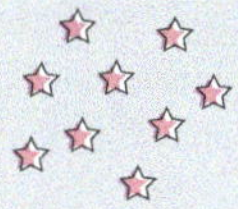	Diphtheria, tetanus	1923 (diphtheria)
Subunit (purified protein, recombinant protein, polysaccharide, peptide)	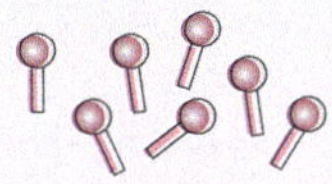	Pertussis, influenza, hepatitis B, meningococcal, pneumococcal, typhoid, hepatitis A	1798(smallpox)
Virus-like particle	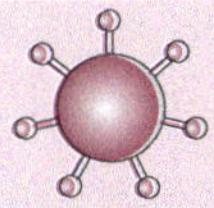	Human papillomavirus	1986 (hepatitis B)
Outer membrane vesicle	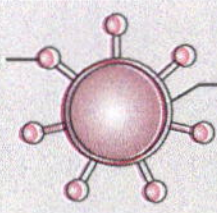	Group B meningococcal	1987 (group B meningococcal)
Protein-polysaccharide conjugate	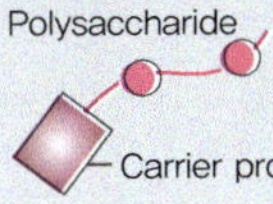	Haemophilus influenzae type B, pneumococcal, meningococcal, typhoid	1987 (H. influenzae type b)
Viral vectored	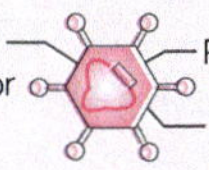	Ebola	2019 (Ebola)
Nucleic acid vaccine	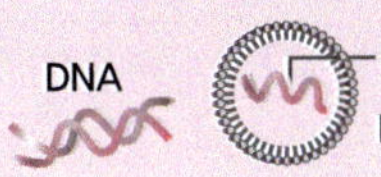	SARS-CoV-2	2020 (SARS-CoV-2)

표 5.1. 주요 백신 기술 및 종류

신의 개발로 이어졌고 1885년 최초로 인간에게 투여되어 과학적인 백신 제조 기술의 기원이 되었다. 그 후 1980년대 재조합 DNA 기술이 발전하면서 최초의 재조합 B형 간염백신이 개발되었으며, 1990년대 이후로는 다양한 재조합 백신은 물론 mRNA나 DNA를 이용한 백신과 함께 전염성 질병 이외에 자가면역 질환이나 암에 대한 백신 개발도 추진되고 있다(표 5.1).

5.3. 효율적인 백신의 조건

효율적인 백신이란 체내에서 면역반응이 잘 일어나야 하며, 되도록 오랜 시간 면역반응이 유지되어야 한다. 또한 인체에 대한 안전성이 확보되어야 하고 안정적으로 보관 되어야 하며 가격이 저렴할 수록 효율적이라고 할 수 있다(표 5.2).

백신은 무엇보다도 적합한 면역반응을 이끌어 낼 수 있는 능력이 있어야 한다. 면역반응은 항체 반응에 의해 유발되는 체액성 면역반응(Humoral Immunity)과 T cell 등의 면역세포에 의해 유발되는 세포매개 면역반응(Cell Mediated Immunity)이 있으나 박테리아나 바이러스 감염의 예방백신은 주로 체액성 면역반응이 주가 되며, 결핵 예방백신은 세포매개 면역반응이 주가 된다(표 5.3). 또다른 조건으로는 되도록 장기간 혹은 평생 동안 예방되어야 하며 장기 보존이 가능할 정도로 열안정성이 뛰어나야 한다. 특히 개발도상국의 경우 백신의 보관•운송 시스템이 열악한 경우가 많기 때문에 되도록이면 실온에서 오랜 기간 보관할 수 있는 백신일수록 효용성이 커진다. 또한 백신 투여에 의한 집단면역 효과를 달성하기 위해서는 되도록 모든

표 5.2. 효율적 백신의 조건

Attribute	Examples
Appropriate immune response	결핵: cell mediated immune response Bacteria and virus: antibody mediated immune response
Long term protection	소아마비, 결핵, 수두 : 1회 접종 파상풍-디프테리아 : 10년마다 접종 장티푸스 : 2년마다 접종 Influenza : 매년 접종
Safe	Common side effect: injection site pain, redness, swelling, fever, headache, malaise Rare side effect: anaphylaxis, idiopathic thrombocytopenic purpura
Stable	Most vaccine: 2℃-8℃ (Refrigerator) Zoster/shingles vaccine: -50℃ to -15℃ (Freezer) mRNA vaccine: -80℃ to -60℃ or -25℃ to -15℃
Affordable	Inexpensive: $ 3~5 (AstraZeneca Covid-19 vaccine)

표 5.3. 체액성 면역과 세포매개 면역

	체액성 면역	세포매개 면역
면역 세포	B cells, T cells, Macrophages	Helper T cells, Cytotoxic T cells, Natural killer cells, Mac-rophages
항원(감염체)	Extracellular microbes and their toxins(Viruses, Bacteria, Parasites)	Intracellular microbes(Viruses, Bacteria, Parasites)
보조인자/세포	Antibodies(IgG, IgA, IgM, IgE), 보체(Complement)	Cytotoxic T cells, Macro-phages, Cytokines
면역 반응	빠름	느림

연령대의 모든 사람에게 유효성을 나타낼 수 있어야 하며, 저렴한 가격으로 백신에 대한 접근성이 높을 수록 효율적이다.

5.4. Traditional Vaccine

생백신, 사백신, Toxoid 백신, 접합 백신에 해당하는 전통적인 백신은 현재 약 30여가지 이상이 시중에 유통되고 있으며 다음과 같이 분류 될 수 있다.

- Attenuated or live vaccine: Polio(oral), BCG, VZV, Measles, Mumps, Rubella, OPV 등
- Inactivated or killed vaccine: Influenza, IPV, Hepatitis A, Pertussis 등
- Toxoid vaccine : Tetanus, Diphtheria 등
- Polysaccharide conjugate vaccine: Meningococcal, Haemophilus influenza 등

5.4.1. Attenuated or Inactivated Vaccine

약독화(Attenuation)는 병원체의 독성을 완전하거나 부분적으로 제거하는 과정을 의미한다. 병원체의 약독화는 formalin을 이용한 화학적 처리 혹은 열처리 과정을 거치거나 병원체가 성장하기에 적합하지 않은 배지나 숙주에서 반복적인 계대배양을 거치는 방법 등이 있다. 드물게는 약독화된 병원체가 다시 독성이 강한 병원체로 회복(Reversion)되는 위험한 경우도 일어날 수 있으며 결핵 예방 백신인 BCG(Bacillus Calmett-Guerin)가 대표적이다. 이러한 약독화 백신은 살아있는 병원체를 항원으로 사용하기 때문에 백신으로 투여시 체내에서 자연감염과 유사한 면역반응을 유발한다. 생백신은 체액성 면역반응과 세포매개 면역반응을 동시에 유도하기 때문에 재감염에 대해서도 booster 효과를 일으켜 영구 면역을 기대할 수 있다.

사백신(불활화 백신) 은 미생물 병원체나 바이러스를 배양 후 열처리 혹은 화학적처리에 의해 얻어지며 백신의 효과를 나타내기 위해서는 사멸화나 불활성화 과정에서 병원체의 면역학적 특성을 유지해야 한다. 사백신은 주로 체액성 면역반응에 의해 방어능력을 얻게 되므로, 약독화 백신에 비해 면역효과가 낮고 추가접종이 필요한 경우가 많다. 그러나 낮은 면역효과에도 불구하고 역돌연변이에 의한 체내증식이나 확산 위험이 없으며, 접종자가 면역결핍 상태에 있더라도 안전하게 사용할 수 있다. 따라서 백신의 불활성화 공정은 살아있는 병원체의 잔류를 방지하기 위해 100% 완벽하고 항상 재현되는 공정이어야 한다. 예를 들어 콜라라 백신이나 A형 간염 백신이 이러한 사백신에 해당한다.

미생물 뿐만 아니라 바이러스 역시도 약독화나 불활성화를 통해 백신으로 사용할 수 있으며, 주로 닭의 유정란이나 동물세포 배양을 통해 증식시킨다.

- 유정란(Chick Egg Embryo) : 황열병(Yellow Fever Virus), 홍역(Meales Virus), 귀밑샘염(Mumps Virus)
- 원숭이 신장세포(Vero Cell): 소아마비(Polio Virus)
- 오리 배아세포: 풍진(Rubella Virus), 광견병(Rabies Virus)
- 사람 이배체세포(MRC-5, WI-38): A형 간염(Hepatitis A Virus), 수두(Varcella-Zoster Virus)

표 5.4. 약독화 백신과 불활성화 백신 비교

분류	약독화 생백신	사백신
백신의 종류	– 바이러스 : 홍역, 볼거리, 풍진, MMR, 수도, 황열 – 세균 : BCG, VZV(oral)	– 바이러스 : 소아마비 백신, Influenza(injection), 일본뇌염, 광견병, A형 간염, B형 간염 – 세균 : 백일해, VZV(injection), 콜레라
특성	– 체내에서 증식 가능 – 병원성을 가질 수 있음	– 체내 증식이 불가능(Noninfectious) – 인체내 항체의 영향을 받지 않음
면역효과	– 장기간 지속 – 단일접종 가능 – 항체 면역, 세포면역, 국소면역	– 단기간 지속 – Booster shot 필요 – 항체 면역

5.4.2. Toxoid Vaccine

디프테리아나 파상풍 백신은 대표적인 변성독소(Toxoid) 백신에 해당한다. 디프테리아 백신은 Corynebacterium diphtheria를 배양하여 독소를 분리 정제 후 formaldehyde로 처리하여 무균 액상 제제화 한 것이다. 파상풍 백신은 Clostridium tetani균을 배양하여 독소를 분리 정제한 후 formaldehyde 처리하여 불활성화 시킨 백신 이다. 이러한 변성독소 백신은 병원체 세포 대신 박테리아 병원체의 표면에 노출되어 있거나 세포 밖으로 배출하는 외독소(Exotoxin)를 이용하여 제조되기 때문에 무세포 백신이라고도 부른다. 박테리아 병원체의 외독소는 단백질 · 다당류 · 지질의 복합체로 이루어져 있어 체내에서 항원으로 작용이 가능하다.

5.4.3. Polysaccharide Conjugate Vaccine(접합 백신)

일부 백신의 경우 병원체가 갖는 특이적인 표면 다당체를 분리하여 백신으로 제조하기도 한다. 이러한 표면다당체는 일반적으로 항원성이 약하기 때문에 면역원성을 증가시키기 위해 단백질과 표면다당체를 화학적으로 결합시켜 낮은 항원성을 극복할 수 있다(표 5.5). 예를 들어 헤모필러스 백신(Hib Vaccine)은 Haemophilus influenza type B의 표면 다당체를 세포막 단백질에 결합하여 제조한다. 이와 유사하게 파상풍 백신(Tetanus Vaccine), 수막구균 백신(Meningococcus Vaccine), 폐렴구균 백신(Pneumococcus Vaccine) 등이 표면다당체와 세포막 단백질을

표 5.5. 비접합 백신과 접합백신의 면역반응 비교

특징	비접합 백신 (Polysaccharide)	접합백신 (Polysaccharide + Membrane protein)
면역세포	B cells	B cells, T cells
항체 생성(농도)	IgM(낮음)	IgG(높음)
항원/항체 반응성	낮음	높음
세포매개 면역	발생하지 않음	발생함
면역 유지 기간	단기간 유지	장기간 유지
면역기억 반응	약함	강함
Booster response	약함	강함
적용 연령	2세 이상	전 연령

결합시켜 제조한 접합 백신에 해당한다.

5.4.4. Combination Vaccine(혼합 백신)

다양한 감염성 질병에 대한 백신이 개발되면서 기본적으로 접종해야 하는 백신의 종류가 늘고 있다. 이러한 불편함을 해결하기 위해 2개 이상의 백신을 물리적으로 혼합하여 한번에 투여할 수 있는 혼합백신이 개발되었다. 혼합백신의 사용은 개별 백신에 대한 접종 횟수를 줄일 수 있으며 복잡한 백신 접종 스케줄을 단순화하여 접종률을 상승시키는 효과를 기대할 수 있다. 그러나 혼합백신의 제조는 기존 백신에 비해 복잡하고 다양한 면역증강제(Adjuvant), 보존제, 안정화제, pH 조건 등에 의해 각각의 항원에 대한 면역원성이 개별 백신에 비해 감소할 수 있으며, 이상반응 증가에 대한 우려가 있다. 또한 혼합백신에 포함된 개별적인 항원이 면역반응 증강이나 억제와 같은 면역학적 간섭을 유발할 수도 있다. 혼합백신에 의한 면역학적 간섭은 크게 세 가지로 나뉠 수 있으며, 첫 번째로는 면역학적으로 우세한 항원이 약한 항원의 면역 반응을 억제하는 Antigen competition이 있다. 두 번째로는 표면다당체와 세포막 단백질(Carrier)이 결합된 접합 백신을 혼합한 경우 이전에 개별 접합백신을 접종 받은 사람은

표 5.6. 혼합백신의 종류

Vaccine	Components	백신 제조 기술
DTaP	Diphtheria and tetanus toxoids, acellular pertussis	변성독소백신
DTaP-Hib	Diphtheria and tetanus toxoids, acellular pertussis, *Haemophilus influenza* type B	변성독소백신, 접합백신
DTaP-HBV-IPV	Diphtheria and tetanus toxoids, acellular pertussis, *Haemophilus influenza* type B, inactivated polio virus	변성독소, 접합백신, 사백신
Td	Tetanus and diphtheria toxoids	변성독소백신
MMR	Attenuated Measles, Mumps, Rubella	약독화백신
MMRV	Attenuated Measles, Mumps, Rubella, Varicella	약독화백신

이미 세포막 단백질에 대한 항체를 보유하고 있기 때문에 이후에 접종된 혼합백신에 대한 면역 반응이 억제되는 경우가 있다(Carrier Induced Epitope Suppression). 마지막으로 혼합 생백신(약독화백신)을 접종하는 경우 한 종의 생백신에 의해 유발된 면역반응(예. 인터페론 생성)이 같이 혼합된 다른 생백신의 면역 반응을 저해할 가능성도 있다(Induction of Interferon). 그럼에도 불구하고 한 번의 투약으로 동시에 다양한 감염성 질병에 대한 면역 능력을 획득할 수 있고, 개별 백신의 접종에 비해 비용이 저렴한 장점 등으로 인해 현재도 다양한 혼합 백신 개발이 이루어지고 있다. 이러한 혼합백신의 대표적인 예로는 소아마비 백신, 개량 DTaP 백신, 홍역 · 볼거리 · 풍진(MMR) 백신 등이 있다(표 5.6).

5.5. Recombinant Vaccine(재조합 백신)

재조합 백신이란 유전자 재조합 기술을 이용하여 병원체 표면의 항원을 대장균이나 효모 등에서 대량 발현시킨 후 정제하여 백신으로 사용하는 것을 의미한다. 병원체를 항원으로 사용

표 5.7. 인유두종바이러스 백신의 종류

제조사	Merck	Merck	GSK
제품명	Gardasil	Gardasil 9	Cervarix
HPV subtype	6, 11, 16, 18	6, 11, 16, 18, 31, 33, 45, 52, 58	16, 18
생산세포	Yeast (*Saccharomyces cerevisiae*)	Yeast (*Saccharomyces cerevisiae*)	Insect cell (*Trichoplusia ni* Hi5)
Adjuvant	Aluminum hydroxyphos-phate sulfate	Aluminum hydroxyphos-phate sulfate	Aluminium hydrox-ide, 3-O-deacylat-ed-4'-monophosphoryl lipid A

하는 약독화 백신이나 사백신에 비해 병원체의 표면항원만을 재조합 단백질로 생산하기 때문에 임상적으로 위험성이 없는 안전한 제품이 될 수 있으며, 대량 배양 시스템을 적용하기 때문에 제품 공급에 제한이 없다. 또한 제품의 생산과정을 정밀하게 제어할 수 있으므로 일관된 품질을 갖는 제품의 생산이 가능하다. 최초의 재조합 백신은 B형 간염 표면항원(HBsAg)을 효모에서 생산하여 바이러스 유사입자(VLPs, Virus Like Particles)로 제조한 제품으로서 1986년에 FDA로부터 승인을 받았다. 최근에는 인유두종바이러스(Human Papilloma Virus)백신이 개발되어 자궁경부암 예방용으로 접종되고 있다. 인유두종바이러스는 현재까지 약 100여개의 아형(Subtype)이 발견되었으나 이 중 암을 유발할 수 있는 고위험군의 아형은 HPV-6, HPV-11, HPV-16, HPV-18, HP-31 등으로 제한적이다. 따라서 인유두종바이러스 백신은 HPV의 다양한 아형 중 고위험군의 항원을 재조합 기술로 생산한 후 혼합하는 형태로 제조된다(표 5.7). 인유두종바이러스 백신의 경우와 같이 재조합 백신은 다양한 아형을 갖는 병원체의 예방용 백신 제조에 특히 효과적으로 적용될 수 있다.

5.6. Next Generation Vaccine(차세대 백신)

백신의 안정성과 효율성을 증가시키기 위해 무해한 바이러스의 표면에 다른 병원체의 항원

표 5.8. 바이러스 벡터 백신과 핵산 백신의 비교

백신기술	종류	장점	단점
바이러스 벡터 백신	Vaccinia virus, Adenovirus, Lentivirus, Adeno-associated virus, Cytomegalovirus	- 삽입 가능한 항원 유전체의 크기가 큼 - 신체내 증식이 안됨 - 경구 투여 가능(Adenovirus) - 장기 면역 반응 유도 가능	- 낮은 생산성 - 운반체에 대한 면역력이 있는 경우 발생 - 반복 투여가 어려움
핵산 백신	Plasmid DNA, mRNA	- 핵산 자체의 낮은 면역원성 - 장기간 면역반응 유도 가능 - 체액성 면역과 세포매개 면역 반응 모두를 유도 - 다양한 항원결정기 제작 가능 - 대량 생산 용이	- 장기면역 효과 미검증 - 핵산에 대한 항체 생산 가능성 - DNA백신의 경우 숙주 염색체 내 삽입 가능 - 단백질 항원에만 적용 가능

을 발현시켜 백신 운반체로 사용하는 방법이 있다. 아데노바이러스(Adenovirus) 혹은 렌티바이러스(Lentivirus), 우두바이러스(Vaccinia Virus) 등을 운반체로 사용하는 연구가 이루어지고 있으며 이때 사용되는 운반체는 복제가 불가능하며 병원성을 갖지 않는다. 백신 운반체에 해당하는 바이러스는 유전자 재조합 기술이 잘 확립되어 있어 다양한 항원을 쉽게 발현시킬 수 있고, 제조 및 생산이 용이하며 상대적으로 열에 안정하다는 장점이 있다(표 5.8).

최근에는 유전자 재조합 기술을 이용한 핵산 백신에 대한 개발도 이루어지고 있다. 핵산 백신이란 항원 유전자를 코딩하는 플라스미드 DNA나 mRNA를 인체에 주입하여 세포 안에서 해당 병원체의 항원 단백질을 발현시킴으로서 면역반응을 일으키도록 유도하는 것이다. 효율적인 핵산 백신의 개발을 위해서는 병원체를 이루는 단백질 중 높은 항원성을 갖는 서열을 선정하는 것이 중요하며 기존 백신에 비해 개발기간이 짧고, 장기간 면역반응을 유도 할 수 있으며, 제조 공정이 간단한 장점이 있다(표 5.8).

바이러스 벡터 백신과 핵산 백신은 십수년 전부터 개발이 시도되어왔으나 코로나바이러스감염증-19 팬데믹 이전에는 상용화에 성공한 사례가 없었다. 그러나 최근 코로나바이러스감염증-19에 대한 백신으로 상용화에 성공하면서 가능성을 검증 받았고 다양한 장점으로 인해 차세대 백신 플랫폼으로 확장될 가능성이 높다.

5.7. Covid-19 Vaccine

중증 호흡기 증후군을 유발하는 코로나바이러스감염증-19(Covid-19)는 SARS-CoV-2에 의해 전파되는 감염성 호흡기 질환으로서 2019년 12월 중국 우한(Wuhan)지역에서 첫 감염 사례가 보고된 이후 빠르게 세계적인 팬데믹(Pandermic)으로 발전하여 2021년 5월 12일을 기준으로 159,319,384명의 확진자와 3,331,780명의 사망자가 발생하였다. 신종 코로나바이러스(Coronavirus)에 해당하는 SARS-CoV-2는 말발굽 박쥐(Rhinolophus affinis)에서 기원한 것으로 추정되며 인간에게 전파되는 과정에서 유전적 변이가 발생하여 강력한 전파력과 독성을 갖게 된 것으로 파악되고 있다. 코로나바이러스감염증-19에 감염시 일반적으로 14일 이내에 발열, 기침, 관절/근육 통증, 피로, 호흡곤란, 후각 및 미각상실 등의 증상을 경험하며, 감염자의 80%는 경증에서 중증의 증상을 겪은 후 회복되지만, 면역기능이 저하된 고령자나 만성질환자와 같은 고위험군의 경우에는 호흡 부전, 쇼크 등으로 인해 사망하기도 한다. 전세계적인 코로나바이러스감염증-19 팬데믹을 극복하기 위해 제약 선진국을 중심으로 많은 기업에서 백신과 치료제를 개발하고 있으며, 세계 인구의 약 25.9%인 20억명의 사람이 백신을 접종하였다(2021.7.14일 기준). 그러나 백신 접종률은 자체적으로 백신 개발과 생산능력을 보유하고 있는 미국과 일부 유럽 선진국에서 높은 접종률을 보일 뿐 개발도상국을 포함한 대부분의 RoW(Rest of World) 국가에서는 아직도 10% 미만의 백신 접종률을 기록하고 있다(Our World in Data 참조). 더구나 중국 우한에서 발생한 초기 바이러스(The First Strain)가 각국으로 전파되면서 알파 변이(영국), 베타 변이(남아프리카), 감마 변이(브라질), 델타 변이(인도)와 같은 바이러스 변이가 발생하고 있어 이러한 변이 바이러스에 대해서도 예방 효과를 나타낼 수 있는 추가 백신 개발의 필요성이 대두되고 있다.

5.7.1. SARS-CoV-2의 감염 기전

SARS-CoV-2는 숙주 세포의 특정 단백질과 바이러스 표면의 왕관 모양에 해당하는 spike(S) 단백질 사이의 결합을 통해 숙주 내부로 침투하는 것으로 알려져 있다. SARS-CoV-2의 spike가 결합하는 숙주세포의 단백질은 angiotensin-converting enzyme 2(ACE2), TMPRSS2, glucose regulated protein(GRP78)등이 알려져 있으며 이러한 단백질은 기도 상피세포, 폐포 상피세포, 혈관 내피세포, 폐 내의 대식세포 등에서 발현된다. SARS-CoV-2의 spike 단백질은 S1과 S2의 subunit으로 구성되어 있으며 S1에 수용체 결합 도메인(Receptor Binding Domain, RBD)을 가지고 있다. SARS-CoV-1(MERS)과 SARS-CoV-2의 수용체 결합 도메인은 유전적으로 약 72%가 일치하지만 SARS-CoV-2의 수용체 결합 도메인이 ACE2, TMPRSS2에 대해 더 높은 친화도(Affinity)를 갖기 때문에 SARS-CoV-1에 비해 전염력이 높아진 것으로 알려졌다(그림 5.1). 숙주 세포 내부에 침투한 바이러스는 스스로를 복제하여 세포 외부로 방출된다. 이때 숙주 세포는 pyroptosis(염증성 세포사멸)로 사멸하며 ATP, ASC oligomer, 핵산(DNA, RNA)과 같은 damage-associated molecular pattern(DAMP)을 방출한다. 인접한 표피세포, 내피세포, 대식세포에서 DAMP를 인지하여 염증성 cytokine이나 chemokine의 분비를 촉진한다. 이후 단핵구(Monocyte), 대식세포, T 세포 등이 감염부위로 이동하여 염증을 더욱 촉진시키고 염증성 feedback loop를 형성한다. 정상적인 면역 상태에서는 바이러스 특이적인 T 세포가 감염된 세포를 제거하거나 중화항체가 바이러스 감염을 차단 할 수 있으나, 면역반응에 이상이 있는 경우에는 호흡기를 통해 바이러스가 감염된 폐를 중심으로 면역세포가 과하게 축적되어 과도한 염증성 cytokine을 방출하게 되고 궁극적으로

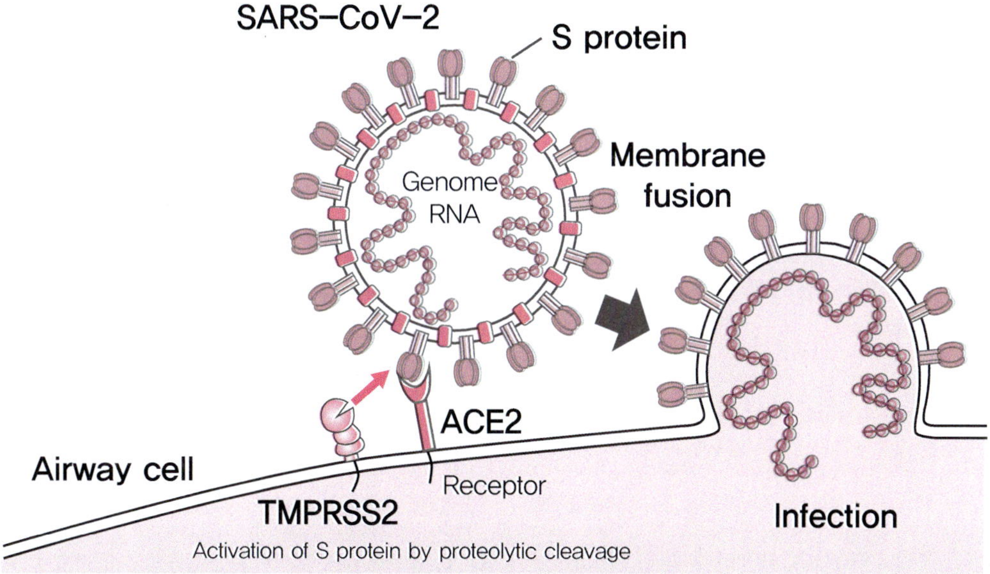

그림 5.1. SARS-CoV-2 감염 메커니즘

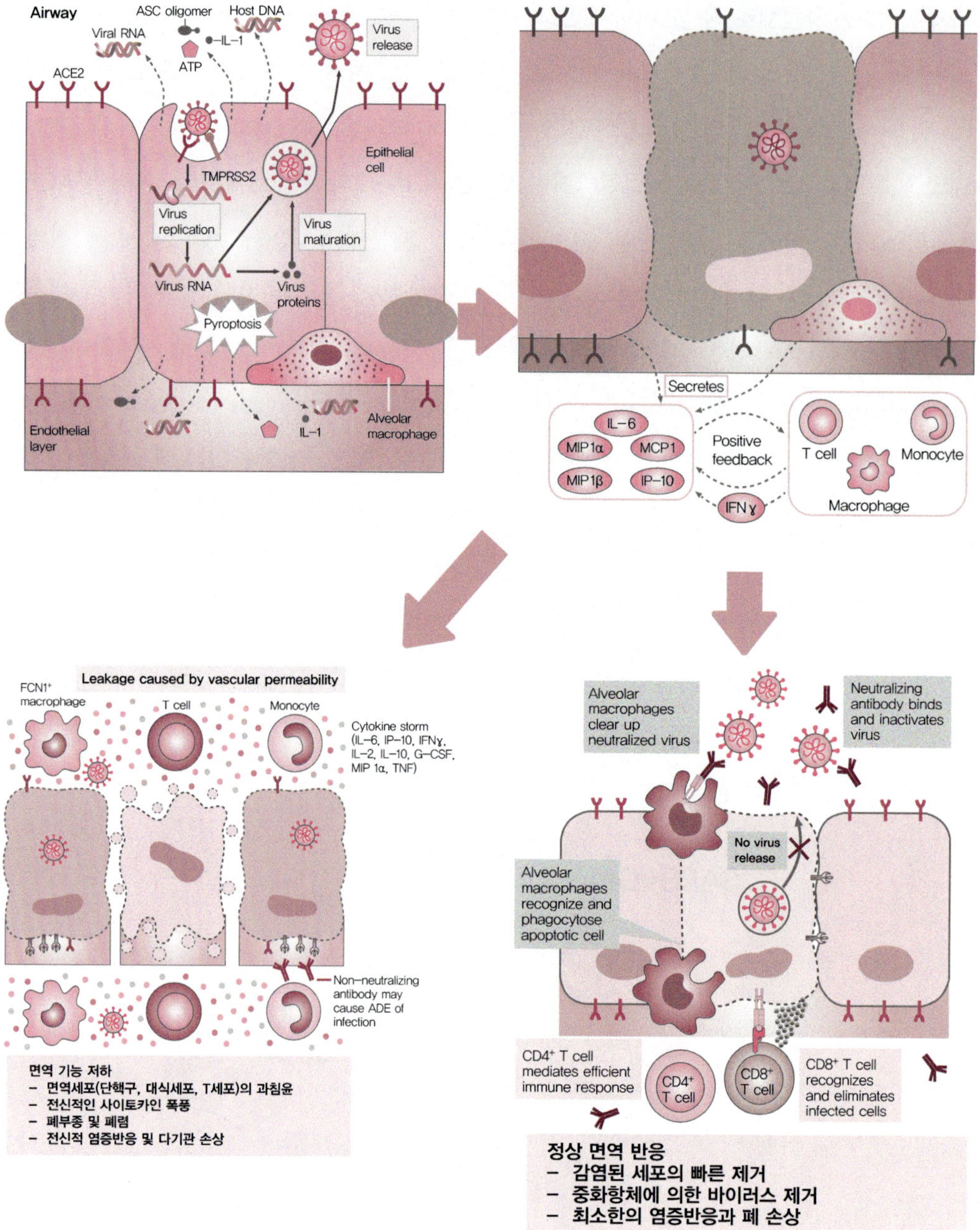

그림 5.2. SARS-CoV-2 감염에 의한 면역반응

폐손상과 cytokine storm에 의한 전신적 다기관 손상(Multisystem Inflammatory Syndrome)을 유발하게 된다(그림 5.2).

5.7.2. 코로나바이러스감염증-19 예방 백신

현재까지 상용화에 성공한 코로나바이러스감염증-19 예방용 백신은 사백신, 바이러스 벡터 백신, 핵산 백신 등이 있으며 대부분 긴급 사용 승인을 통해 시판허가를 취득하였다(표 5.9). 이 중 세계에서 최초로 허가를 받은 백신은 독일의 BioNTech와 미국의 Pfizer가 공동개발한 mRNA 기반의 백신인 Comirnaty 으로서 코로나감염증-19에 대한 백신 개발에 착수한지 11개월만인 2020년 12월 21일에 16세 이상의 코로나바이러스감염증-19 예방을 목적으로 승

표 5.9. 코로나바이러스감염증-19 예방백신 승인 현황 (2021.7.15 기준)

Drug	종류	개발사 (국가)	예방률 (중증예방률)	가격 (접종횟수)	승인국
BBIBP-CorV	Inactivated vaccine	Sinopharm (China)	78.1% (78.7%)	Unknown (2회)	중국, 헝가리, RoW
Comirnaty	mRNA-based vaccine	BioNTech (Germany), Pfizer (US)	95% (100%)	$19.5/dose (2회)	미국, 일본, 유럽, 영국, RoW
Convidecia	Ad5 viral vector vaccine	CaSino Biologics (China)	65.7% (90.98%)	Unknown (1회)	중국, RoW
CoronaVac	Inactivated vaccine	SinoVac (China)	50.38%	$60/dose (2회)	중국, RoW
Covaxin	Inactivated vaccine	Bharat Biotech (India)	78% (100%)	$2/dose (2회)	인도, RoW
CoviVac	Inactive vaccine	Chumakov Center (Russia)	90%	Unknown	러시아
JNJ-78436735	Ad26 viral vector	Johnson & Johnson (US)	72% (100%)	$10/dose (1회)	미국, 유럽, RoW
mRNA-1273	mRNA based vaccine	Moderna (US)	95% (100%)	$25-$37/dose (2회)	미국, 유럽, 영국, RoW
Sputnik-V	Ad26 and Ad5 viral vector vaccine	Gamaleya Research Institute (Russia)	91.4%	$10/dose (2회)	러시아, 유럽, 인도, Row
Vazevria	ChAdOx viral vector vaccine	AstraZeneca (UK), Oxford University (UK)	70% (100%)	$2.15-$5.25/dose (2회)	미국, 유럽, 영국, 인도, RoW

인되었다. 통상적으로 새로운 백신이 승인받기까지 평균 10년의 기간이 소요되는데 비해, 코로나바이러스감염증-19에 대해서는 전례 없는 속도로 신속하게 백신이 승인되었다. 이러한 신속 승인에는 팬데믹 상황의 조기 종료를 위해 공공 기관과 민간 기업 사이의 적극적인 협조가 있었음은 물론이고, 비전통적인 플랫폼 기술인 mRNA를 활용했다는 점과 동시다발적으로 임상시험이 진행되었으며 특히 임상시험 참가자의 모집이 쉬웠다는 점 등이 복합적으로 반영된 결과라고 할 수 있다.

5.7.3. Inactive vaccine for COVID-19

SARS-CoV-2 역시도 다른 바이러스와 마찬가지로 열, 방사선, 포름알데히드 처리를 통해 사백신으로 제조가 가능하다. 현재 코로나바이러스감염증-19에 대한 사백신은 중국의 Sinopharm과 SinoVac, 그리고 인도의 Bharat Biotech 등에서 개발되어 개발도상국이나 RoW 국가 등에서 접종이 진행중이다. 이러한 사백신들은 임상시험 과정에서 약 78%의 예방 효능을 보인다고 주장하였으나, 실제 임상에서는 이보다 낮은 예방 효율을 갖는 것으로 파악되고 있다. SARS-CoV-2를 사백신으로 생산하기 위해서는 활성 상태의 바이러스를 배양해야 한다. 호흡기를 통해 감염되는 바이러스의 특성상 작업자의 안전을 위해서는 BSL3(Biological safety level 3)이상의 환경에서 바이러스 배양을 진행해야 하므로 생산 설비에 대한 제약이 있다.

5.7.4. Nucleic acid vaccine for COVID-19

mRNA 백신, DNA 백신과 같이 핵산(Nucleic Acid)을 이용한 백신은 병원체의 항원에 해당하는 정보가 포함된 유전물질을 전달하는 방식으로 작동한다. 백신 투여를 통해 항원의 유전정보가 인체로 주입되면, 인체 세포 안에서 해당 병원체의 항원이 단백질로 합성된다(그림 5.3). 따라서 효과적인 핵산 백신은 병원체의 다양한 표면 단백질 중 높은 면역원성을 부여할 수 있으며 동시에 세포 감염을 저해할 수 있는 부위를 선정하여야 한다. 따라서 SARS-CoV-2에 대한 백신은 ACE2와의 상호작용을 통해 세포 감염에 관여하는 spike 단백질을 발현시키는 경우가 대부분이다. 체내로 주입된 핵산 백신의 유전정보가 단백질로 발현되

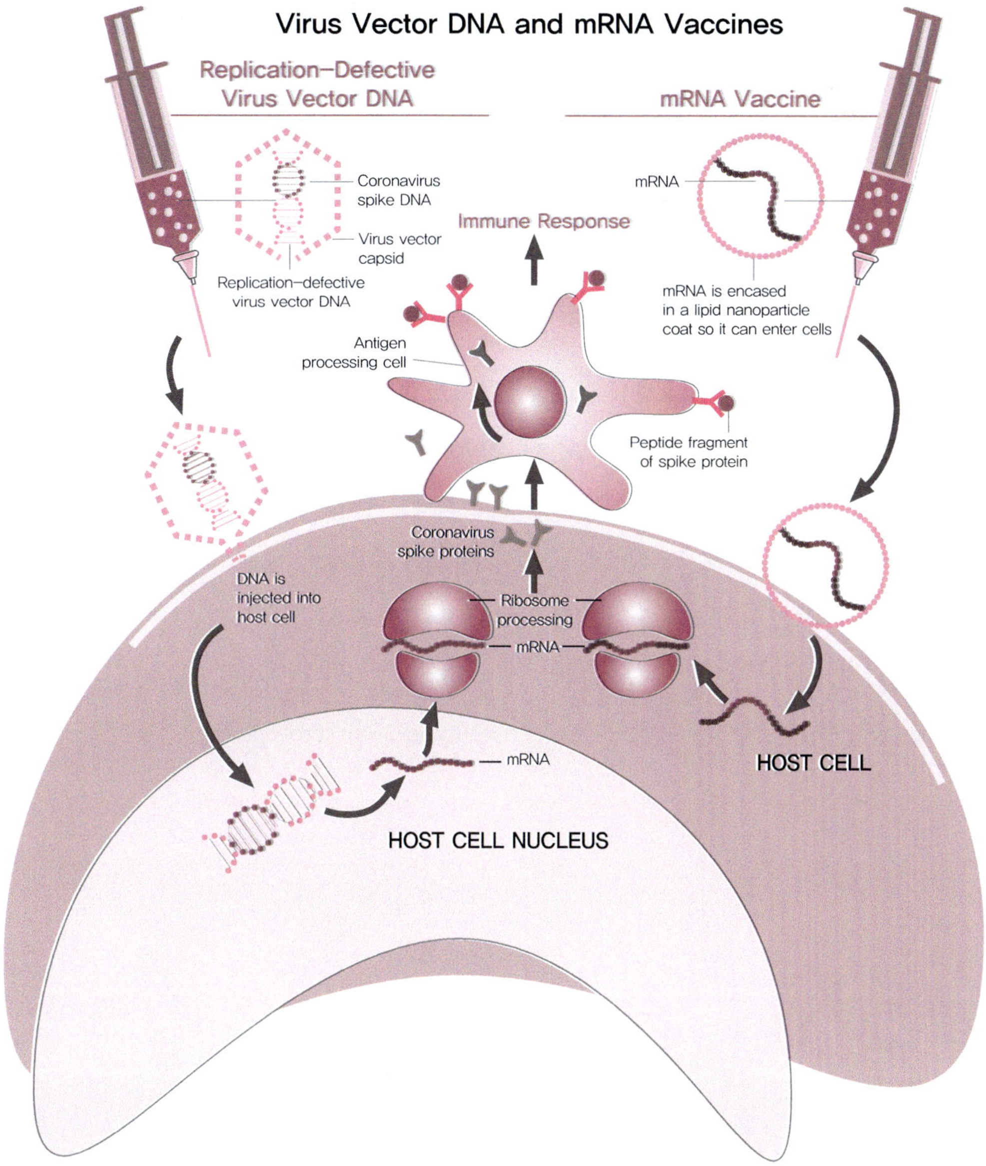

그림 5.3. 핵산 백신과 바이러스 벡터 백신의 메커니즘 비교

기 위해서는 세포안의 생합성 기능을 이용해야 한다. 즉 DNA 백신은 세포안의 핵으로 삽입되어야 하고, mRNA 백신은 세포질 안으로 들어가야 한다. 현재 이들 백신을 각각 세포핵과 세포질로 전달하는 기술에 대한 연구가 진행되고 있으며 이미 시판 승인을 받은 Pfizer/Moderna의 백신은 지질나노입자(Lipid Nanoparticle)을 이용하고 있다. 핵산 백신은 기존 백신에

비해 개발기간이 짧고, 장기간 면역반응을 유도할 수 있으며, 핵산 합성이 쉽기 때문에 빠르게 백신을 생산할 수 있다는 장점이 있다. 그러나 유전자 전달체로 사용하는 지질나노입자의 구성성분인 PEG(Polyethylene glycol)이 소수의 사람들에게 알레르기 반응을 유발할 수 있다는 점과 전달체의 열안정성이 낮기 때문에 초저온의 환경에 보관해야 한다는 단점이 있다.

5.7.5. Viral vector vaccine for COVID-19

바이러스벡터 백신은 병원체의 항원에 대한 유전정보를 병원체와는 다른 종류의 아데노바이러스(Adenovirus), 렌티바이러스(Lentivirus) 등에 삽입하여 체내로 전달하는 방식이다(그림 5.3). 이때 사용되는 바이러스 전달체는 병원성이 없고 복제가 불가능한 바이러스를 사용한다. 코로나바이러스감염증-19 백신중에서는 아스트라제네카가 개발한 백신이 대표적이며, 이 백신은 침팬지의 아데노바이러스를 변형한 벡터에 SARS-CoV-2의 spike 단백질에 해당하는 유전자를 삽입하는 방식으로 개발되었다. 이외에도 JNJ와 러시아 Gamaleya Research Institute에서 개발한 백신은 아데노바이러스 serotype 26과 serotype 5를 전달체로 사용하였다.

5.8. Adujvant Technology(면역보조제)

대부분의 백신은 그 자체로는 인체에서의 면역반응을 강하게 유발하지 못하며 특히 최근 개발된 재조합 백신 등에서 더 두드러지게 나타난다. 백신의 면역효과를 증강시키기 위해 항원과 함께 투여되는 면역보조제(Adjuvant)는 항원에 대한 체액성 면역반응과 세포매개 면역반응을 동시에 증가시키는 물질로서 면역반응을 더 빠르고 강력하며 오랫동안 유지하게 만들어 준다. 또한 면역보조제의 사용을 통해 적은양의 항원으로도 효과적인 면역 반응을 촉진할 수 있기 때문에 항원에 의한 이상반응을 낮출 수 있고 백신의 경제성에도 도움을 준다. 이상적인 면역보조제가 갖추어야 할 특성은 아래와 같다.

- 안전성(Safety)
- 비발열성 물질
- 화학적으로 정의된 구조(Be chemically defined)
- 유아 또는 소아에서의 효과(Be effective in infants/young children)
- 항원과 혼합시 높은 안정성 유지(Highly stable formulation with antigen)
- 체내에서 분해가능(Biodegradable)
- 비면역원성(Non-immunogenic)

5.8.1. Overview of Adjuvant Preparations

면역보조제는 구성요소, 물리화학적 구성에 따라 무기물질, 유상현탁액(Oil-Based Emulsion), 세균성 물질 등으로 분류될 수 있으며 또한 작용기전에 따라 항원전달체(Delivery System)의 역할을 하는 면역보조제와 직접 면역반응을 활성화시키는 면역자극성 면역보조제(Lmmunostimulatory Adjuvant)로 분류된다. 항원전달체로서의 면역보조제는 주로 non-immunostimulatory 입자로 구성되어 보다 효과적으로 항원을 제시함으로써 Th2(T helper 2)를 매개하는 면역반응을 유도하는 것으로 알려져 있다. 면역자극성 면역보조제는 면역학적으로 활성을 갖는 물질로 이루어지기 때문에 면역세포를 직접 자극하여 내재 면역을 활성화시킴으로써 항원에 대한 적응 면역을 유도하는 역할을 한다.

5.8.2. Overview of Adjuvant Preparations

가장 대표적인 면역보조제인 alum(Aluminum salts)은 1920년대 개발된 이래로 다양한 백신의 면역보조제로 사용되어 안전성과 효능이 입증되었다. 기본적인 원리는 백신항원과 aluminum salts 사이에 이온결합이 형성되어 macromolecule 항원이 만들어지고 B cell receptor가 쉽게 항원을 인식하는데 도움을 주는 것으로 이해되고 있다. 또한 aluminum salts에 흡착된 항원이 체내에서 천천히 분비됨으로써 오랜 기간 면역세포를 자극하는 창고효과(Depot Effect)가 주요 메커니즘으로 추정되어왔으나 최근 연구에 의하면 주로 Th2(T helper 2) 면역반응을 통해 항체성 면역반응을 강화시키는 것으로 알려지고 있다.

5.8.3. Oil-based emulsion

MF59나 AS03과 같은 oil-based emulsion은 항원성 면역반응을 강화시키고, Th2 매개의 면역반응을 일으키는 것으로 알려져 있다. 개발 초기에는 MF59의 작용기전 역시도 alum과 유사한 depot effect에 의한 것으로 간주되었으나 후속 연구를 통해 immune cell recruitment(면역세포 보충)와 DC(Dendritic Cell)의 활성화를 촉진하여 면역성을 유발하는 것으로 알려졌다. 이러한 MF59는 Novartis에 의해 상업화 되어 1997년 계절 독감(Seasonal Influenza) 백신의 면역보조제로 승인되었다. 스쿠알렌 기반의 AS03 역시 MF59와 유사한 기전으로 면역성을 부여할 것으로 추정되며 대유행 독감 백신의 면역보조제로 사용되어 2009년에 유럽에서 승인되었다.

5.8.4. Overview of Adjuvant Preparations

내재면역시스템에 대한 이해가 높아짐에 따라 기존과는 다른 새로운 형태의 면역보조제에 대한 연구가 진행되고 있다. 복합 면역보조제(Combination Adjuvant)로서 AS04는 alum과 TLR4 agonist인 monophosphoryl lipid A(MPL)가 첨가된 면역보조제로서 B형 간염 백신과 인유두종 백신에 적용되어 각각 2005년과 2007년에 허가를 받았다. 또한 세균 유래 독소를 면역보조제로 개발하기 위한 시도도 이루어지고 있으며 대표적으로 Cholera toxin(CT)과 대장균 유래의 열민감독소(LT, Heat-labile Toxin) 등이 있다. 세균성 면역보조제는 주로 비강, 경구, 질, 항문과 같은 다양한 점막경로에 적용가능한 면역보조제로 개발중이나 물질 자체의 독성이 강하기 때문에 인체에 적용시 심각한 부작용이 관찰된 바 있다.

또다른 면역보조제로 인체의 선천성 면역시스템인 패턴인식수용체(PPP, Pattern Recognition Receptor)를 이용한 면역보조제가 개발되고 있으며, toll-like receptor(TLRs), RIG-I-like receptor(RLRs), NOD-like receptor(NLRs)가 이에 해당한다. 이러한 PPP계열의 면역보조제는 대부분 임상 1~3상을 진행하고 있어 향후 몇 년 이내에 허가를 받을 것으로 예상된다.

핵산 백신에 적용되는 양이온성 liposome은 핵산의 전달체와 동시에 면역보조제로서의 역할을 수행한다. 이러한 liposome은 인지질의 이중막 구조를 가지는 구형의 입자로서 성분과 구조가 생체막과 유사하여 독성이 없는 장점이 있다.

신규 면역보조제의 개발은 항원의 물리화학적 특성과 투여 경로, 백신의 경제성 등을 고려해야 한다. 예를 들어 개발도상국을 중심으로 접종되는 A형 간염 백신의 경우 고가의 최신 면역보조제를 사용하기 보다는 저렴하며 장기간 사용으로 안전성과 효능이 확보된 alum을 적용하는 것이 적절하다. 다른 예로 호흡기를 통해 감염되는 질병의 경우에는 점막경로를 통해 백신 효과를 부여할 수 있는 세균성 면역보조제를 사용하는 것이 유리할 수 있다.

참고자료

List of Vaccines used in United States (2021)

Disease	Vaccine or trade name
Anthrax	AVA (Biothrax)
Cholera	Vaxchora
BCG	BCG vaccine, TICE BCG
Cholera	Vaxchora
Dengu	DENGVAXIA
Diphtheria, Pertussis, Tetanus	DTaP (Daptacel, Infanrix), Tdap (Adacel, Boostrix), DTaP-IPV (Kinrix, Quadracell), DTaP-HepB-IPV (Pediarix), DTaP-IPV/Hib (Pentacel)
EBola	ERVEBO
Hepatitis A	HepA (Havrix, Vaqta), HepA-HepB (Twinrix)
Hepatitis B	HepB (Engerix-B, Recombivax HB, Heplisav-B), DTaP-HepB-IPV (Pediarix), HepA-HepB (Twinrix)
Haemophilus influenzae type b (Hib)	Hib (ActHIB, PedvaxHIB, Hiberix), DTaP-IPV/Hib (Pentacel)
Human papillomavirus (HPV)	HPV9 (Gardasil 9), Gadsail, Cervarix
Seasonal influenza (Flu)	IIV (Afluria, Fluad, Flublok, Flucelvax, FluLaval, Fluarix, Fluvirin, Fluzone)
Japanese Encephalitis	JE (Ixiaro)
Measles, Mumps, Rubella	MMR (M-M-R II), MMRV (ProQuad)
Meningococcal	MenACWY (Menactra, Menveo), MenB (Bexsero, Trumenba)

Pneumococcal	PCV13 (Prevnar 13), PPSV23 (Pneumovax 23), Prevnar20, VAX-NEUVANCE
Polio	Polio (Ipol), DTaP-IPV (Kinrix, Quadracell), DTaP-HepB-IPV (Pediarix), DTaP-IPV/Hib (Pentacel)
Rabies	Rabies (Imovax, RabAvert)
Rotavirus	RV1 (Rotarix), RV5 (RotaTeq)
Shingles	ZVL (Zostavax), RZV (Shingrix)
Smallpox	Vaccinia (ACAM2000), JYNEOS
Typhoid Fever	Typhoid Oral (Vivotif), Typhoid Polysaccharide (Typhim Vi)
Varicella	VAR (Varivax), MMRV (ProQuad)
Yellow Fever	YF (YF-Vax)
Zoster	Zostavax, SHINGRIX

출처 : CDC (center for disease control and prevention), update 202107
Covid-19 vaccine은 긴급사용승인에 해당

제 6 장

세포치료제

(CELL THERAPY)

6.1. 개요

일반적으로 질환을 치료하는 방법으로 수술적 요법 또는 단백질, 단일항체, 유기화학물질 등을 이용한 약물 요법이 주로 사용되고 있다. 하지만 대부분이 증상 완화가 주요 목적이기 때문에 근본적인 치료 효과는 기대하기 어렵다. 이에 반해 근원적 질환 치료 원리에서 출발하는 세포치료제 개발 연구가 활발하게 진행되고 있다. 세포치료제(Cell Therapy)는 살아있는 세포를 질환의 치료에 이용하는 의약품을 말한다. 구체적으로 세포치료제는 우리 몸에서 손상된 세포 또는 조직의 재생을 유도하기 위한 목적으로 살아있는 자가(본인 유래), 동종(타인 유래), 이종(동물 유래) 세포를 체외에서 배양을 통해 증식하거나 선별하는 등 물리적, 화학적, 생물학적 방법으로 조작하여 제조한다(그림 6.1).

세포치료제로써 활용되는 세포의 종류는 분화 정도에 따라 체세포와 줄기세포(미분화된 세포)로 나눌 수 있다. 그 다음 세포가 얻어지는 유래에 따라 피부세포, 연골세포, 면역세포 등으로 분류할 수 있으며 줄기세포의 경우에는 배아줄기세포, 유도만능줄기세포, 성체줄기세포로 분류할 수 있다.

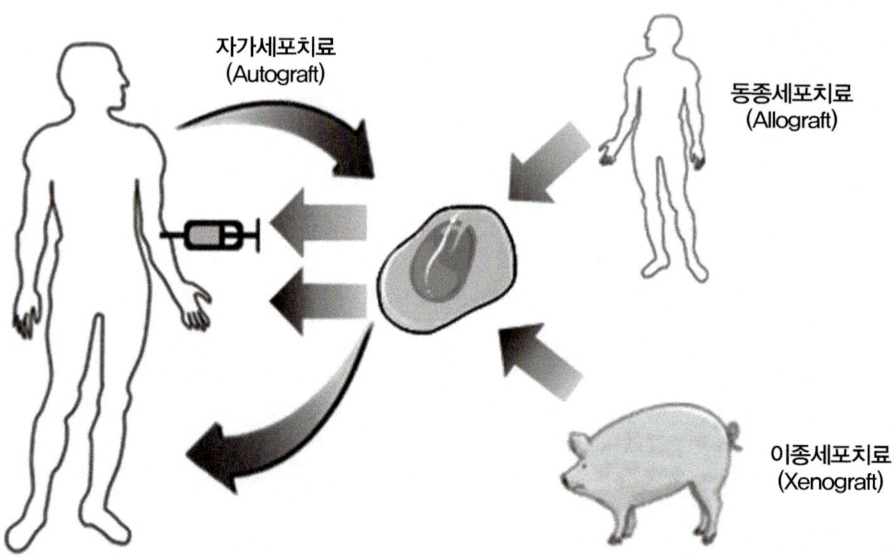

그림 6.1. 기원에 따른 세포치료제의 구분

6.2. 체세포치료제

체세포치료제(Somatic Cell Therapy)는 피부, 연골, 지방 세포 등 이미 분화가 완료된 세포 자체를 이용하여 조직 재생 목적으로 제조하는 의약품을 말한다. 주로 노화나 사고에 의해 손상된 연골 조직 및 화상으로 인해 손상된 피부 조직의 재생을 위해 자가 또는 타가의 연골 및 피부 세포를 채취하여 치료제로써 활용하고 있다. 국내외에 상업화된 주요 세포치료제들의 약 80%는 연골 및 피부 재생용 체세포치료제가 주를 이루고 있으며 이외 혈액에서 추출된 면역세포(수지상세포, T세포, 자연살해세포 등)를 체외에서 증식시켜 활성화 된 세포도 체세포치료제로써 활용되고 있다. 글로벌 시장에 출시된 세포치료제는 2016년 5월 기준 총 34개이며 국내에서 출시된 세포치료제는 2018년 2월 기준으로 총 17개 품목에 이른다. 품목허가 취소된 치료제를 제외하면 2018년 현재 판매 중인 세포치료제는 11개이다. 국내 허가된 체세포치료제의 제품명, 개발업체, 대상 질환 등 정보를 허가일자 순으로 표 6.1에 정리하였다.

표 6.1. 국내 체세포치료제 허가 현황

제품명	업체	분류	종류	대상질환	허가일자	특이사항
콘드론	세원셀론텍	자가	연골세포	무릎연골결손 발목관절연골결손	2001.01.30. 2008.07.24	
홀로덤	테고사이언스	자가	피부각질세포	피부화상치료	2002.12.10	
칼로덤	테고사이언스	동종	피부각질세포	피부화상치료 당뇨병성족부궤양	2005.03.21. 2010.06.24	
케라힐	바이로솔루션 (구. 엠씨티티바이오)	자가	피부각질세포	피부화상 치료	2006.05.03	
이노락	이노메디시스	자가	활성화림프구	비소세포폐암	2007.02.14	품목허가 취소
크레아박스 -알씨씨주	JW크레아젠	자가	수지상세포	전이성신세포암	2007.05.15	
아디포셀	안트로젠	자가	미성숙지방 세포	함몰흉터	2007.08.03	자진취하
이뮨셀엘씨주	녹십자셀	자가	활성화T림 프구	간암	2007.08.06	

제품명	업체	분류	종류	대상질환	허가일자	특이사항
엔케이엠주	셀텍 (구. 엔케이바이오)	자가	활성화림프구	악성림프종	2007.08.07	품목허가 취소
하이알그라프트 쓰리디	차바이오앤디오스텍 (구. 핸슨바이오텍)	자가	피부섬유아세포	당뇨병성족부궤양	2007.09.14	품목허가 취소
알엠에스 오스론	세원셀론텍	자가	뼈세포	국소 골형성 촉진	2009.08.26	
오토스템	차바이오앤디오스텍 (구. 핸슨바이오텍)	자가	최소조작 지방세포	피하지방결손 부위의 개선	2010.02.01	품목허가 취소
퀸셀	안트로젠	자가	최소조작 지방세포	피하지방 결손	2010.03.26	
큐어스킨	에스바이오메딕스	자가	섬유아세포	여드름 치유과정에 수반된 함몰된 흉터부위 개선	2010.05.11	
LSK 오토그라프트	차바이오앤디오스텍 (구. 핸슨바이오텍)	자가	피부각질세포	피부화상치료	2010.09.17	품목허가 취소
케라힐-알로	바이로솔루션	동종	피부각질세포	심부 2도화상	2015.10.16	
로스미르	테고사이언스	자가	피부유래 섬유아세포	중등도 이상의 비협골 고랑의 개선	2017.12.27	

6.2.1. 연골세포치료제

연골 조직은 혈관, 신경, 림프관이 없는 해부학적 특성으로 인해 내외부 충격에 의해 물리적 손상을 받으면 염증 반응을 일으킬 수 없어 온전히 회복되기 힘든 조직 중에 하나이다. 연골의 특정 부위가 손상되면 주위 연골 조직으로부터 연골세포가 이주(Migration)하여 재생이 되는데 이동 속도와 거리가 제한적이기 때문에 연골 재생에 충분하지 않다. 또한 손상된 연골 잔해에 의해 관절의 염증이 발생하고 이로 인해 골관절염이 빠르게 진행되기도 한다. 따라서 연골이 손상되면 조기에 재생시켜주는 것이 매우 중요하다. 1994년 Matts Brittberg에 의해 자가 연골세포 이식술(Autologous Chondrocytes Implantation)이 제안되었으며 이후 세포를 이용한 연골 재생 치료 관련 연구가 활발하게 진행되었다.

일반적인 연골세포 이식 방법은 연골이 손상된 환자를 대상으로 관절경 수술을 통해 본인의

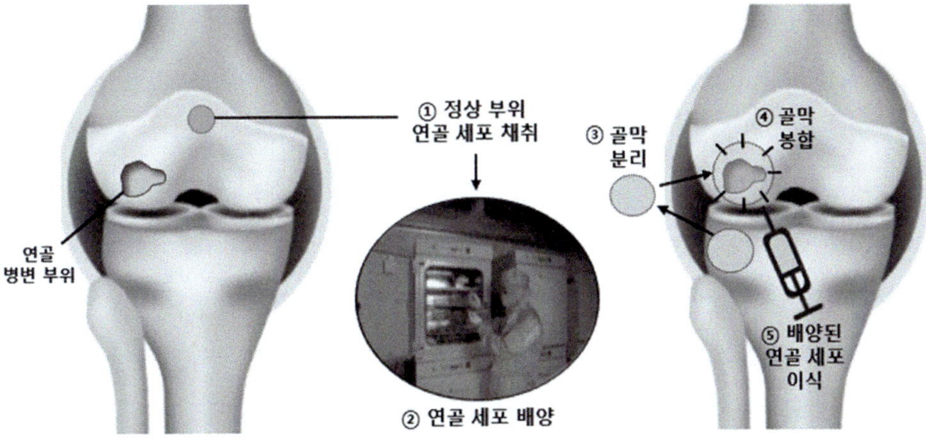

그림 6.2. 자가 연골 배양 세포 이식 과정

연골 조직을 소량(200~300 mg) 채취한 후 실험실 환경에서 연골세포를 분리하고 세포 배양 공정을 통해 500만 개 이상이 될 때까지 증식 시킨다. 통상 연골 조직을 채취하고 3~4주 후에 이식 수술이 진행되는데 연골이 파괴된 부분을 깨끗하게 다듬은 다음 이식 부위 아래에서 분리한 골막을 이용하여 봉합한다. 봉합 후 생긴 빈 공간(Cavity)에 실험실 환경에서 증식된 연골 세포를 주사기를 이용하여 주입한다 (그림 6.2). 이식된 연골세포로 이용하여 연골 조직의 재생이 유도된다.

동종의 연골 세포를 이용할 경우 면역 거부반응에 의해 실패할 가능성이 있어 주로 자가 연골 세포를 이용한다. 1999년 젠자임(Genzyme)사는 자가 연골 세포치료제인 카티셀(Carticel)을 미국식품의약국(Food and Drug Administration, FDA)에 세계 최초의 세포치료제로 허가 받았다. 국내에서는 ㈜세원셀론텍에서 개발한 자가 연골 세포치료제인 콘드론(Chondron)이 2001년 처음으로 시판허가를 받았다. 콘드론은 국내 최초의 세포치료제로써 한국은 물론 영국, 네덜란드, 폴란드, 인도, 중국, 싱가포르, 말레이시아 등에 수출 되어 약 6천여 명의 연골 손상 환자의 치료 목적으로 적용되었으며 임상적 유효성이 검증되었다.

6.2.2. 피부세포치료제

피부 조직의 손상 완화 또는 치료를 위해 자가 또는 동종의 피부세포를 이용한 치료제를 피부세포치료제로 분류한다. 화상이나 궤양, 피하지방 결손 등 피부 조직에 결함이 발생한 경우 적절한 치료 과정이 수반되지 않으면 피부에 흉터가 생기거나 치료기간이 길어지고, 다른 피부 질환이 동반되기도 한다. 화상의 경우 피부 조직의 손상 정도에 따라 1~3도 화상으로 나뉘는데 피부의 표피층만 손상된 1도 화상의 경우 수일 내로 회복이 되고 흉터도 거의 남지 않지만 진피층에 손상된 2도 화상과 피하지방 및 근육 층까지 손상된 3도 화상의 경우는 피부의 기능적 문제를 동반한 치명적 손상이 야기된다. 피부세포치료제는 환자의 피부세포에 효소를 처리하여 특정 세포(각질세포, 섬유아세포 등)를 분리하여 체외에서 배양한 후 환자에게 재이식하여 피부 결함의 완화 또는 치료를 목적으로 개발되었다.

국내에서 최초로 시판된 피부세포치료제는 ㈜테고사이언스의 홀로덤(Holoderm)으로 자신의 피부각질세포(Keratinocyte)를 체외 배양한 자가 유래 피부세포치료제이다. 홀로덤은 피부화상치료용(심부 2도 및 3도 화상치료용)으로 2002년 품목 허가되었다. ㈜테고사이언스의 칼로덤(Kaloderm)은 우리나라 최초의 동종 유래 세포치료제로써 피부화상치료용(심부 2도 화상)으로 2005년 허가되었고, 2010년부터는 당뇨성족부궤양에도 적용할 수 있도록 허가되었다. 칼로덤은 대한민국 신생아 1명의 포피로부터 유래한 피부각질세포를 원료로 하여 생산되고 있으며, 허가 이후 최근까지 10만개 이상이 생산되었을 정도로 보편적으로 사용되고 있는 화상 치료 목적의 피부세포치료제이다(그림 6.3). 이밖에 자가 피부각질세포를 원료로 한 피부화상 치료제인 ㈜바이오솔루션(구. 엠씨티티바이오)의 케라힐(Keraheal)이 2006년 시판되었다. 자가 섬유아세포를 원료로는 최초로 여드름흉터개선 치료제인 ㈜에스바이오메딕스의 큐어스킨이 2010년 품목허가 받았으며 ㈜바이오솔루션 케라힐에 이어서 개발 된 동종 피부각질세포 화상 치료

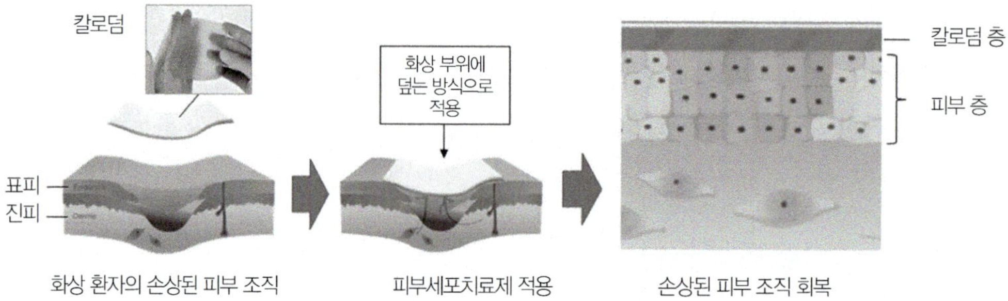

그림 6.3. 국내 최초 동종 유래 피부세포치료제(칼로덤) 치료 과정

제인 케라힐-알로(KeraHeal-Allo)도 2015년 품목 허가 받았다.

6.2.3. 면역세포치료제

면역세포치료제(Immune Cell Therapy)는 생체 내에 존재하는 면역세포를 질병 치료 목적으로 활용되는 치료제이다. 가장 일반적인 면역세포치료제 적용 방법은 환자의 혈액에서 면역세포를 체외로 분리하고 사이토카인(Cytokine)이라는 단백질을 이용하여 활성화 시킨 후 환자에게 다시 이식하는 방식이다. 가장 많이 이용되는 사이토카인은 인터루킨-2 (Interleukin 2) 이다(그림 6.4).

혈액(Blood) 속에는 다양한 면역 세포들이 존재하는데, 이 세포 들은 조혈모줄기세포(Hemato-poietic Stem cell)라는 일종의 혈구 줄기세포로부터 유래된 세포들이다. 대표적으로 백혈구(White Blood Cell), 적혈구(Red Blood Cell), 혈소판(Platelet) 등이 있다. 특히 우리 몸속에서 면역 기능을 담당하고 있는 백혈구는 크게 골수성 세포(Myeloid)와 림프성 세포(Lymphoid)로 분류된다. 골수성 세포는 호산구(Eosinophil), 호중구(Neutrophil), 호염구(Basophil), 대식세포(Macrophage), 수지상세포(Dendritic Cell) 등으로 분류 될 수 있으며, 림프성 세포는 T세포(T Cell), B세포(B Cell), 자연살해세포(Natural Killer Cell, NK Cell) 등으로 분류될 수 있다.

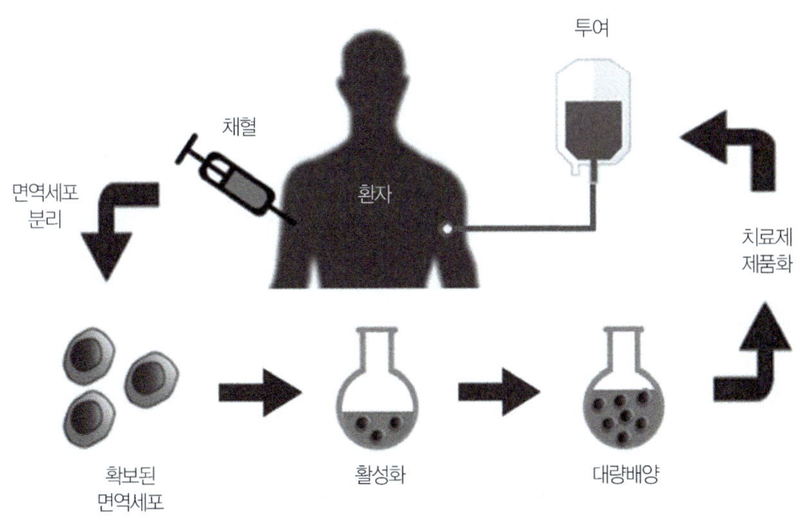

그림 6.4. 일반적인 자가 면역세포치료제 적용 절차

우리 몸은 외부 요인(바이러스, 독소 등)과 내부 요인(암, 돌연변이 등)으로부터 우리 몸을 보호하는 면역계을 가지고 있다. 이 면역계는 크게 선천성 면역계(Innate Immune System), 적응성 면역계(Adaptive Immune System)로 나눌 수 있다. 선천성 면역은 보편적으로 감지가능한 일반적인 외부 항원에 신속히 반응하여 제거하며 골수성 계열의 백혈구가 주로 관여한다. 적응성 면역은 선천성 면역에 의해 항원이 완전히 제거되지 않을 경우 유도되는 면역 반응으로 림프성 계열의 백혈구가 주로 관여한다.

■ 6.2.3.1. 수지상세포치료제

수지상세포는 선천성 면역 반응을 통해 생체 내에 침입한 외부 항원을 섭식하고 이를 자신의 세포 표면에 표시하여 림프성 세포(T 세포, B 세포)에 정보를 전달하는 방식으로 면역시스템에 참여하고 있다. 세포의 외형이 나뭇가지 모양처럼 발달되어있어 수지상(樹枝狀) 세포로 불린다. 수지상세포치료제는 환자의 혈액에서 분리된 수지상세포 표면에 암세포 특이 존재 단백질을 제시할 수 있도록 특수한 방법으로 세포를 배양하거나 변형시킨 후, 이를 생체 내로 재투여하는 방식으로 적용된다. 이러한 방식으로 수지상 세포 표면에 종양 항원이 제시되면, 이를 인지하는 T 세포 수용체(T cell Receptor, TCR)가 있는 세포 독성 T 세포(Cytotoxic T Lymphocyte, CTL)의 활성을 유도하고 보조 T 세포(Helper T cell), 자연 살해세포를 활성화하는 방식으로 항암능력을 높이게 된다.

2010년에는 세계 최초로 미국 덴드리온(Dendreon)사의 전립선암 대상 수지상세포치료제 프로벤지(Provenge)가 판매 허가를 받았다. 프로벤지는 전립선 암조직에 존재하는 전립선 산성 인산 분해효소(Prostatic Acid Phosphatase)를 종양 항원으로써 환자의 수지상세포에 탑재하고, 이를 환자에게 재투여하는 방식의 수지상세포치료제이다. 국내에서는 JW크레아젠이 신장암 환자 혈액에서 채취한 미성숙 수지상세포를 성숙 수지상세포로 분화시킨 후 종양 항원 관련 재조합단백질을 처리하여 배양된 암세포 항원 표지 성숙 수지상세포를 환자에게 다시 투여하는 방식의 면역세포치료제인 '크레아박스-RCC'를 개발하였다. 크레아박스-RCC는 4기 신장암 환자를 대상으로 진행된 임상시험에서 기존 면역치료법 (인터루킨-2 투여 등)보다 생존기간이 약 2.4배 연장되었고, 78%의 암진행 억제 효과도 확인되었다. 이후 국내 임상 3상까지 완료되어 2016년 최종 판매허가 승인을 받았다.

■ 6.2.3.2. 활성화 면역세포치료제

초기 면역세포 치료는 환자의 말초혈액에서 분리된 림프구를 사이토카인의 일종인 인터루킨-2와 같이 배양하여 항암 능력을 강화시킨 면역세포군을 활용하는 방식으로 1985년 미국의 국립암연구소(National Cancer Institute)의 스티븐 로젠버그(Steven A. Rosenberg)에 의해 제안되었다. 이 치료 방식은 당시 림포카인으로 분류된 인터루킨-2에 의해 면역 능력이 활성화된 세포라고 하여 림포카인 활성 세포(Lymphokine-activated Killer Cell) 요법으로 불린다. LAK 세포는 세포독성 T 세포와 활성화된 자연살해 세포군이 주로 포함되어있다.

1990년 초반에는 LAK 요법에 비해 향상된 항암능력을 보이는 사이토카인 유도 살해세포(Cytokine Induced Killer Cell)요법이 슈미트-울프(Schmidt-Wolf)에 의해 제안되었다. CIK 세포 요법은 인터루킨-2만 사용하는 LAK 세포 요법과 달리 인터루킨-2, 인터루킨-1, 인터페론-감마(Interferon-gamma) 및 Anti-CD3 단클론항체 등을 포함한 다양한 인자를 활용하여 만들어진다. 상기의 치료법은 피부암, 림프종, 간암, 비소세포폐암 등에서 치료 효능이 확인되었다.

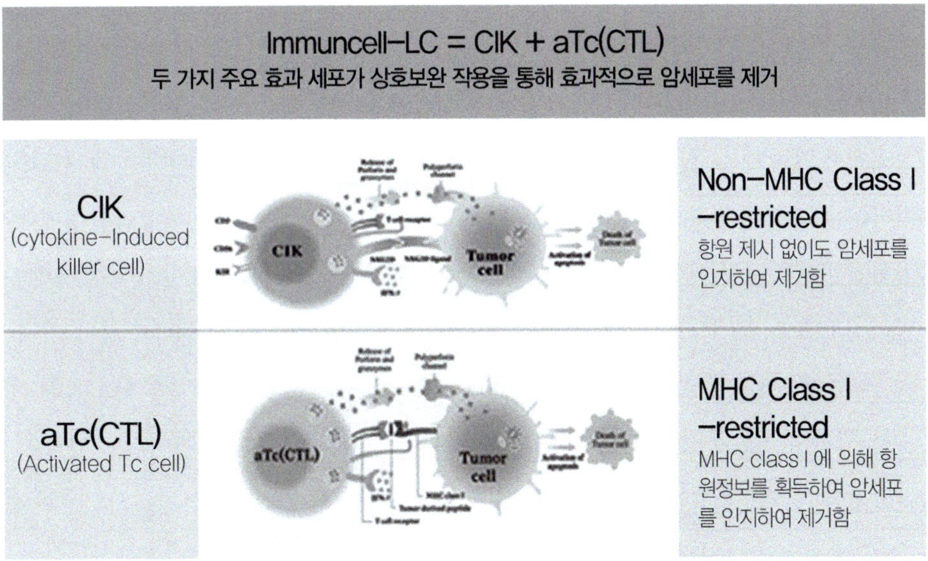

그림 6.5. 이뮨셀-엘씨 치료제 주요 성분 (녹십자셀 공개 자료)

국내에서는 활성화된 면역 세포를 활용한 치료제로 식품의약품안전처로부터 2007년에 판매 허가를 획득한 녹십자셀의 간암 면역세포치료제 이뮨셀-LC(Immuncell-LC)가 대표적이다. 이뮨셀-LC는 간암환자 혈액에서 분리된 면역세포를 체외로 분리하고 약 2주 동안 사이토카인이 포함된 배양액에서 대량 증식 시킨 후 환자에서 주사제로 투여하는 방식의 치료제이다. '이뮨셀-LC'는 사이토카인 유도 살해세포와 활성화 T 림프구(Activated T cell, Tc cell) 혼합 성분으로 이루어져있다(그림 6.5).

■ 6.2.3.3. T세포치료제

T세포치료제로 주로 활용되는 세포는 종양내 침윤 림프구(Tumor Infiltrating Lymphocyte, TIL)이다. 종양내 침윤 림프구는 암세포를 제거하기 위해 해당 종양 부위로 침투하는 T 세포를 의미하며 따라서 환자의 암 조직으로부터 분리된다. 종양 주변에 존재하는 T 세포가 항암능력이 뛰어날 것이라는 가설을 바탕으로 환자로부터 회수된 종양 주변세포를 체외에서 인터루킨-2, 인터페론 등 T 세포 활성과 관련된 사이토카인과 같이 배양 하고, 이를 다시 환자에게 투여하는 방식으로 암 질환 치료 목적으로 활용되고 있다.

■ 6.2.3.4. 자연살해세포치료제

자연살해세포(Natural Killer Cell)는 선천성 면역에 관련된 면역세포로 외부에서 침입한 세균이나 바이러스를 제거할 수 있는 능력뿐만 아니라 특히 정상세포가 변이된 형태인 암세포를 직접 제거하는 능력도 가지고 있다. 많은 암환자의 경우 자연살해세포의 수나 항암활성에 결함이 발견되었는데 이러한 이상은 암의 발생과 관련 있다고 알려져 있다. 또한 자연살해세포는 다른 면역세포(수지상 세포, 대식세포, T 세포 등)와 상호 작용 및 사이토카인 직접 분비를 통해 생체 내 염증 및 면역 반응에도 관여하고 있다. 이러한 특성으로 인해 암질환 등 면역시스템의 불균형에 의한 질환의 치료에 적용 가능하다. 그리고 다른 면역세포와 달리 면역거부 반응이 거의 없다고 알려져 세포치료제 개발 시 안전성 부분에서 장점을 가진다.

자연살해세포는 세포 표면에 존재하는 여러 가지 면역수용체(Immune Receptor)를 통해서 정상세포와 비정상세포를 인식할 수 있으며 이 과정에서 나타나는 세포 내 신호 전달에 의해서 활성도가 조절된다. 자연살해세포의 면역력 지표로 활용 가능한 전체 활성도는 면역수용체

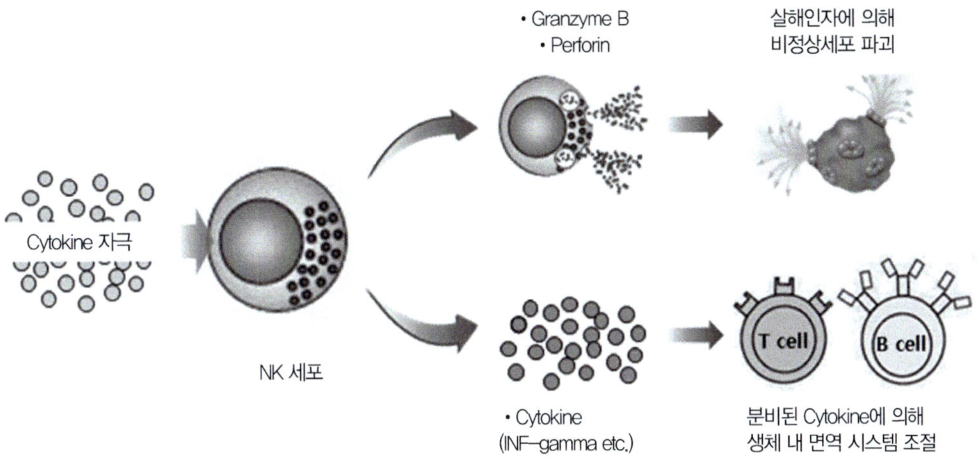

그림 6.6. 자연살해세포의 면역 조절 기능

와 밀접한 관계가 있다. 자연살해세포의 면역수용체는 표적세포 살해인자(Granzyme B, Perforin 등), 염증인자(IFN-γ 등) 발현에 핵심 전사인자로 알려진 NF-kB(Nuclear Factor Kappa-light-chain-enhancer of Activated B cells)의 활성화를 유도하는 것으로 알려져 있다(그림 6.6).

자연살해세포의 활성도와 관련 있는 면역 수용체는 크게 활성화(Activation) 수용체와 억제 (inhibitory) 수용체로 나눌 수 있다. 활성화 수용체는 주로 표적세포가 비정상 상태일 때 표적세포 표면에 발현되는 리간드(Ligand, 수용체와 결합하는 분자)를 인식한다. 현재까지 발견된 활성화 수용체로는 NK 세포 그룹 2 멤버 D(NK cell Group 2 Member D, NKG2D), 2B4, DNAM-1 등이 있으며 DNA 돌연변이, 암 발생, 감염 시 표적 세포 표면에 발현이 증가되는 리간드를 인식하여 해당되는 비정상 세포를 선택적으로 파괴한다. 억제수용체는 주로 표적세포의 표면에 상시 발현되는 리간드를 인식한다. 신체의 모든 세포 표면에 발현되어있는 주조직적합복합체(Major Histocompatibility Complex, MHC)의 경우 면역세포가 자기(Self), 비자기(Non-Self)를 구별하는데 도움을 준다. 자연살해세포는 MHC class I을 감지하는 억제수용체를 가지고 있는데 만약 표적 세포가 MHC class I를 가지고 있지 않거나 변형되어있다면 억제수용체의 신호가 전달되지 못해 자연살해세포는 활성화가 되고 이로 인해 비자기로 인식된 표적 세포는 자연살해세포에 의해 제거된다. 표적세포의 암발생이나 감염에 의한 비정상화는 세포 표면의 MHC class I을 감소시켜 자연살해세포의 표적이 되어 제거된다. 자연살해세포의 대표적 MHC class I 특이 억제 수용체는 killer cell immunoglobulin-like receptor(KIR), lectin-like CD94/NKG2A 등이 있다.

1973년 처음 발견된 자연살해세포는 체외에서 활성을 유지하면서 순도 높게 배양하거나 보관하기 힘들어 면역세포치료제로써 사용하기에 기술적인 문제가 존재하였지만 자연살해세포 체외 활성화 기술, 대량 배양 기술 등이 개발되면서 면역세포치료제로써 자연살해세포가 다시 부각되고 있다. 국내에서 시판 허가된 자연살해세포가 포함된 치료제로는 2007년 8월 식품의약품안전처로부터 악성림프종암(혈액암)에 대한 자기유래활성화림프구 세포치료제 엔케이엠주가 있었지만 현재는 품목허가 취소되었다.

최근에는 자연살해세포를 이용한 항암치료 목적의 면역세포치료제는 자연살해세포의 억제 수용체의 기능을 차단함으로써 항암 활성을 증진시키는데 초점을 맞춰 개발되고 있다. 암환자의 경우 활성이 감소된 자연살해세포가 암세포에서 소량 발현된 MHC class I을 인식하지 못해 항암효과가 나타나지 않은 경우가 있는데 동종의 자연살해세포를 이식 받으면 환자의 MHC class I을 인식하지 못해 자연살해세포 활성 억제 기작이 일어나지 않아 이런 경우 동종 자연살해세포가 암세포 제거에 효과적일 수 있다. 이러한 중요성에도 불구하고 다른 면역세포와 구별되는 항암활성 차이점 때문에 아직까지 생물학적 기전이 명확하게 밝혀지지 않아 세포치료제로 개발하는데 걸림돌이 되고 있다. 2018년 현재 시판허가 된 자연살해세포치료제는 없다. 그러나 녹십자랩셀을 포함한 여러 기관에서 말초혈액 유래 자연살해세포를 분리, 증식 배양한 '면역세포치료제'를 개발하고 있으며 현재 암환자를 대상으로 임상시험을 진행하고 있다.

6.3. 줄기세포치료제

줄기세포(Stem cell Therapy)는 생체 내에 존재하며 어떤 조직으로의 분화(Differentiation)가 가능한 능력을 보유하고 있고 자신과 같은 특성의 줄기 세포를 생산할 수 있는 자가복제능력(Self-renewal)을 가지는 세포를 의미한다. 줄기세포는 인간 배아에서 유래한 배아줄기세포(Embryonic Stem cell, ES cells), 체세포를 이용한 유도만능줄기세포(Induced Pluripotent Stem cells, iPS cells), 다양

표 6.2. 줄기세포 특성에 따른 분류

분류	장점	단점
배아줄기세포 (ES cells)	전분화능(pluripotency)	생명윤리적 논란 면역거부 반응 종양으로의 발생 가능성
유도만능줄기세포 (iPS cells)	전분화능 생명윤리적 논란 없음 면역거부 반응 없음	유전적 안전성 문제 종양으로의 발생 가능성
성체줄기세포 (adult stem cells)	다분화능(multipotency) 다양한 조직 존재 성체(환자)로부터 추출 가능	치료 능력 상대적 낮음 생체 내 소량으로 존재

한 성체 조직에 존재하는 성체줄기세포(Adult Stem cells)가 있다. 기능이 저하된 또는 손상된 조직을 재생 과정을 통해 질환을 치료하는 재생의학(Regenerative Medicine) 분야에서 줄기세포의 자가 복제, 미분화 유지, 다분화 능력은 세포/조직 재생 측면에서 효과적인 재료로 활용될 수 있다. 현재까지는 다양한 줄기세포 중 분리가 용이한 성체줄기세포가 손상된 조직 재생을 위한 세포치료제로 가장 많이 이용되고 있다. 줄기세포 특성에 따른 장점과 단점은 표 6.2에 요약 하였다.

6.3.1. 배아줄기세포치료제

배아줄기세포는 정자와 난자의 인공 수정을 통해 얻어진 개체형성능(Totipotent)을 가진 수정란으로부터 발달단계가 진행된 배반포(Blastocyst)로부터 추출된 줄기세포를 뜻한다(그림 6.7).

인간배아줄기세포의 경우 1998년 미국의 톰슨 연구팀에 의해 최초로 확립되었다. 배아줄기세포는 생체 내 모든 세포로 분화하는 능력(Pluripotent)을 갖추고 있지만, 세포 자체가 하나의 개체를 형성할 수 있는 능력은 없기 때문에 개체형성능을 가지는 수정란과 구별된다. 수정란 배아줄기세포는 정자와 난자가 만난지 3일 이내의 수정란, 혹은 14일 이내 배반포 상태에서 얻을 수 있는데 난임 치료 후 남은 수정란을 이용한다. 수정란 배아줄기세포는 동종의 줄

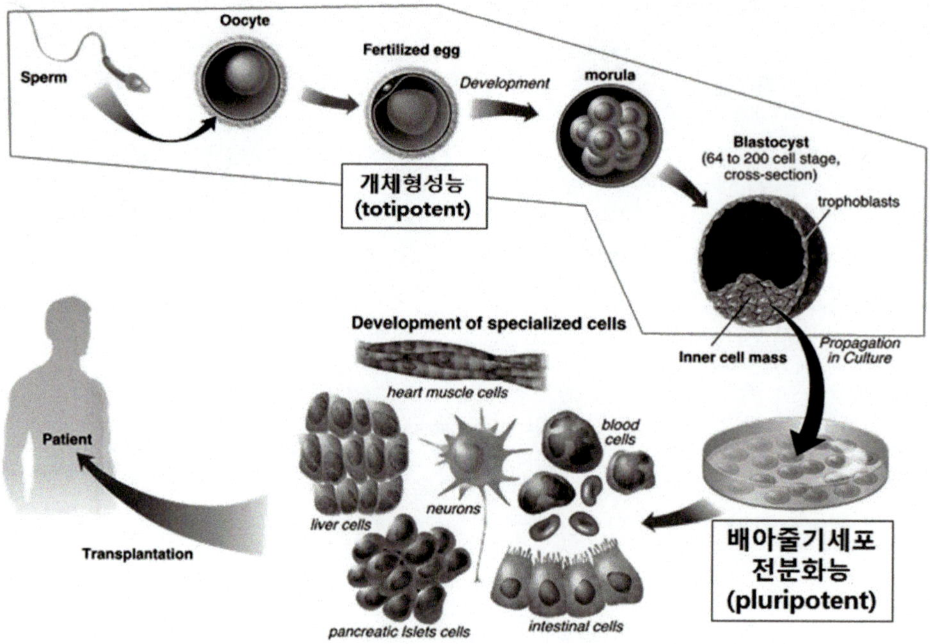

그림 6.7. 배아줄기세포 확보 과정 및 전분화능 특성

기세포이기 때문에 세포치료제로 적용 시 면역거부반응이 발생할 수 있다. 따라서 면역 거부반응이 없는 배아줄기세포를 고안하게 되었는데 이를 체세포복제(Somatic Cell Nuclear Transfer, SCNT) 배아줄기세포라고 부른다. 체세포복제 배아줄기세포는 난자에서 핵을 제거한 뒤 그 위치에 환자 본인의 체세포를 넣은 것으로 이렇게 제작된 배아줄기세포는 환자의 유전물질과 100% 일치하므로 면역 거부반응이 없다.

배아줄기세포가 가진 증식능과 분화능은 이론상 손상된 조직의 완전한 대체뿐만 아니라 장기로의 완전 분화도 가능하기 때문에 체외에서 무한정 증식시키고 장기세포로 만들어 난치성 질환 치료에 적용될 수 있다면 인류의 꿈인 생명 연장도 실현될 수 있다. 이러한 이론적 가설은 2000년 초반부터 활발하게 진행된 연구를 통해 다양한 세포 및 조직으로 분화될 수 있고 동물 모델에서도 손상 조직의 기능성 회복 가능성을 확인하였다.

배아줄기세포치료제의 임상 연구는 2009년 세계 최초로 미국 제론(Geron)사가 척수손상 환자를 대상으로 한 배아줄기세포 임상을 미국 식품의약국로부터 허가받았다. 제론사가 확립한 수정란 배아줄기세포치료제 'GRNOPC1'는 척수손상(Spinal Cord Injury) 조직을 대신하는 정상 세포를 외부에서 배양 하고 주입하여 치료 효능을 확인하는 방식으로 임상을 진행되었다. 이후 OCATA Therapeutics (구. Advanced Cell Technology)와 차바이오텍이 공동으로 배아줄기세포에서 유래한 망막색소상피세포를 이용하여 스타가르트 질환(Stargardt's Macular Dystrophy, SMD)과 노인성 황반변성 질환(Age-related Macular Degeneration, AMD), 근시성망막변성 질환(Myopic Macular Degeneration, MMD)을 대상으로 각각 2010년, 2011년, 2013년에 상업 임상 연구를 승인 받았다.

국내에서는 2011년도에 차바이오텍과 OCATA Therapeutics가 공동으로 확립한 배아줄기세포를 이용한 스타가르트 질환 대상 임상 시험 계획이 국내 최초 식약처에서 승인을 받았다. 이후 노인성 황반변성 질환과 근시성망막변성 질환을 대상으로 각각 2012년 2013년 임상 연구를 허가 받았다. 2014년 발표된 배아줄기세포 망막세포치료제 임상 논문 연구 결과에 따르면 스타가르트 질환과 노인성 황반변성 질환 환자 18명의 대상으로 한 임상 시험에서 2년 가까이 부작용이 나타나지 않았고 13명의 환자의 시력을 회복시키는데 성공하여 상용화 가능성을 확인하였다. 망막 부위 는 배아줄기세포에 의한 면역 거부반응이 거의 일어나지 않은 부위로 현재까지 확립된 수정난 배아줄기세포의 면역거부 단점을 극복할 수 있어 망막 치료제 개발에 집중되어있다. 현재까지 배아줄기세포 유래 치료제를 이용해 임상 결과를 발표한

표 6.3. 배아줄기세포 유래 세포치료제 임상 신청 및 허가 현황

질환	기관	허가 날짜
스타가르트	미국보건성, 희귀의약품 지정	2010. 03
스타가르트	미국 FDA 임상허가	2010. 11
노인성 황반변성	미국 FDA 임상허가	2011. 01
스타가르트	한국 식약처 임상허가	2011. 03
노인성 황반변성	한국 식약처 임상허가	2012. 05
근시성망막변성	미국 FDA 임상허가	2013. 02
근시성망막변성	한국 식약처 임상허가	2013. 10

것은 차바이오텍과 오카타테라퓨틱스가 유일하다(표 6.3 참조).

6.3.2. 유도만능줄기세포치료제

분화가 끝난 성체 조직 세포 내로 유전자 또는 단백질을 전달하여 만능분화능을 가진 세포로 인위적으로 역분화 시킨 세포를 유도만능줄기세포(Induced Pluripotent Stem cell, iPS) 또는 역분화 줄기세포라고 한다. 2006년 일본 교토대학의 야마나카 신야 교수팀은 특정 4개의 유전자(Oct3/4, Sox2, Klf4, c-Myc)를 레트로바이러스(Retrovirus)에 삽입하여 마우스의 피부세포 내로 전달하는 방식으로 배아줄기세포처럼 전분화능을 가진 iPS 세포를 만드는데 성공하였다(그림 6.8).

유도만능줄기세포는 배아줄기세포와 달리 환자와 분화세포를 이용하기 때문에 면역거부반응이 일어날 확률이 매우 적고 배아를 파괴하지 않아 윤리적 문제도 피할 수 있어 줄기세포 치료제 분야에서 획기적인 성과로 인정받고 있다. 야마나카 신야 교수는 이러한 공로를 인정받아 줄기세포 부분 최초로 2012년에 노벨 생리의학상을 수상하였다.

유도만능줄기세포 제작을 위한 연구 초기에는 역분화 유전자 도입 시 레트로바이러스를 사용하였다. 그러나 세포 게놈에 무작위로 삽입되는 레트로바이러스 고유 특성 때문에 목적 세포 유전자 변형으로 인한 암 발생 부작용이 있었다. 이를 해결하기 위해 단백질, 플라스미드 DNA, 비바이러스성 비삽입성 벡터(Non-integrating Episomal Vector) 등을 이용하여 역분화 인자를 체세포의 게놈에 삽입되지 않고 세포 내로 전달할 수 있는 방법이 연구되었다. 하지만 바이러스 기법에 비해 낮은 제작 효율과 재현성 확보 문제가 있어 유도만능줄기세포를 활용한 치료제의 상용화에 어려움을 겪고 있다.

줄기세포치료제로써의 유도만능줄기세포는 난치성 질환 모델을 대상으로 한 연구에서 질병으로 손상된 세포들을 대체할 수 있음이 확인되었다. 최근 원숭이를 대상으로 한 비임상 연구에서 안전성이 확인 된 후 노인성 황반변성증, 파킨슨병 등 다양한 질환을 치료 목적으로 유도만능 줄기세포 임상이 시도되고 있다. 하지만 종양 세포와 같이 무한대로 증식하는 특징으로 인해 분화가 완전히 제어되지 않는 환경에서는 배아줄기세포와 마찬가지로 암의 일

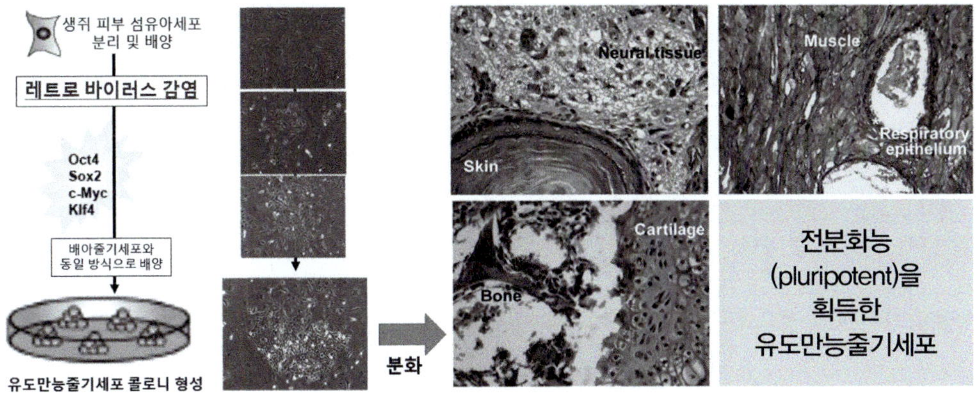

그림 6.8. 유도만능줄기세포 제작 과정 및 전분화능 획득 확인

종인 기형종(Teratoma)이 생성되는 문제가 있다. 특히 2015년 일본에서 진행된 황반변성 임상에서 유도만능줄기세포로 만든 인공 망막의 유전자 돌연변이가 확인되어 임상이 중단되기도 하였다. 이러한 문제점에도 불구하고 유도만능 줄기세포를 줄기세포치료제로써 개발하기 위해 다양한 적응증을 대상으로 한 임상실험이 현재 여러 나라에서 진행 중이다.

6.3.3. 성체줄기세포치료제

성체줄기세포는 신생아와 성인의 발달된 생체 조직에서 발견되는 세포로, 질환이나 사고에 의해 조직과 세포가 손상되었을 때 해당 조직으로 분화하여 복구 시킬 수 있는 능력을 가진 세포이다. 성체줄기세포는 다분화능 특성을 가지고 있으며 배아줄기세포와 달리 특정 조직 또는 세포로 분화하는 능력을 갖추고 있다. 성체줄기세포는 신체 각 조직에 소량만이 존재하고 있다. 줄기세포가 존재하는 조직 또는 분화 능력에 따라 각기 다른 명칭이 부여될 수 있는데 지방에 존재하는 지방유래 중간엽 줄기세포(Adipose-derived Mesenchymal Stem cells, AD-MSCs), 태반에 존재하는 태반유래 중간엽 줄기세포(Placenta-derived Mesenchymal Stem cells, PD-MSCs), 탯줄에 존재하는 탯줄유래 중간엽 줄기세포(Umbilical Cord-derived Mesenchymal Stem cells, UC-MSCs), 골수에 존재하는 골수유래 중간엽 줄기세포(Bone Marrow-derived Mesenchymal Stem cells, BM- MSCs), 조혈모줄기세포, 신경줄기세포(Neural Stem cell) 등으로 분류된다. 성체 줄기세포는 조직 내에 손상이 발생하면 손상된 조직으로 이동하여 분화하는 호밍 효과(Homing Effect)를 가진다. 이러한 특성을 활용하여 난치성 질환 치료 목적으로 세포치료제로써 개발되고 있다. 단, 중간엽 줄기세포의 체내 이식 과정에서 경우 치료 효과를 보기 위해서는 1회 주입 시 몸무게 kg당 100~500만개의 세포가 필요한 것으로 알려져 있으며 70 kg의 성인의 경우 1회 주입 시 최소 0.3 $\times 10^8$에서 5 $\times 10^8$ 개의 세포가 필요하기 때문에 체외에서 대량 배양하는 기술과 이를 위해 체외로 분리하는 기술 등도 같이 연구 되고 있다.

성체줄기세포의 경우 다수의 임상 사례 연구에서 안전성을 확인하였다. 특정 질환 환자를 대상으로 한 임상 연구의 경우 제대혈 유래 성체 줄기세포를 이용하여 척수 손상(Spinal Cord Injury) 인간 환자를 대상으로 임상시험을 진행한 결과 신경학적 기능의 개선과 성체줄기세포치료제의 안전성을 확인하였고, 2형 당뇨성 족부궤양 환자를 대상으로 제대혈 중간엽 줄기세포 투여 후 임상적 안전성과 증상 개선이 확인되었다. 또한 지방 유래 줄기세포의 관절강 투여를 통해 무릎 골관절염 환자에게 있어 안전성과 무릎 기능 개선 효과도 확인되었다.

성체줄기세포는 모든 인체 세포(약 200여 개)로 분화 가능한 배아줄기세포와 달리 3~5개 정도의 세포로만 분화 되는 등 상대적으로 분화능력이 높지 않으나 윤리적인 문제가 없고 유전자 조작에 의해 생성되는 유도만능줄기세포에 비해서 안전하다는 장점이 있어 임상적으로 장점이 높으며 일부 성체줄기세포는 이미 상용화되어 난치성 질환 치료에 상업적으로 응용되고 있다. 현재 시판 허가 받은 줄기세포치료제는 성체 줄기세포를 이용한 세포치료제에 한정되어있다. 현재 국내외에 총 7종의 성체 줄기세포치료제가 임상단계를 통한 검증 과정을 거쳐 시판허가를 취득해 의약품 시장에서 판매 중이다. 국내의 경우 2011년 7월 파미셀에서 개발된 '하티셀그램- AMI'라는 제품명의 심근경색 치료 목적 성체줄기세포치료제가 식약청으로부터 최초로 허가를 받았으며 2012년 메디포스트의 세계최초 연골재생 줄기세포치료제인 '카티스템'과 안트로젠의 크론성누공 치료제인 '큐피스템', 2014년에는 코아스템의 근위축성측삭경화증 증상 완화목적의 줄기세포치료제 '뉴로나타-알주'등이 차례로 허가되어 총 4종의 줄기세포치료제가 국내에서 시판 중이다. 국외에선 2012년 시판 허가된 오시리스페타퓨틱스의 크론병치료제 '프로키말'이 캐나다에서 최초로 승인 받았으며, 2015년 허가된 키에시파르마슈티치의 안질환치료제 '홀로클라'는 유럽에서 최초로 판매 허가를 받았다, 같은 해 일본에서 허가된 자가 골격근 유래 줄기세포를 이용한 테루모의 중증심부전치료제 '하트시

표 6.4. 글로벌 줄기세포치료제 품목 허가 현황

Product	Type	Indication	Approval	Company
Hearticellgram AMI	Autologous BM-MSC	Acute Myocardial Infarction	2011.7.	Pharmicell
Cartistem	Allogeneic UCB-MSC	Degenerative Osteo-arthritis	2012.1.	Medipost
Cupistem	Autologous AD-MSC	Anal Fistula	2012.1.	Anterogen
Prochymal	Allogeneic BM-MSC	GVHD	2012.5	Osiris
Neuronata-R	Autologous BM-MSC	Lou Gehrig's Disease	2014.7.	CoreStem
Holoclar	Autologous eye stem cell	Cornea Damage	2015.2	Chiesi
Heart Sheet	Autologous skeletal myoblast cell	Severe heart failure	2015.	Terumo

트'등도 시판되어 세계적으로 총 7 개의 줄기세포치료제가 판매 허가를 받아 질환 치료에 사용되고 있다. 줄기세포치료제는 마땅한 치료 대안이 없는 희귀질환에서 주목을 받고 있으며 국내 줄기세포치료제 개발 관련 업계가 재생의료에 대한 임상시험에 공격적으로 투자하고 있는 등 글로벌 줄기세포치료제 시장을 선도하고 있다(표 6.4 참조).

6.4. 시장현황 및 전망

세계의 바이오의약품 시장은 급속도로 성장하고 있으며 그 중 세포치료제는 난치성 질환의 근본적인 개선을 장점으로 내세워 미래 전도유망한 바이오의약품으로 주목받고 있다.

생명공학정책연구센터가 시장조사기관 분석자료를 토대로 2016년 발표한 보고서에 따르면 세계 세포치료제 시장은 2015년 40억 달러(한화 약 4조 3000억 원)에서 연평균 20.1% 성장률로 급성장하여 다가오는 2020년에는 100억 달러(한화 약 10조 7000억 원) 규모에 달할 것으로 전망된다. 약 500여개의 세포치료제 개발 기업 중 절반 이상은 미국에 있으며, 아시아에서는 일본과 한국의 주도로 빠르게 성장하고 있다(그림 6.9 참조).

세포치료제의 개발단계별/질환별 현황을 확인해보면 2016년 기준 총 431개가 세포치료제가 개발 되었으며 이중 임상 중인 품목을 제외한 32개(7.4%)가 시장에 출시되어 판매되고 있다. 종양과 심혈관계 질환을 대상으로 하는 세포치료제는 각각 1개씩 판매 중이지만 임상 중인 제품이 종양질환 127개(29%), 심혈관계 질환 131 개(30%)로 향후 글로벌 시장에서 제품 출시가 있을 것으로 기대된다. 피부질환과 근골격계 질환에 대한 세포치료제는 체세포치료제

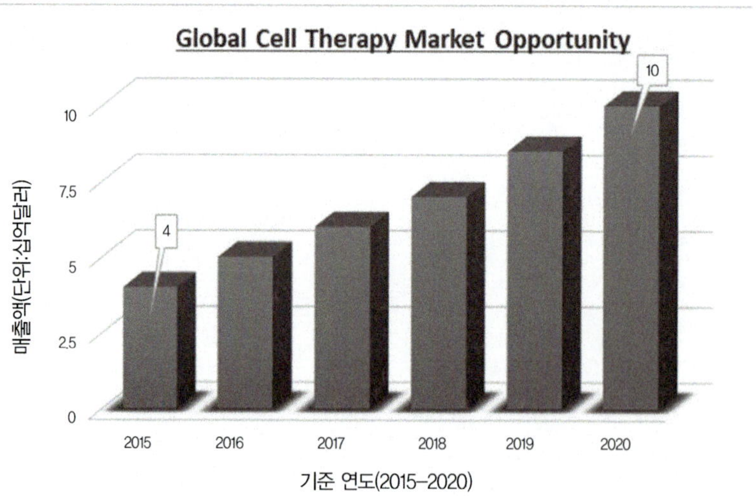

그림 6.9. 세계 세포치료제 시장 현황 및 전망
(생명공학정책연구센터 자료 재가공)

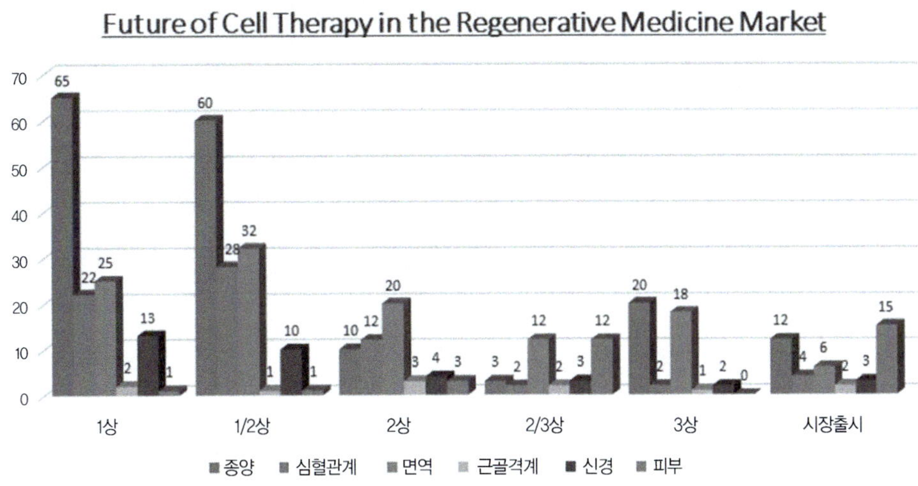

그림 6.10. 세포치료제의 개발단계별/질환별 현황
(생명공학정책연구센터 자료 재가공)

와 줄기세포치료제 형태로 개발되고 있다. 종양에 대한 세포치료제는 대부분 면역세포를 중심으로 하는 체세포치료제가 개발되고 있으며, 일부 줄기세포 형태의 치료제도 개발되고 있다. 반면에 심혈관계 질환, 면역 질환, 신경 질환, 안과 질환의 경우 대부분 줄기세포를 이용

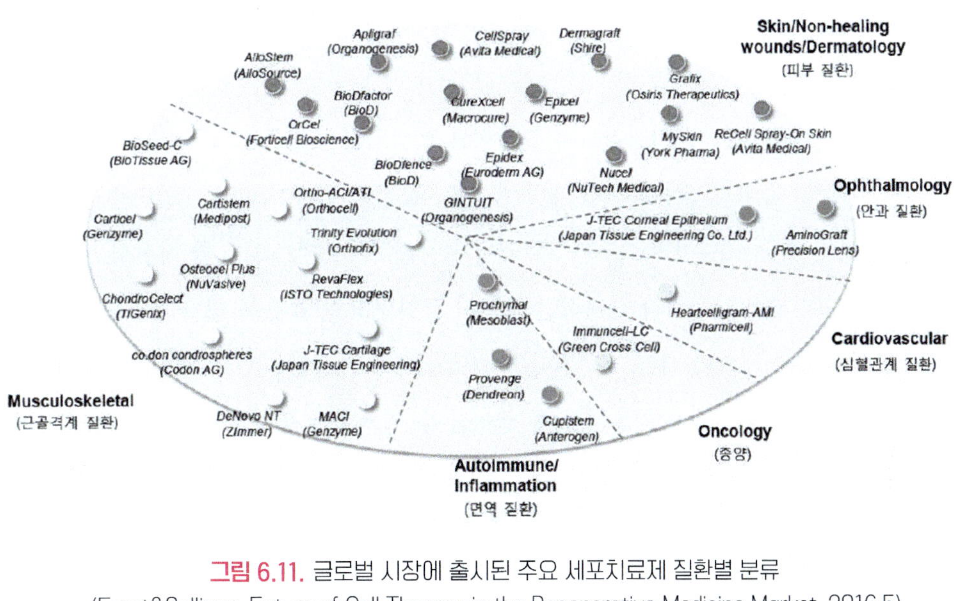

그림 6.11. 글로벌 시장에 출시된 주요 세포치료제 질환별 분류
(Frost&Sullivan, Future of Cell Therapy in the Regenerative Medicine Market, 2016.5)

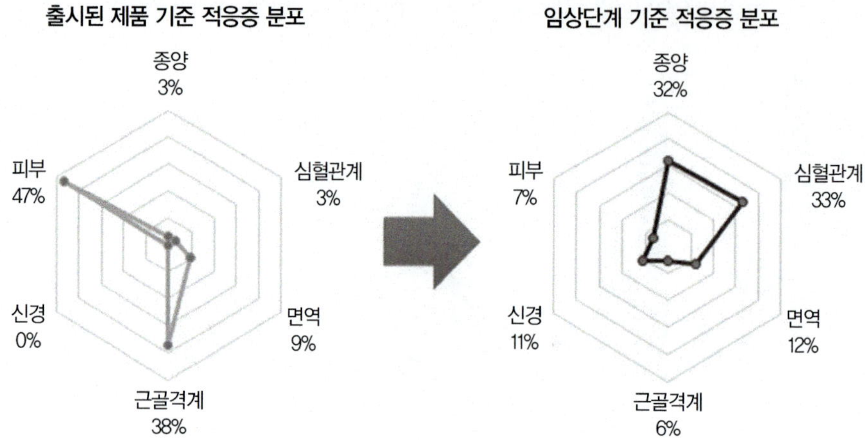

그림 6.12. 세포치료제의 단계별 적응증 분포 현황
(생명공학정책연구센터 자료 재가공)

한 치료제 형태로 개발되고 있다(그림 6.10 참조).

2015년 기준으로 글로벌 시장에 출시된 주요 세포치료제의 질환별 분포는 피부 질환 15건(47%)과 근골격계 질환 12건(38%), 면역 질환 3건(9%), 종양 1건(3%)과 심혈관계 질환 1건(3%) 등의 적응증으로 이루어져있지만 개발 단계에서는 종양(32%), 심혈관계 질환(33%)이 주류를 형성하고 있어 미래 세포치료제 적응증의 다변화가 예상된다 (그림 6.11, 6.12 참조).

세포치료제는 잠재적 능력을 인정받고 있음에도 살아있는 세포가 주성분이기 때문에 초기 연구 단계부터 생산, 허가에 이르기까지 전체적으로 엄격한 규제를 받고 있고 높은 기술 수준이 요구된다. 글로벌 제약사가 신약 개발 시 시장 출시하기 까지 평균 개발비용 약 1~2조 원, 개발 기간은 평균 10년이 소요된다. 각국에서는 세포치료제가 보유한 혁신성, 시장에서의 니즈 등을 고려하여 안전성과 잠재적인 효능이 확인되면 특별 품목 허가 제도를 운영하고 있다. 앞으로도 높은 진입장벽이 개선된다면 희귀난치성 질환에 대한 다양한 세포치료제가 개발될 수 있어 많은 환자에게 치료 기회를 열어줄 수 있으며 세포치료제 산업이 고부가가치 분야로 각광받을 수 있을 것으로 기대되고 있다.

6.5. 생각해 볼 문제들

6.5.1. 윤리적 측면

배아줄기세포 기반 세포치료제의 경우, 수정란 배아줄기세포나 체세포복제 배아줄기세포로 나눌 수 있는데 2가지 모두 하나의 생명체로 판단될 수 있는 배아로부터 얻어지며 배아 파괴를 수반하기 때문에 생명윤리적 문제가 주요 이슈로 거론되고 있다. 파괴되지 않은 배아는 대리모의 자궁에 착상시키면 인간 복제도 가능해서 각국에선 수정란 배아줄기세포를 사용한 연구에 대해 엄격히 규제하고 있다. 이를 극복하기 위해 성체 조직을 배아줄기세포 특성을 가진 세포로 역분화시킨 유도만능 줄기세포가 대체 가능한 세포치료제 개발 연구에 이용되고 있다.

6.5.2. 안전성 측면

수정란 배아줄기세포의 경우, 난치성 질환 치료 목적으로 환자 생체 내로 주입되면 다른 사람에게서 유래한 정자와 난자로 인해 면역 거부 반응이 발생한다. 이를 극복하기 위해 환자의 체세포의 핵으로 치환된 배아줄기세포를 활용한 체세포복제 배아줄기세포치료제 개발 연구가 진행되고 있다. 배아줄기세포 및 역분화 줄기세포의 경우, 신체 내 모든 장기로 분화할 수 있는 무한한 잠재력을 가지고 있으나 분화 조절의 어려움으로 인해 생체 내 주입 시 기형종과 같은 암세포화, 돌연변이 발생과 같은 문제점이 확인되어 임상적용에 많은 어려움이 있다. 따라서 임상 적용 확대를 위해서는 이러한 이슈의 해결이 필수적인데 줄기세포의 분화 조절 기술 개발, 안전한 유도만능줄기세포의 제작 기술 개발 연구가 해결 방안이 되어줄 수 있다. 현재까지는 임상 적용 시 상대적으로 안전성이 높은 것으로 판단되는 성체줄기세포가 '줄기세포치료제'의 대부분을 차지하고 있다.

6.5.3. 상업화 측면

세포치료제를 둘러싼 가장 현실적인 문제 중 하나는 의약품의 가격이라고 할 수 있다. 2009

년 1월 미국 제론사의 수정란 배아줄기세포치료제 GRNOPC1에 대해 세계 최초로 미국FDA 임상진입 승인을 받음에 따라 배아줄기세포 유래 치료제에 대한 개발이 본격화 되었으나 막대한 임상비용의 부담을 이유로 중단되었다. 또한 세계최초 수지상세포치료제 프로벤지를 개발한 덴드리온사는 너무 높은 판매 가격과(31,000불/1회, 3회/월, 93,000불/월) 경쟁 대체 신약으로 인해 매출 부진을 겪다가 2015년 파산하였다. 국내의 경우 2000년도 후반 세포치료제 열풍에 힘입어서 상업화에 성공한 제품 중 아디포셀주(지방세포치료제), 이노락(항암면역세포치료제) 등은 판매 부진을 이유로 품목 허가가 취하되기도 하였다.

세포치료제에 활용되는 세포는 생체에서 분리하여 이용되고 질환 맞춤형으로 변형이 가해질 수 있으며 이러한 기술은 안전성, 효능 등 의약품으로써 활용 가치 확보를 위해 전문 인력이 요구되고 연구기간이 길어질 수밖에 없다. 또한 고가의 생산시설이 요구됨에 따라 현재까지 공급 비용이 고가일 수밖에 없는 상황이다. 그럼에도 불구하고 관련 분야 전문가들은 각종 신경질환과, 심장질환, 혈관질환, 피부질환, 비뇨기 질환, 암, 대사질환, 근골격계 질환 등 수많은 난치병 치료를 대상으로 앞으로 다양한 세포치료제가 개발 될 수 있을 것으로 예측하고 있다. 따라서 향후 세포치료제가 풀어야 할 숙제는 임상적 안전성, 효능을 증명하는 것 뿐 아니라 타가세포를 이용한 치료제 개발, 대량 생산 공정 개발 등이 될 것이며, 이러한 앞으로의 노력들이 세포치료제의 대중화에 크게 기여할 것으로 기대된다.

참고문헌

[1] 생명공학정책연구센터, BioINdustry 조직공학 및 재생(Tissue Engineering and Regeneration 시장 현황 및 전망, 2014.04, BiolNdustry No. 80(2014-03)

[2] 생명공학정책연구센터, BioINdustry 줄기세포 시장현황 및 전망, 2015.02, BiolNdustry No. 90(2015-02)

[3] 생명공학정책연구센터, BioINdustry 재생의약의 새로운 시대, 2015.08, BiolNdustry No. 96(2015-08)

[4] 생명공학정책연구센터, BioINdustry 글로벌 세포치료제 시장 현황 및 전망, 2017.03, BiolNdustry No. 113(2017-03)

[5] 생명공학정책연구센터, BioINdustry 글로벌 바이오의약품 시장, 2018.02, BiolNdustry No. 123(2018-02)

[6] 생명공학정책연구센터, BioINpro 줄기세포를 응용한 연구동향, 2015, BioINpro 16호

[7] 생명공학정책연구센터, 2015년 상반기 BioINwatch Collection, 2015.08, BiolNdustry No.3(총서 제224권)

[8] 생명공학정책연구센터, 2018 바이오 미래유망기술, 2018.01, BioINsay No.27(총서 제261권)

[9] Frost&Syllivan, Future of Cell Therapy in the Regenerative Medicine Market, 2016.05.

[10] LG경제연구원, 차세대 바이오의약품 세포치료제 시장 현황과 전망, 2017.11.30.

[11] 식품의약품안전처 식품의약품안전평가원, 줄기세포치료제 개발 및 규제동향 2016, 2017.4.19.

[12] 식품의약품안전처 식품의약품안전평가원, 면역조절 세포치료제 연구개발 동향, 2016.06.30.

[13] 글로벌 첨단바이오의약품 코디네이팅센터(CoGIB), 2017 첨단바이오의약품 산업백서, 2017.10.

[14] 글로벌 첨단바이오의약품 코디네이팅센터(CoGIB), 바이오의약품 생산인프라 구축 보고서, 2017.07.

[15] 글로벌 첨단바이오의약품 코디네이팅센터(CoGIB), 첨단바이오의약품 임상전략 보고서, 2017.07.

[16] 식품의약품안전처, 의약품 품목 허가심사 절차의 이해, 2017.07.

[17] 식품의약품안전처 식품의약품안전평가원 차세대 줄기세포기반제제 평가 연구사업단, 줄기세포치료제 개발 및 규제 동향 2014, 2015.04.07.

제 7 장

유전자 치료제

(GENE THERAPY)

7.1. 개요

유전자 치료는 질환 발병과 관계된 환자의 유전자를 교정하거나 대체하는 방법을 이용해 질병을 치료하는 것을 말한다. 이 치료법은 유전자의 결함과 관련된 질환을 치료하거나 예방하는데 활용가능하다. 유전자 결함의 교정 및 대체하는 방법으로는 바이러스 벡터, Naked/Plasmid DNA, 리포좀(Liposome), 유전자 가위(Gene Scissors) 등을 활용한 기반 기술이 개발되었으며 이를 활용하여 유전자 치료제가 개발 되고 있다.

유전자 치료제를 정의할 때 우리나라의 경우에는 관련 규제 기관인 식품의약품안전처의 '생물학적제제 등의 품목 · 허가심사 규정'제2017−53호 제2조(정의)에 따라 유전자 치료제는 '유전물질 발현에 영향을 주기 위하여 투여하는 유전물질 또는 유전물질이 변형되거나 도입된 세포'로 규정하고 있다. 유럽 의약품청(EMA)에서는 유전자 치료제를 유전자 서열을 조절, 수정, 대체, 추가, 또는 소실시키기 위하여 인체에 투여하는 재조합 핵산을 활성 성분으로 함유하는 의약품으로 규정하고 있다. 미국 식품의약국(Food and Drug Administration, FDA)의 경우 'Guidance for human somatic cell therapy and gene therapy'의 'Definition of somatic cell therapy and gene therapy'에서 유전자 치료를 살아있는 세포에 유전물질을 도입하는데 기초한 의료 기술로 정의한다(그림 7.1).

주요 국가별 규제기관의 정의들을 종합해보면 세포 치료제와 일부 혼용되어 해석이 될 수 있으며 실제로 미국 식품의약국은 유전자가 체외에서 이입된 세포를 사용하는 유전자 치료제는 체세포 치료제에도 속하는 것으로 분류하고 있다. 본 교재에서는 이러한 경계선에 있는 체세포 유전자 치료제는 본 장에서 다루었다.

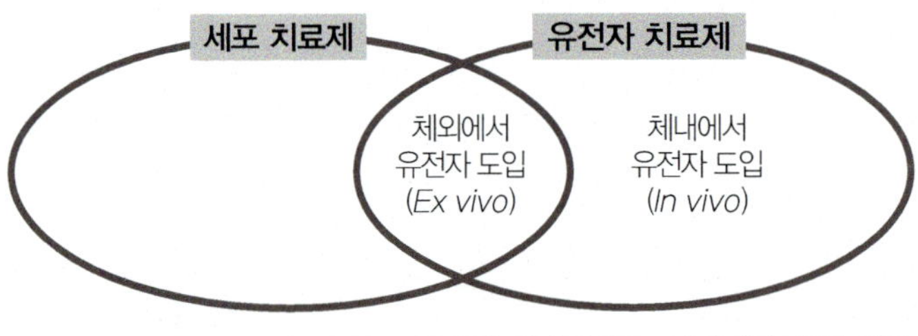

그림 7.1. 세포 치료제와 유전자 치료제 정의에 따른 상관관계(미국 식품의약국)

7.2. 유전자 치료제의 기원 및 현황

유전질환을 치료하기 위해 외부의 정상 유전자를 활용하는 개념은 1960년대부터 논의 되었으나 최초의 시도된 유전자 치료는 1970년 스탠필드 로저스(Stanfield Rogers)에 의해 아르기닌 분해 효소 결핍증(Argininemia)이라는 유전적 장애를 앓고 있는 두 명의 독일 자매를 대상으로 쇼프유두종 바이러스(Shope Papilloma Virus)를 이용하여 진행되었다. 이후 1980년 마틴 클라인(Martin Cline)에 의해 재조합 DNA를 이용하여 베타 지중해성 빈혈(Beta-thalassemia) 환자를 대상으로 두 번째 유전자 치료가 시도되었다. 하지만 앞선 유전자 치료는 질환 개선에 대한 효과가 확인되지 않았으며 특히 기관생명연구윤리위원회(Institutional Review Board, IRB)의 심의 없이 진행된 연구로 당시 논란이 있었다.

임상 연구 승인이 수반된 정식 유전자 생체내 주입 연구는 미국 국립암연구소(National Cancer Institute)의 스티븐 로젠버그(Steven A. Rosenberg)에 의해 신청된 임상 실험이 NIH 재조합 DNA 자문 위원회(Recombinant DNA Advisory Committee, RAC) 승인을 받아 1989년 진행되었다. 하지만 본 임상 연구는 실제 유전자 치료를 위한 연구가 아니었으며 neo 유전자라는 마커 유전자(Marker Gene)을 이용하여 암 환자의 종양내 침윤 림프구(Tumor Infiltrating Lymphocytes, TIL)과 항 종양 효과 간의 상관관계를 밝히고자 한 연구였다. 1990년 9월에는 윌리엄 프렌치 앤더슨(William French Anderson)이 중증면역결핍증후군(Severe Combined Immunodeficiency Disease, SCID)의 일종인 아데노신 탈아미노효소 결핍증(Adenosine Deaminase-SCID, ADA-SCID)에 걸린 환자의 백혈구를 채취 한 후 레트로바이러스를 사용하여 정상 ADA 유전자를 삽입 후 다시 생체 내로 주입 해주는 방법으로 질환을 완치시키면서 유전자 치료법이 주목받기 시작하였다.

1989년 최초 유전자 치료 임상 연구가 승인된 후 10여 년 동안 관련 연구가 급속하게 발전하였지만 1999년과 2000년에 유전자 치료 대상 환자의 사망 사고가 발생하면서 안전성 문제가 대두되었다. 이로 인해 미국과 유럽에서는 위험-이익 접근법(Risk-Benefit Assessment)을 이용하여 유전자 치료법이 질병으로 고통 받는 환자에게 줄 수 있는 이익 가능성이 위험 발생 가능성보다 클 경우에만 임상 진행을 승인하는 것으로 규정하였다.

2003년에는 중국 선전 시비오노 젠텍(Shenzen SiBiono GeneTech)사의 두경부암 유전자 치료제 젠디신(Gendicine)이 중국 식품의약국(State Food and Drug Administration, SFDA)의 허가를 받아 세계 최초로 상용화 되었다. 2004년에는 라트비아 에이나 뮤세니체(Aina Muceniece)사의 흑색종 치료제 리그비어(Rigvir)가 상용화 되었으며 2005년에는 중국의 또 다른 유전자 치료제인 상하이 선웨이 바이오텍사 온코린(Oncorine)이 암 질환을 대상으로 하여 판매 승인을 획득하였다. 2007년, 2011년에는 필리핀과 러시아에서 암과 중증하지허혈 증에 대한 유전자 치료제가 각각 판매 승인되었다. 2011년까지 승인된 제품들은 자국 내에서만 상용화 되어 글로벌 치료제로써 발돋음 하는데 한계가 있었다. 그러나 2012년에는 네덜란드 제약사인 유니큐어(UniQure)가 개발한 글리베라(Glybera)가 혈액장애 유전성 질환인 가족성 지질단백 분해효소 결핍증(Familial Lipoprotein Lipase Deficiency, LPLD)에 대해 유럽의약국(European Medicines Agency, EMA)에 의해 판매 승인을 받아 글로벌 신약으로써 인정받아 유전자 치료제 분야에 대해 관심도가 증가하였다. 2015년에는 미국 최초로 암젠(Amgen)사의 임리직(Imlygic)이 악성흑색종(Melanoma)을 대상으로 미국 식품의약국으로부터 판매 허가를 받았다.

2016년에는 유럽에서 두 번째로 글락소스미스클라인(GlaxoSmithkline, GSK)사 자가 유래 체외 유전자 치료제 스트림벨리스(Strimvelis)가 아데노신 탈아미노효소 결핍증(ADA-SCID)에 대해 판매허가를 취득하였다. 즉각적인 치료를 하지 않을 경우 통상 생후 1년 내에 사망하는 ADA-SCID 소아 환자 18명을 대상으로 임상 시험을 수행한 결과 3년차까지 100% 생존율을 기록하는 등 안전성과 효능이 확인되었다.

2017년 7월에는 국내 제약사인 코오롱생명과학이 국내최초 유전자 치료제인 인보사케이주에 대한 판매허가를 얻었다. 인보사케이주는 무릎골관절염 치료제로 항염증 작용을 나타내는 TGF-beta1 유전자가 도입된 동종 연골 유래 연골세포를 주성분으로 하고 있으며 약물치료나 물리치료에도 불구하고 통증 등이 지속되는 중등도(Kellgren & Lawrence Grade 3) 무릎 골관절염환자의 치료에 적용된다. 그러나 2019년 세포주에 대한 유전자 검사과정에서 인간신장유래세포가 포함된 사실이 밝혀져 같은해 7월에 한국식약처로 부터 허가취소를 받았다.

2017년에는 신개념 유전자 치료법으로 주목받은 키메릭 항원 수용체 발현(Chimeric Antigen Receptor-modified, CAR) 용법의 소아 혈액암 치료제인 킴리아(Kymriah)와 림프종 치료제 예스카타(Yescarta)가 8월, 10월에 연달아 품목 승인을 받았다. CAR 용법은 환자에게서 추출된 면역세포 내 특별한 유전자(CAR)를 도입하여 암세포 표면 특이 단백질(CD19)에 특이적으로 결합 가능한 수용체를 면역세포 표면에 발현하게 하고 대량 배양 후 확보된 면역세포를 다시 환자 몸속에 주입하여 암 질환을 치료하는 방식이다. 특히 킴리아는 암 항원 인지 유전자(anti-CD19)가

표 7.1. 세계 유전자 치료제 품목 허가 현황

제품명	업체	국가	유전자 전달 운반체 유래	적응증	허가 일자
Gendicine	Shenzen SiBiono GeneTech	중국	Adenovirus	두경부암	2003.10
Rigvir	Aina Muceniece	라트비아	ECHO-7 virus	흑색종	2004.04.
Oncorine	Shanghai Sunway	중국	Adenovirus	두경부암	2005.11.
Rexin-G	Epeius Biotecholo-gies	필리핀	Retrovirus	전이성 악성종양	2007.12.
Neovasculgen	Human Stem Cell Institute	러시아	Naked/ Plasmid DNA	말초동맥 질환	2011.12.
Glybera	UniQure	유럽연합(EU)	Adeno-as-sociated virus(AAV)	지질단백 분해효소 결핍증	2012.10.
Imlygic	Amgen	미국	Oncolytic virus	악성흑색종	2015.10.
Strimvelis	GlaxoSmithkline (GSK)	유럽연합(EU)	Retrovirus	아데노신 탈아미노효소 결핍증	2016.05
Invossa-K	코오롱 생명과학	한국	Retrovirus	무릎 골관절염	2017.07 (2019.07.09 허가취소)
Kymriah	Novartis	미국	Lentivirus	B 세포 유래 급성 림프구성 백혈병	2017.08
Yescarta	Gilead Sciences	미국	Retrovirus	B 세포 비호지킨 림프종	2017.10
Luxturna	Spark Therapeutics	미국	Adeno-associated virus(AAV)	유전적 망막변성	2017.12

도입된 T세포를 기반 한 유전자 치료제로서 항암면역세포 유전자 치료제 역사에 새로운 패러다임을 열었다.

2017년 12월에는 스파크 테라퓨틱(Spark Therapeutics)사의 유전적 망막변성 치료제 럭스터나(Luxturna)가 품목허가를 받는 등 최근 미국 내에서 유전자 치료제의 상용화가 활발하게 이루어졌다(표 7.1 참조).

7.3. 유전자 전달 기술의 종류

유전자 치료제는 유전물질을 포함하는 의약품으로, 치료용 유전자(Gene)와 유전자 운반체(Vector)로 구성된다. 유전자 치료제는 결함이 있는 유전자를 분자 수준에서 교정할 수 있어 단일 유전자 질환 및 암 등의 치료와 예방에 활용 가능성이 높다. 유전자 치료 방법으로는 의약품 투여 경로에 따라 체외 치료법(*ex vivo*)과 체내 치료법(*in vivo*)으로 나눌 수 있다. 체외 유전자 치료법은 환자의 몸에서 유전자를 전달하고자 하는 세포를 채취한 후 치료용 유전자를 세포 내에 전달한 다음 해당 세포를 다시 환자의 체내에 투입하는 방법이다. 체내 유전자 치료 방법

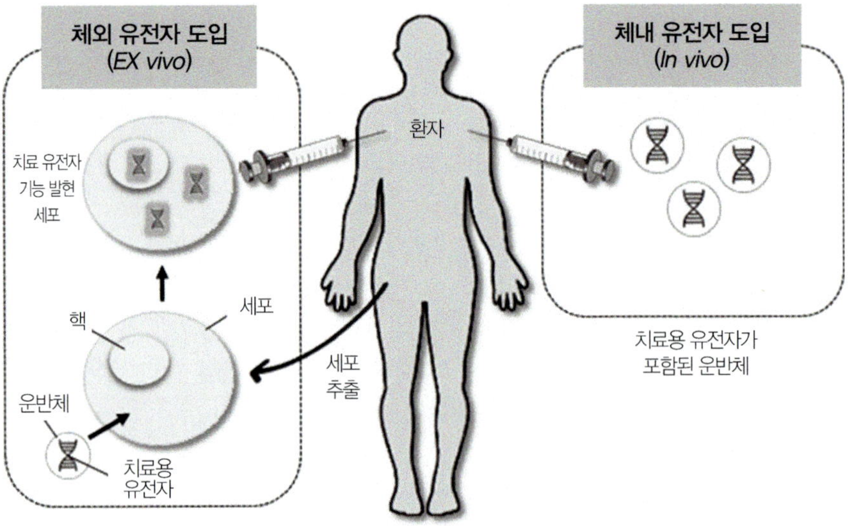

그림 7.2. 유전자 치료제 적용 원리(체외, 체내 유전자 도입 방법)

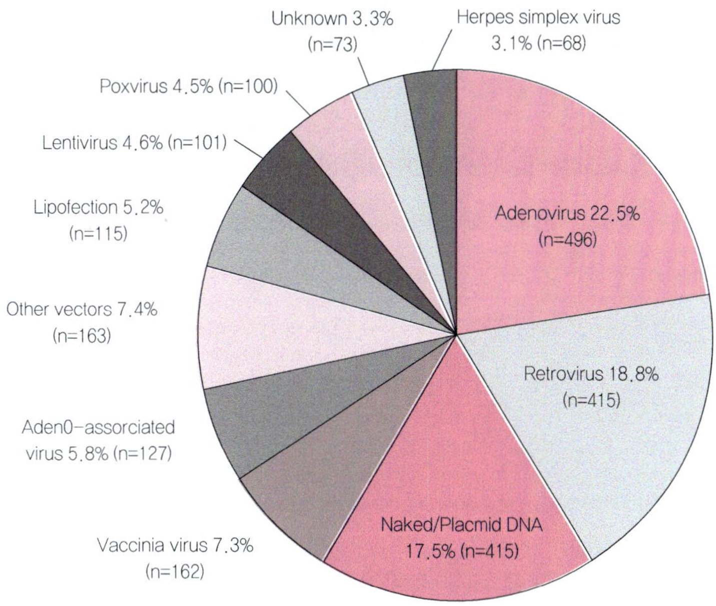

그림 7.3. 유전자 치료제 전달 벡터 임상 활용 현황
(2015년, www.wiley.co.uk/genmed/clinical)

은 환자의 몸에 치료용 유전자가 포함되어 있는 운반체를 직접 주입하는 방식이다. 두 방법 모두 질병 치료용 유전자를 목표 지점 까지 운반할 전달 방법이 요구된다는 점은 같다(그림 7.2 참조).

유전자를 생체 내로 전달하는 물질을 유전자 운반체 또는 벡터라고 한다. 유전자 치료제가 효과를 나타내기 위해서는 유전자가 세포 내에 전달된 후 핵 내로 이동되어 전사(Transcription) 되고, mRNA가 다시 세포질로 이동하여 단백질로 번역(Translation)되어야하므로 유전자를 생체 내로 전달하는 운반체 기술은 유전자 치료제 개발에서 필수적이다. 유전자 운반체는 크게 바이러스를 이용하는 방법과 바이러스를 이용하지 않은 방법으로 분류된다. 현재 유전자 치료제 임상에서는 바이러스성 운반체를 주로 사용하고 있다. 2015년을 기준으로 유전자 치료제 임상연구 데이터베이스인 Wiley사의 정보를 활용해 치료용 유전자 운반체의 종류별 분포를 확인해보면 바이러스성 벡터로는 아데노바이러스 22.5%, 레트로바이러스 18.8%로 순으로 활용되고 있으며 비바이러스 벡터로는 플라스미드 유전자(Naked/Plasmid DNA) 벡터 17.5%, 리포좀 5.2% 순으로 활용 되고 있다(그림 7.3 참조).

7.3.1. 바이러스성 운반체 전달 방법

바이러스라는 명칭은 라틴어로 독이란 의미를 가지고 있는 비루스(Virus)에서 유래하였으며 막대나 공 모양을 가진 나노미터(10억분의 1 미터) 크기의 입자이다. 바이러스는 생존에 필요한 기본 물질로 DNA 또는 RNA 형태의 핵산(Nucleic Acid)을 가지고 있다. 핵산은 단백질을 이루는 물질(Capsomere)이 모인 껍질(Capsid)에 의해 둘러싸인 형태를 가지고 있으며 껍질의 모양에 따라 정이십면체(Lcosahedral), 나선형(Helical) 껍질로 나누고 두 가지 형태의 껍질을 모두 가지고 있는 경우 복합형(Complex) 껍질로 분류한다. 이러한 형태의 바이러스는 모두 나출형 바이러스(Naked Virus)라고 한다. 나출형을 기본으로 하여 바깥쪽에 당단백질(Glycoprotein)이 포함된 막(Envelope)이 형성되어있는 바이러스는 외피형 바이러스(Enveloped Virus)라고 한다(그림 7.4 참조).

바이러스는 사람을 비롯한 생명체 내에 들어가서 감염(Infection)이 되어야만 후손을 남길 수 있는 복제 특성을 보인다. 일부 문헌에서 바이러스를 미생물로 분류하는 경우도 있지만 스스로 대사활동을 할 수 없는 입자이기 때문에 살아있는 생명체라고 보기는 어렵다. 바이러스의 감염 활동으로 인해 숙주(Host)에 기생하면서 자신이 가지고 있던 유전자를 숙주의 유전체 내로 전달하거나 스스로 복제하는 특성을 가지고 있다. 이러한 바이러스 특성을 이용하여 치료용 유전자 운반체로써 활용된다. 바이러스는 감염되는 숙주에 따라서 동물 바이러스, 식물

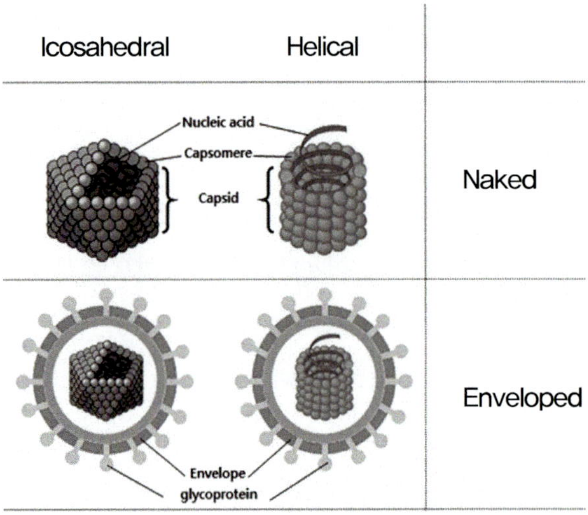

그림 7.4. 바이러스의 형태학적 특징

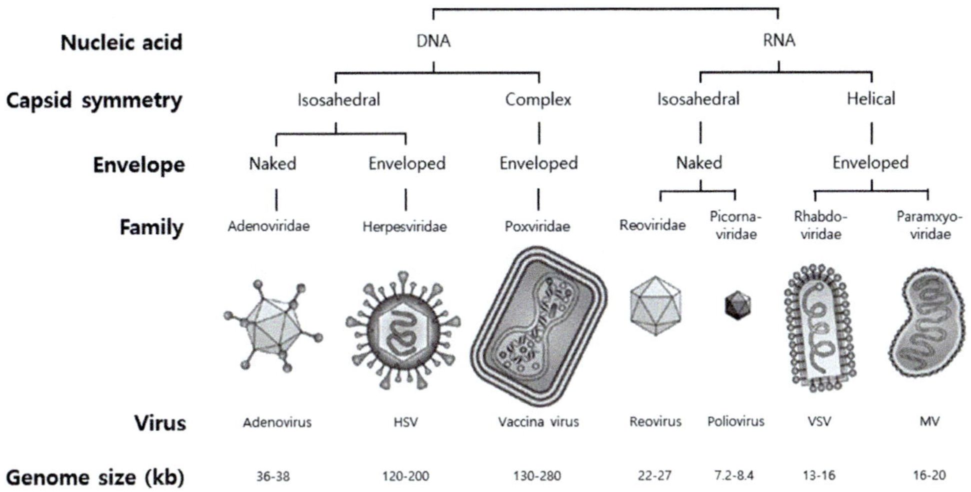

그림 7.5. 바이러스의 분류
(출처: Nature review/Microbiology)

바이러스, 곤충 바이러스, 세균 바이러스로 분류되며 사람에게 감염되는 바이러스는 모두 동물 바이러스이다. 바이러스의 유전물질이 DNA인지 RNA인지에 따라, 유전물질 형성 모양에 따라, 외피의 유무에 따라, 기생 장소에 따라 여러 가지로 분류할 수 있다. 일반적으로 많이 알려진 바이러스는 아데노바이러스(Adenovirus), 헤르페스 심플렉스 바이러스(Herpes Simplex Virus, HSV), 벡시나아바이러스(Vaccina Virus), 레오바이러스(reovirus), 폴리오바이러스(Poliovirus), 렌티바이러스(Lentivirus), 수포성구내염바이러스(Vesicular Stomatitis Virus, VSV), 홍역바이러스(Measles Virus, MV) 이다(그림 7.5 참조).

본 장에서는 유전자 치료제 분야에서 치료용 유전자 전달에 많이 사용되는 바이러스 운반체 위주로 서술되었다. 유전자치료용 바이러스성 운반체의 경우 아데노바이러스(Adenovirus), 레트로바이러스(Retrovirus), 아데노바이러스 부속 바이러스(Adeno-Associated Virus, AAV), 렌티바이러스(Lentivirus), 헤르페스 심플렉스 바이러스(Herpes Simplex Virus, HSV) 등이 있다. 이러한 바이러스는 사람에게 쉽게 감염되는 바이러스로써 독성을 없앤 뒤에 바이러스의 유전자에 치료용 유전자를 삽입하여 활용된다. 유전자 전달체로 바이러스를 활용하는 방법은 독성을 제거했다 하더라도 예상치 못한 이유로 질병 감염 우려가 있고 크기가 작아 전달할 수 있는 유전자 수가 적은 단점이 있지만 유전자 전달 효율이 좋다는 장점이 있어 유전자 치료제 의약품 개발

시 폭넓게 사용되고 있다.

■ 7.3.1.1. 아데노바이러스 벡터

아데노바이러스는 DNA 바이러스로 사람에게 흔하게 감염되며 분열세포와 비분열세포 모두 감염될 수 있을 뿐 아니라 높은 발현율을 가지고 있어 산업적으로 활용하기 용이하다. 또한 바이러스의 유전체 크기가 약 36 kb로 큰 편이기 때문에 크기가 큰 치료용 유전자를 삽입할 수 있고 다른 바이러스와 비교하여 벡터 용도로 제작하기 간편한 장점이 있어 임상적으로도 활용가치가 높다. 무엇보다도 숙주 유전체로 이입(Integration) 되지 않아 돌연변이에 의한 암 생성과 같은 위험성이 없다는 장점도 있다. 이러한 특성으로 아데노바이러스 벡터에 도입된 치료용 유전자는 환자의 세포에서 일시적으로 발현된다. 따라서 질환의 장기적 치료 목적보다는 급성 질환에서 활용된다. 뇌암이나 간암의 치료에서 세포의 자살을 일으키는 HSV-TK(Herpes Simplex Virus thymidine kinase) 유전자를 암세포 내로 전달하여 세포 사멸을 유도하는데 사용되기도 하며, 두경부암, 간암, 폐암 질환에서 p53 유전자를 암 세포 내로 전달하여 세포의 이상 증식이나 돌연변이가 일어나지 않도록 막아주는 방식으로 암 질환 치료에 활용된다.

암 질환을 대상으로 치료용 유전자 전달에 사용되는 아데노바이러스는 사람에게서 쉽게 항체가 생성되기도 하는데 대부분의 사람들은 아데노바이러스의 항체를 가지고 있는 이유로 아데노바이러스 기반 벡터가 치료 효력을 발휘하지 못하는 사례도 확인되었다. 이에 연구자들은 면역 반응을 일으키는 입자를 제거시킨 벡터를 제작하는 등 아데노바이러스 기반 운반체는 지속적으로 발전되고 있다.

■ 7.3.1.2. 레트로바이러스 벡터

레트로바이러스는 RNA 바이러스로 자신의 역전사 효소(Reverse Transcriptase)를 이용하여 RNA를 DNA로 전사하는 바이러스를 말한다. 일반적인 유전자 전달 방향과는 반대방향으로 전달되어 '반대방향'을 의미하는 레트로(Retro)라는 이름이 붙여졌다. 레트로 바이러스는 분열하는 세포에만 감염되는 특징을 가지고 있어 주로 생체 외에서 배양 중인 목적 세포에 치료용 유전자를 전달시킨 후 이 세포를 생체 내에 이식하는 *ex vivo* 방식의 유전자 치료제에 활용되고 있다. 또한 계속 분열이 일어나는 암세포 치료에도 활용된다. 레트로바이러스는 대상 세포의 유전체로 이입되는 특성으로 인해 세포의 돌연변이를 유발할 수 있다는 가능성이 제기되고 있지만 이러한 특성으로 인해 장시간 치료용 유전자가 발현되어야하는 선천성 유전질환에 활용되기도 한다.

■ 7.3.1.3. 아데노 부속 바이러스 벡터

아데노 부속 바이러스는 단일 가닥의 DNA 바이러스로 단독으로 복제할 수 없고 아데노 바이러스, 백시니아 바이러스(Vaccinia Virus), 헤르페스 바이러스 등의 헬퍼(Helper) 바이러스와 함께 감염되었을 때에만 복제 및 증식할 수 있는 바이러스이다. 헬퍼 바이러스가 없을 경우 숙주의 유전체에 이입되어 잠복하다가 헬퍼바이러스가 감염되면 복제, 증식이 가능하게 된다. 아데노 부속 바이러스는 숙주 유전체 특정 부위(19번 염색체)에만 이입되는 특성으로 세포의 성장에 어떠한 변화를 일으키지 않으며, 다양한 세포에 효과적으로 감염되고, 아데노바이러스처럼 면역반응을 유도하지 않아 이상적인 벡터시스템으로 인정받아왔다. 하지만 전달할 수 있는 유전체의 크기가 제한(4.5 kb 미만)되어있으며 벡터 제작이 어렵고, 헬퍼 바이러스를 제거해야하는 어려움도 존재한다.

■ 7.3.1.4. 렌티바이러스 벡터

레트로바이러스의 일종인 렌티바이러스는 일반적인 레트로바이러스와 달리 분열하는 세포와 비분열세포 모두 감염이 가능하다. 또한 생체 내에서 면역반응을 회피할 수 있는 특성을 가지고 있으며 약 8 kb 정도 크기의 유전자 전달이 가능해서 전달체의 크기가 제한된 아데노 부속 바이러스를 대체할 수 있는 장점이 있다.

■ 7.3.1.5. 헤르페스 심플렉스 바이러스 벡터

헤르페스 심플렉스 바이러스는 DNA 바이러스로 유전체가 152 kb로 큰 편이고 70~80여 개의 유전자가 포함된 매우 복잡한 바이러스이기 때문에 벡터로써 활용하기 위한 제조법이 까다롭다. 또한 감염 효율이 낮고 세포 독성을 가지지만 큰 치료용 유전자를 전달할 수 있고 중추신경계에 선택적으로 감염되는 특성으로 인해 신경계와 관련된 알츠하이머(Alzheimer's Disease), 파킨슨질환(Parkinson's Disease), 신경 암질환에 대해 특이적으로 적용가능하다.

7.3.2. 비 바이러스성 운반체 전달 방법

앞서 소개된 바이러스성 운반체는 높은 숙주 감염율로 치료용 유전자를 핵까지 쉽게 전달 할 수 있기 때문에 유전자 발현 효율이 높다. 그러나 바이러스는 생체 내에서 질환을 일으키는 물질이기 때문에 언제든지 생체 내에서 발병 문제가 일어날 가능성과 면역 반응에 의한 제거 가능성이 있으며 바이러스 벡터 크기가 한정되어있어 전달 가능한 치료용 유전자 크기도 한정된다. 이러한 문제점을 극복하기 위해 유전자 치료제 개발에 비 바이러스성 운반체가 활용되고 있다.

비 바이러스성 운반체는 바이러스성 운반체에 비해 낮은 세포 내 주입율을 가지고 있다. 하지만 상대적으로 제조 및 전달 방법이 간편하며 전달 가능한 치료용 유전자도 제한이 없다는 장점이 있으며 바이러스성 운반체와 달리 질환 유발 우려가 없다는 점에서 임상 시험에 유용하게 사용될 수 있다.

7.3.2.1. Naked/Plasmid DNA

비 바이러스성 운반체를 이용한 유전자 치료 방법으로는 치료용 유전자가 포함된 플라스미드나 Nacked DNA(histone 등 어떠한 단백질도 결합되지 않은 DNA)를 특정 부위(병변 조직, 혈관 등)로 직접 투여하는 방법이 많이 활용되는데 낮은 세포내 전달율로 인해 치료용 유전자 발현율이 매우 낮으며 투여 가능한 부위가 제한적이다.

7.3.2.2. 리포좀

지질 소재를 전달체로 사용하는 리포펙션(Lipofection) 방법은 양전하를 가지는 리포좀(Liposome) 내 치료용 유전자를 도입하여 음전하를 가지는 목적 세포 표면에 결합을 유도시키고 세포 흡수 작용(Endocytosis)에 의해 세포 내 치료용 유전자 유입을 유도하는 기술이다. 운반체의 전달 효율이 비교적 높은 편이며 플라스미드 DNA에 비해 안정성이 뛰어나다는 장점이 있다.

■ 7.3.2.3. 유전자 가위

유전자 가위는 생명체의 유전체에 결합하여 특정 DNA 부위를 제거하는 특징을 가지는 인공 단백질 효소를 뜻한다. 이 유전자 가위를 이용하면 부작용 없이 결함이 있는 유전자를 제거하거나 수정할 수 있어 최근 이를 이용한 유전자 치료제 개발에 관심이 높아지고 있다.

유전자 가위는 1세대 징크핑거 뉴클레아제(Zinc Finger Nuclease, ZFN), 2세대 탈렌(Transcription Activator-Like Effector Nuclease, TALEN)에 이어 3세대 크리스퍼(Clustered Regularly Interspaced Short Palindromic Repeats, CRISPR)로 발전되었다. 2013년 처음 등장한 크리스퍼는 크리스퍼-카스9(CRISPR-CRISPR Associated Protein 9, CRISPR-Cas9)의 줄임말이며 기존 유전자 가위보다 조작이 간편하면서 정확도와 효율이 높아 유전공학에 혁명을 가져왔다는 평가를 받고 있는 차세대 기술이다. 크리스퍼를 구성하는 제한효소도 Cas9 뿐만 아니라 정확도를 높인 Cpf1, DNA 염기 교정에

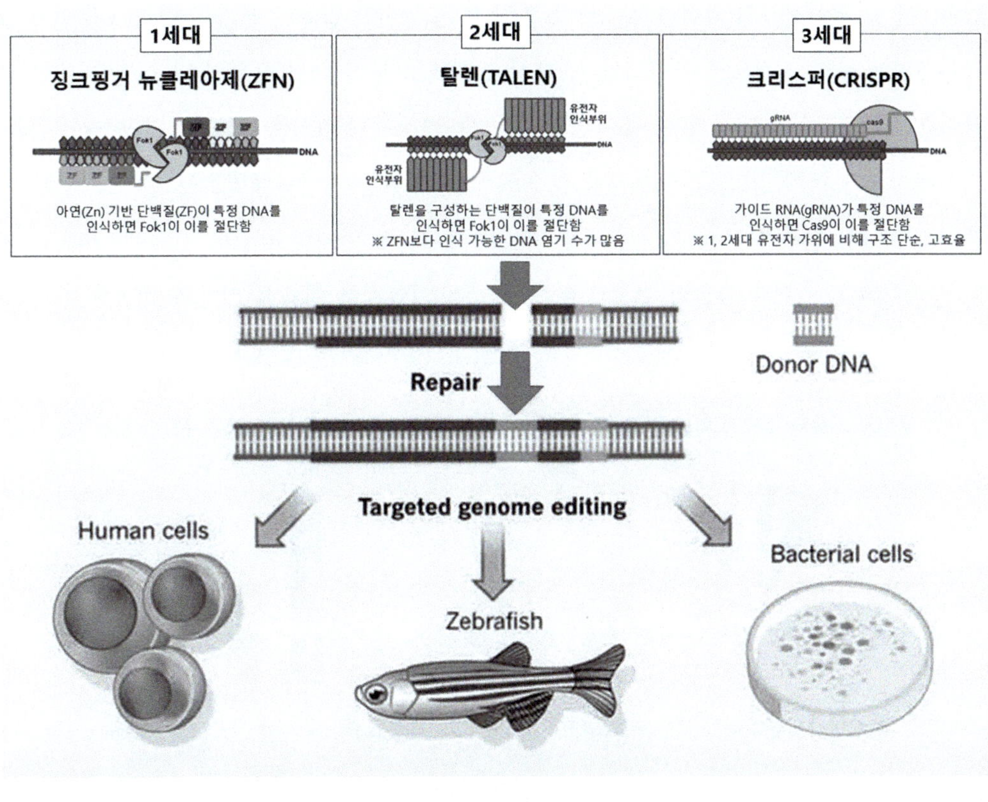

그림 7.6. 유전자 가위 작동 원리

활용 가능한 nCas9도 개발되었다(그림 7.6 참조).

미국국립보건원 세계 임상시험 데이터베이스(ClinicalTrials.gov)에 기재된 크리스퍼를 활용한 임상 시험은 2018년 상반기 기준 총 13건으로 집계되었으며 중국 10건(폐암, 방광암, 에이즈 등), 미국 2건(유전성 겸상적혈구빈혈증, 다발성 골수종), 홍콩 1건(소화기감염) 순으로 실시되고 있다. 아직까지 대부분 연구기관을 중심으로 임상시험이 진행되고 있지만 대형제약사들도 임상시험을 준비하고 있는 등 유전자 치료제의 획기적 발전이 기대되는 주요 기술이다.

7.4. 유전자 치료 임상 연구 현황

2016년 국내 식품의약품안전처가 출판한 '유전자 치료제 임상연구 동향 보고서'에 따르면 유전자 치료제 분야에서 임상 평가에 관한 문헌은 1995년부터 2015년까지 총 293편이 발표되었다. 이 중 교신저자의 국적을 기준으로 가장 많은 문헌을 발표한 국가는 미국(159편)이며 한국은 5편에 불과한 것으로 확인되었다. 대상 질환별로 분석한 결과 특히 암 질환에 대한 연구가 172편으로 가장 많이 진행 중인 것으로 나타났고 그 다음으로 심혈관계질환, 유전질환, 뇌신경계질환, 감염질환, 관절계질환 순으로 확인되었다. 임상단계별로 보면 초기 개발단계인 임상 1상 연구가 216편(74%)로 전체 임상의 대부분을 차지하고 있는 것으로 나타났으며 2.3상이 59편(20%)으로 확인된 것으로 보아 유전자 치료제를 이용한 의약품 개발은 아직 초

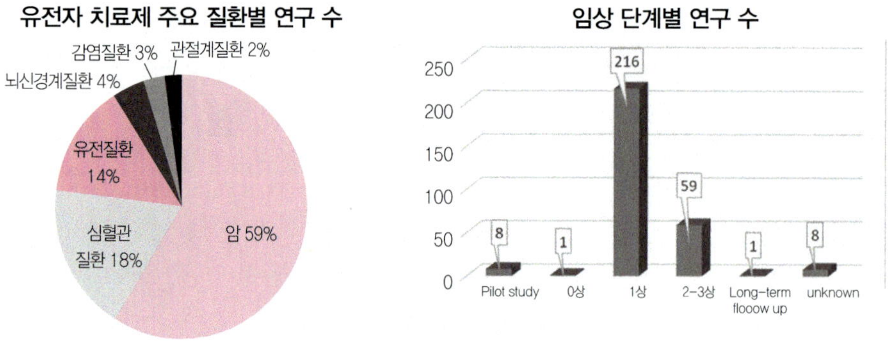

그림 7.7. 유전자 치료제 임상 연구 현황(1995~2015년)

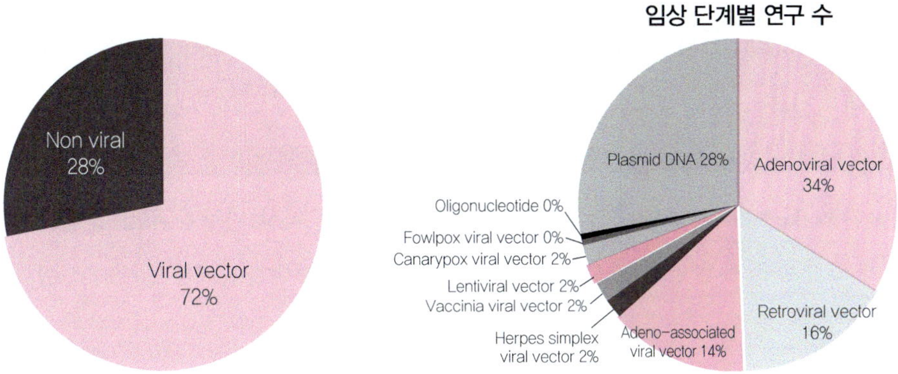

그림 7.8. 유전자 치료제 임상연구 현황(벡터별 분류)
(출처: 유전자 치료제 개발 및 규제 동향 보고서 2015)

기 단계이다. 품목 허가 유전자 치료제가 늘어날수록 기 구축된 파이프라인을 활용하여 다양한 질환에 적용할 경우 상용화 제품 수도 급증할 것으로 예상된다 (그림 7.7).

유전자 치료제 개발에 사용된 벡터별로 분석한 결과, 바이러스성 벡터가 210편(72%)로 비바이러스성 벡터 83편(28%)에 비해 대부분을 차지하고 있다. 사용된 바이러스성 벡터 내에서 바이러스별 분포를 보면 아데노바이러스가 100편(34%)으로 가장 많이 사용되고 있었으며 레트로바이러스 47편(16%), 아데노 부속 바이러스41편(14%) 순으로 사용되고 있었다. 비바이러스별 분포를 보면 plasmid DNA가 82편(28%)으로 임상 연구 대부분을 차지하고 있었다(그림 7.8).

7.4.1. 암 질환

유전자 치료제 분야에서 가장 활발하게 임상이 진행되고 있는 대상 질환은 암 질환이다. 주로 아데노바이러스 벡터가 가장 많이 사용되고 있으며 종양 조직에 직접 주입하는 방식이 주를 이루고 있다. 암 조직에 전달되는 치료용 유전자는 주로 세포 자살(Apoptosis), 세포 죽음(Cell Death), 성장 저해(Growth Inhibition) 등을 유발하는 유전자가 활용된다. 항암 유전자 치료제는 난소암, 전리선암, 폐암, 유방암, 뇌종양을 대상으로 임상이 진행되고 있다.

7.4.2. 심혈관계 질환

주로 관상동맥질환(Coronary Arterial Disease)과 초동맥질환(Peripheral Arterial Disease) 및 심부전을 대상으로 유전자 치료제 임상 연구가 이루어지고 있다. 심혈관계 질환은 비 바이러스성 벡터 중에 하나인 Naked DNA와 아데노 바이러스 벡터를 활용한 임상 연구가 주로 진행되고 있다. 유전자 치료제의 투여 방법은 심장 근육, 심내막 및 혈관 투여방식으로 진행되고 있다.

7.4.3. 유전 질환

유전질환 대상 유전자 치료제의 주요 운반체로는 아데노 부속 바이러스가 활용되고 있으며 레트로바이러스와 리포좀을 활용한 치료제도 임상을 진행 중이다. 유전성 질환으로 레베르 선천성 흑내장(Leber Congenital Amaurosis), 낭포성 섬유증, 지단백 지질 분해효소 결핍증 등이 있다. 유전자 치료제의 투여 방법으로는 해당 조직에 직접 주입하는 방식과 혈관 및 피하 조직으로 주입하는 등 다양한 방식으로 시도되고 있다.

7.4.4. 뇌신경계 질환

뇌신경계 질환은 바이러스 벡터(AAV, 렌티바이러스, 레트로바이러스 등)를 활용한 치료 방법을 주로 사용한다. 대상 질환으로는 파킨슨병, 알츠하이머, 당뇨병성 신경병증 등이 있으며 관련 치료용 유전자로 글루타민산탈탄산 효소(Glutamic Acid Decarboxylase, GAD), 방향족 L-아미노산 탈카복실화 효소(Aromatic L-amino Acid Decarboxylase, AADC) 등이 사용된다.

7.5. 시장현황 및 전망

유전자 치료제는 최근 유럽과 미국 등 선진국에서 관련 치료제가 승인을 받아, 현재에는 시장 규모가 크진 않지만 향후 시장 전망이 유망할 것으로 예측된다. 시장 분석 기관 중에 하나인 Kuick Research사에서는 2014년 유전자 치료제의 연평균 성장률을 12%로 설정하였으며 2020년에는 5억 달러의 시장 규모를 형성할 것으로 전망하고 있다(그림 7.9).

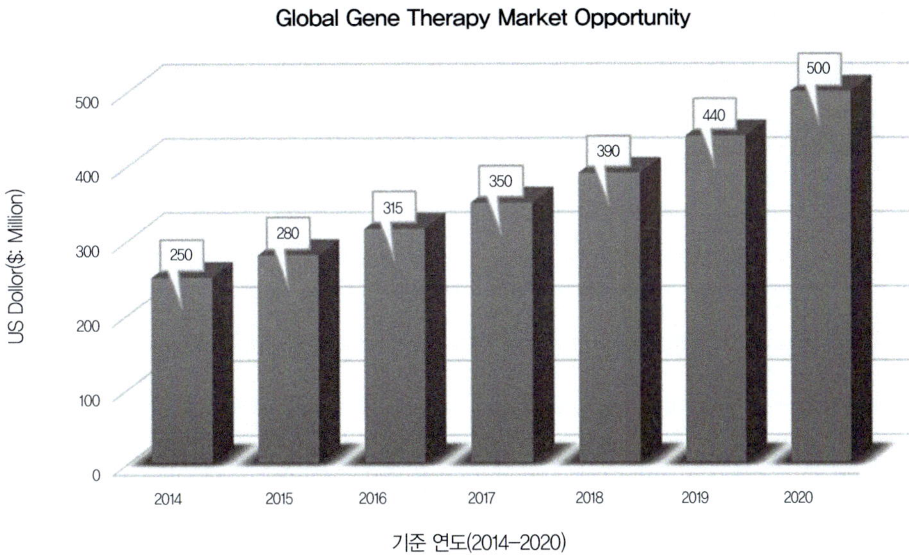

그림 7.9. 글로벌 유전자 치료제 시장 전망
(출처: Global Gene Therapy Market & Pipeline insight. 2014.10. Kuick Research)

이러한 성장률을 현재 임상 단계에 있는 유전자 치료제들의 조만간 다수 승인될 것을 바탕으로 책정된 것으로 보인다. 현재 임상 중인 유전자 치료제 중 좋은 결과를 얻고 있어 품목 승인이 기대되는 BioMarin사의 BMN270(혈우병 치료제), Bluebird사의 Lenti-D(뇌 부산백질이영양증 치료제) 등 제품군과 더불어 이미 승인된 글리베라, 임리직, 스트림벨리스 제품군으로 인해 유전자 치료제 시장은 앞으로도 점차 확장 될 것으로 예상된다.

7.6. 생각해 볼 문제들

7.6.1. 윤리적 측면

유전자 치료제 개발 시 각광받고 있는 3세대 유전자 가위 크리스퍼 기술이 있다. 저렴한 비용(유전자 가위 1개 당 약 1만 원 수준)으로 유전자의 일부를 새로운 유전자로 쉽게 대체할 수 있게 해주어 혈우병 병인 제거, 면역거부 반응 없는 돼지 장기 개발, 병충해를 견뎌내는 상추 등 이미 많은 부분에서 연구 성과를 이뤄냈다. 최근 유전자 가위를 식물, 동물을 넘어 인간으로까지 적용하는 노력이 이어지면서 생명 윤리 문제가 대두되고 있다. 가장 논란이 있는 부분은 인간 배아의 유전자 편집이다. 이는 배아를 파괴하는 과정이 수반되는 배아줄기세포 치료제와는 다른 성격의 윤리적 문제이다. 크리스퍼 기술을 배아 연구에 적용 할 경우 우월한 유전자만 가진 맞춤형 아기 탄생이 가능하다. 마치 공장에서 제품을 생산할 때 성능 좋은 부품을 선택해서 제작하는 것처럼 유전자를 선택해서 사람을 만들 수 있다는 것이다. 이는 생명의 존엄성을 침해하므로 유전자 가위 기술을 이용한 배아 연구를 반대하는 주장이 있다. 그러나 부모의 유전병을 물려받지 않은 아기가 태어날 수 있다는 장점을 바탕으로 연구를 찬성하는 의견도 있다. 세계보건기구(WHO)에 따르면 단일 유전자 변이로 인한 유전질환은 1만 가지 이상으로 유전자 가위의 인간 배아 연구에 대한 파급효과는 매우 클 것으로 전망되고 있다. 유전자 가위의 배아 적용은 윤리적인 문제로 인해 아직도 활발하게 논쟁 중이며 일부 국가에서는 이를 실험으로만 허용하고 유전자가 편집된 배아는 자궁에 착상을 철저하게 금지하는 것으로 법적 제재를 하고 있다.

7.6.2. 안전성 측면

유전자 치료제는 생명과 직결된 유전자를 대상으로 하는 기술의 특수성으로 인해 안전성에 대한 문제가 항상 따라다니고 있다. 바이러스를 사용하는 유전자 치료제의 경우 치료용 유전자를 세포 내로 전달하여 유용 단백질을 발현할 수 있도록 주로 바이러스를 유전자 전달체로 이용하는데 이로 인해 안전성 이슈가 항상 존재한다. 특히 CAR-T 치료제는 생체 내 주입 시 일부 환자에게서 사이토카인 신드롬(Cytokine Release Syndrome, CRS)과 신경독성 등 생명에 위협을 치명적 부작용(발열, 저혈압, 부정맥, 심장마비, 신기능부전 등)이 있다고 보고되고 있다. 이를 해결하기 위해 해당 부작용이 일어날 확률이 높은 환자군을 미리 예측하기 위한 바이오마커를 탐색 방법, CAR-T 세포가 심한 부작용을 일으킬 때 세포 자살을 유도하는 스위치를 도입하는 방법 등 안전성 확보를 위한 노력을 진행하고 있다.

7.6.3. 상업화 측면

유전자 치료제는 치료 비용 면에서도 큰 우려를 낳고 있다. 네덜란드의 생명공학 기업인 유니큐어사가 개발한 글리베라의 경우 세계에서 가장 고가의 치료 비용이 드는 의약품으로써 한번 주사할 경우 53,000 유로가 소요되고 질환 치료 시 약 20번의 투여가 요구된다고 알려졌는데 이때 약 110만유로(약 15억 원)의 치료비가 필요하다. 임리직의 경우 평균 치료비용은 약 6만 5천불(약 7천만 원)로 알려져 있다. 인류 최대 질병인 암 치료에 있어 수술, 방사선 치료, 항암제에 이어 면역세포를 활용한 획기적 치료제인 노바티스사의 킴리아의 경우 1인당 47만 5,000 달러(5억3,566만 원)가 넘는 엄청난 치료 비용은 대중화에 큰 걸림돌이 되고 있다.

하지만 앞서 언급된 여러 문제를 해결하기 위해 임상 적용 가능한 다양한 유전자 전달 기술들이 연구되고 있고 세계 각국의 의약품 허가 및 심사와 관련된 규제 기관들은 유전자 치료제에 대한 품질, 안전성 및 유효성 평가의 합리적인 체계를 만들고 있으며 판매되는 품목의 지속적인 모니터링을 통해 합리적인 판매 가격 정책이 논의 되고 있다.

참고문헌

[1] 변종회, 유전자 치료의 현황과 전망, Biochemistry and Molecular Biology News, 2005, 생화학분자생물학뉴스 11월호

[2] 글로벌 줄기세포/재생의료 연구개발촉진센터, 줄기세포/재생의료 동향보고서, 2014, 암질환

[3] 글로벌 줄기세포/재생의료 연구개발촉진센터, 줄기세포/재생의료 동향보고서, 2014, 면역질환

[4] 식품의약품안전처 식품의약품안전평가원, 유전자 치료제 연구개발 및 규제 동향, 2015.12.30.

[5] 생명공학정책연구센터, 유전자 치료제 연구동향 및 전망, 2015, 전문가 리포트 9호 바이오의약품

[6] 식품의약품안전처 식품의약품안전평가원, 면역조절 세포치료제 연구개발 동향, 2016.06.30.

[7] 이혜미, 유전자 치료(gene therapy) 방법 및 연구 동향, 2016, BRIC View 2016-T22

[8] 생명공학정책연구센터, BioINdustry 글로벌 바이오의약품 시장, 2018.02, BiolNdustry No. 123(2018-02)

[9] 생명공학정책연구센터, 2018 바이오 미래유망기술, 2018.01, BioINsay No.27(총서 제 261권)

제 8 장

재조합단백질 개발 과정

BIOPHARMACEUTICALS

8.1. 개요

일반적인 신약 개발 과정을 간략히 도식화하면 그림 8.1과 같다. 제일 첫 단계는 신약 창출 과정(Discovery)단계로서, 약효가 좋고 독성도 적고 합성신약 같으면 경구 흡수율이 높고, 1일 1회 복용이 가능하며, 약물상호 작용 등이 없는 즉, 약 동력학적인 특성이 뛰어난 새로운 물질을 창출해 내는 과정으로서 짧게는 2년에서부터 길게는 10년 이상까지 소요되는 과정이다. 이 과정에서 재조합단백질의 경우는 새로운 치료제로 사용 가능한 새로운 단백질을 찾아내어 그 단백질의 약리학적 특성을 규명하는 과정이라고 볼 수 있겠다. 소위 유전체 연구, 단백질체 연구, Bioinformatics 연구 등을 통하여 새로운 유용 단백질을 찾아내는 과정에 해당된다. 그러나 지금까지 상업화 되어 있는 재조합단백질의 경우는 우리 몸에서의 역할이나 유용성 등이 이미 밝혀진 것들이 대부분이었기 때문에 과거에 수행된 신약 창출 과정의 연구는 알려진 단백질의 유전자 내지는 단백질의 구조를 밝혀내고(구조가 밝혀지지 않았던 단백질의 경우) 실험실적으로 그 단백질의 역할을 규명하고 치료제로 사용가능 여부 등을 시험해 보는 단계로 볼 수 있다. 재조합단백질의 경우는 경구흡수가 불가능하고 피하주사나 정맥주사제로 밖에 사용할 수가 없기 때문에 약동력학적 요구 특성은 간단하여 합성 신약에 비해서는 많은 연구를 요하지 않는다.

두 번째 단계는 비임상시험 단계로 실험실적 방법이나 동물을 이용하여 약효(Efficacy), 독성(Toxicity), 약 동력학적 특성(Pharmacokinetics) 및 일반 약리 등에 대한 시험 단계가 되겠고 이러한 시험을 수행하기 위해서는 시료가 필요하기 때문에 약을 제조하기 위한 공정 연구가 선행되어야 한다. 합성 신약의 제조공정에 비하여 바이오의약품의 제조 공정은 까다롭기 때문에 유전자 조작, 배양, 분리, 정제, 제제 공정 등에 대한 많은 연구가 이루어져야 하며 전임상 시험시료, 특히 독성시험 수행시 시료 소요량이 많기 때문에 어느정도 scale-up이 이루어져야 한다. 또한 시험 방법 등도 확립되어야 하고 제품 규격에 대해서도 어느 정도 확립 되어야 전임상 시험 시료에 대한 품질관리가 가능하다.

세 번째 단계는 건강한 지원자(보통 20~80명 정도)를 대상으로 시험 약의 안전성과 약 동력학적 성질을 알아보기 위한 임상 1상 시험이다. 보통 2~3가지 용량에 대하여 통계학적으로 유의한 데이터를 얻기에 충분한 인원을 선발하여 시험하여야 하고 시험에 임하는 지원자에 대해

COMPOUND SUCCESS RATES BY STAGES

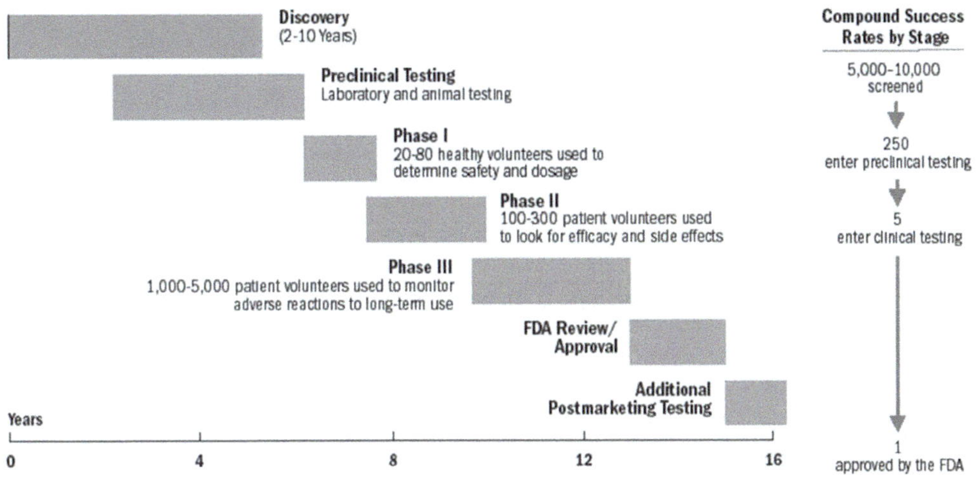

그림 8.1. Drug Development Process

서는 잘 관리할 수 있는 여건과 시설이 구비된 기관에서 수행한다.

네 번째 단계인 임상 2상 시험은 지원한 환자를 대상으로(약 100~300명) 시험약의 약효와 부작용 또한 적합한 투여 용량을 결정하기 위한 시험이라고 할 수 있겠으며 이 과정에서 약효가 확실히 나타나고 부작용이 없으면 다음 단계인 임상 3상 시험에 들어가게 된다.

임상 3상 시험은 되도록 많은 환자를 대상으로(1000~5000명) 광범위하고도 장기적인 약효 및 장기 투여에 의해 일어날 수 있는 부작용을 알아보기 위한 시험이다. 보통 임상 2상에서 결정된 적당한 투여 용량 1~2가지에 대하여 수행하며 워낙 비용이 많이 소요되어 1가지 용량에 대하여 수행하는 것이 보통이다. 임상 3상 시험을 수행하기 위해서는 모든 공정 연구는 매듭지어져야 한다. Scale up은 물론이고 제품 규격도 확정되어야 하며 분석방법 및 공정들은 validation이 되어야 하고 생산 시설 및 모든 생산 과정은 cGMP에 적합하여야 한다. 임상 3상 시험이 성공적으로 수행되면 모든 자료를 취합하여 FDA에 신약 허가 신청을 하게 되고 검토를 거쳐 1~2년 후 적합하면 허가를 획득하게 된다. 제출되는 자료는 기술적 자료(Chemistry, 물리화학적특성, Manufacturing: 제조공정, Control: 품질 관리)와 비임상시험자료 및 임상시험 자료가 되겠다. 일단 허가를 득하면 제품을 판매해 가면서 계속 부작용 사례 등을 관찰 하여 기록 보고 하는 과정(시판후 조사, 임상 4상)이 필요하다.

이상 간단히 전체적인 과정을 살펴보고 다음부터는 일반적인 방법이 없는 신약 창출과정은 생략하고 유용 목표 단백질이 창출되었다고 가정하고 그 이후 개발과정을 개괄적으로 기술해 보기로 하겠다.

8.2. 생산 세포주의 선정

8.2.1. 생산 세포주(Production Cell Line, Host)

목표 단백질을 유전자 조작을 통하여 생산할 수 있는 세포주로는(Cell Line) 박테리아, 효모, 동물세포, 곤충세포 등을 총 망라할 수 있겠으며 최근에는 염소 등과 같은 동물이나 식물에 유전자 조작을 통하여 목표 유전자를 이식하여 유전자 조작된 동물이나 식물을 통하여서도 재조합단백질을 생산하려는 시도가 많이 이루어지고 있다. 그렇지만 유전자 조작된 동물의 우유나 혹은 유전자 조작된 식물을 재배하여 추출을 통하여 얻어지는 재조합단백질은 아직까지 실용화 된 예는 없기 때문에 생략하기로 하고 여기에서는 주로 박테리아, 효모 및 동물세포에 대하여서만 기술하기로 하겠다.

재조합단백질을 생산하기 위하여 사용되어 온 박테리아는 대장균, 바실러스 서브틸리스(*Bacillus subtilis*) 등 여러 가지가 있겠으나 주로 많이 사용된 박테리아는 대장균(*E.coli*)이 되겠다. 재조합 효모로써 가장 많이 사용되어 왔던 세포주는 *Saccharomyces cerevisiae*가 되겠고 *Pichia pastoris*도 종종 사용되어 왔다.

동물세포는 Chinese Hamster Overy Cell(CHO)이 가장 보편적으로 많이 사용되어 왔고 Baby Hamster Kidney Cell(BHK)도 가끔 생산 세포주로 사용되어 왔다. 각 생산 세포주는 나름대로 특징이 있고 여러 가지 장점 및 단점을 가지고 있어 목표 단백질의 특성에 따라 가장 적합한 생산 세포주를 선정하는 것은 재조합단백질 제품의 생산 수율 및 제품의 품질 등을 결정하는 큰 요인이라고 볼수 있다.

8.2.2. 박테리아(주로 대장균)

재조합단백질의 생산 세포주로서 박테리아는 가장 많이 사용되어 온 세포주이며 대부분 재조합 대장균이 사용되어 왔다. 재조합 대장균을 이용함으로써 얻을 수 있는 장점은 우선 대장균에 대하여서는 과거 수십 년 동안 가장 많이 연구되어 온 균주이기 때문에 지금까지 대부분의 사실들이 알려져 있고 모르는 것이 거의 없을 정도라고 알고 있으면 될 정도이다. 그리고 대장균은 성장 속도가 빠르고 유전자 조작에 의한 목표 단백질의 발현율이 높아 짧은 시간 안에 목표 단백질을 높은 수율로 생산할 수 있으며 따라서 생산 비용이 가장 저렴하다고 할 수 있겠다. 또 다른 장점은 여러가지 많은 종류의 클로닝 벡터가 존재하여 상황에 따라 가장 적합한 클로닝 벡터를 선택할 수 있는 폭이 넓다고 하겠다. 따라서 당화(Glycosylation)등이 되어 있지 않은 간단한 단백질(아미노산 100~300개 정도)을 재조합하여 생산하기에 가장 적합한 세포주라 하겠다.

단점으로는 대장균은 가장 간단한 균주이기 때문에 발현되는 단백질의 당화(Glycosylation)나 인산화(Phosphorylation), acetylation 등과 같은 posttranslational modification이 불가능하다. 또한 분자량이 크고 disulfide bond가 여러개 존재하는 복잡한 단백질은 발현 자체가 불가능하다. 대장균에서는 단백질 합성 기작상 N-말단에 methionine으로부터 시작하기 때문에 이 생성된 N-말단 methionine이 자동으로 세포 내에서 잘려 나가지 않는 한은 methionine 잔기가 하나 더 추가된 형태로 발현되게 되어 천연형의 재조합단백질을 얻기 위해서는 실험실적으로 효소를 이용하여 N-말단 methionine 잔기를 잘라 낼 필요가 생기는 경우가 많다.

그리고 대장균의 세포벽은 lipopolysaccharide로 구성되어 있기 때문에 재조합단백질을 생산하기 위해 세포를 파쇄하고 발현된 목표 단백질을 분리 정제하는 과정 중에 세포벽 구성 성분인 lipopolysaccharide를 완전히 제거하지 않으면 이 물질은 강한 발열물질(Endotoxin)이기 때문에 제품의 품질에 나쁜 영향을 미칠 수 있다. 또 다른 단점 중 하나는 대장균 내에서 단백질을 발현시키면 발현율이 높은 경우 대개는 목표 단백질이 과생산(Over Production)되어 세포 내에서 뭉쳐(Aggregate) 불용성의 inclusion body 형태로 발현이 되어 단백질의 고유의 3차 구조를 잃게 되어 생물학적인 역가를 잃게 된다. 따라서 정제시 올바르게 refolding시키는 과정을 거쳐야만이 올바른 3차 구조 및 생물학적 역가를 되찾을 수가 있다. 물론 특별한 방법을 사용하여 3차 구조가 완벽한 단백질을 배지 내로 분비하도록 할 수는 있지만 대개의 경우는 분비는 불가능한 것으로 되어 있다.

결론적으로 대장균은 분자량이 크지 않고 posttranslational modification이 되어 있지 않은 간단한 단백질을 고수율로 값싸게 생산하기에 적합한 생산 세포주이나 당화가 생물학적 역가에 필수적인 단백질(EPO, FSH 등)이나 분자량이 크고 disulfide bond 등이 많은 복잡한 단백질을 생산하기에는 부적합한 생산 균주이다.

8.2.3. 효모(Yeast, 주로 *S.cerevisiae*)

효모 *S.cerevisiae*도 Baker's yeast로 제빵, 양조 등에 과거에서부터 많이 이용되어 왔던 세포로 대장균과 더불어 가장 많이 연구되어 왔던 균주이다. 이 균주에 대해서도 역시 많은 것이 알려져 있어 재조합단백질 생산 균주로 손색이 없는 세포이다. 재조합단백질 생산 세포주로 이용하기에 좋은 장점으로는, 단백질이 세포 내에서 발현 될 수도 있고 혹은 발현된 단백질을 세포 외, 즉 배지에 분비 시키도록 재조합 할 수도 있다는 점이며 일부 posttranslational modification이 가능하다는 것이다. 예를 들면 –동물세포에서와 같이 완벽하지는 않지만– 당화가 가능하다.

또한 효모는 세포벽 구성성분이 대장균과는 달라 발열물질(Endotoxin) 걱정을 할 필요가 없다는 점이며 대장균에는 미치지 못하지만 비교적 값싸게 재조합단백질을 생산해 낼 수 있는 세포주라 하겠으며, 알려져 있는 사실을 종합하여 대규모 공정을 확립하기가 용이하다고 하겠다.

단점으로는 glycosylation이 정확하지 않고 과당화(Overglycosylation)된다는 점이며 클로닝 벡터 종류가 많지 않고 유전자 발현 조절이 대장균에 비해서는 덜 용이하다는 점과 단백 분해 효소가 많아 단백질이 분해 되는 경우가 있다는 점이다. 이와 같은 단점(단백질 분해)을 해소하기 위한 방책으로서 사용되는 방법이 여러 가지 단백 분해 효소 발현 유전자를 제거한 세포주를 사용하는 것이며 효모를 생산 균주로 사용하는 경우 주로 이와 같은 방법을 사용한다.

8.2.4. 동물세포(CHO cell)

재조합 동물세포 특히 CHO 세포주는 대장균에 이어 두번째로 가장 보편적으로 사용되는 재조합단백질 생산 세포주로서 장점은 3차 구조가 완벽한 원래 천연형의 단백질을 발현시켜 외부 배지로 분비 시킨다는 점이며 posttranslational modification이 가능하다는 점이다. 또한 분자량이 크고 복잡한 단백질의 발현이 가능하고 또한 이와 같이 복잡한 단백질도 천연형으로 분비 된다는 사실이며 다양한 발현벡터를 상업적으로 쉽게 구할 수 있다는 점이다.

단점으로는 동물세포의 성장속도가 느리고 동물세포에서의 단백질 발현율이 높지 않고 최종세포 농도가 높지 않아 생산성이 낮다는 점이며 배지 비용이 높고, 단백질 발현율이 낮아 비용 면에서 고가의 공정이며 또한 동물세포를 사용하는 분리/정제 공정에서는 바이러스 제거 능력 등을 증명해야 되고 생산 세포주의 characterization이 대장균, 효모에 비해 훨씬 복잡하다는 점 등이다. 또 다른 단점은 동물세포는 shear에 민감하고 삼투압에도 민감하기 때문에 동물세포 배양조를 설계할 때는 교반기 크기를 크게 하여 교반 속도를 낮게 운전하여 shear를 낮추어도 교반 효율은 큰 차이가 없도록 고려하여야 한다.

8.2.5. 생산 세포주 선택(Host Selection Guide)

적합한 생산 세포주를 선택하기 위해서는 적어도 두가지 이상에 대하여 생각하여야 한다. 즉 분자 자체의 복잡성과 경제성을 동시에 생각하여야 하며 좀 더 자세하게 살펴보면 다음과 같다.

- 목표 단백질의 크기
- 단백질의 구조와 안정성
- 생물학적 역가와 posttranslational modification과의 연관성
- 생산성 및 수율
- 제품의 생산 원가

– 완제품의 품질 규격

이와 같은 고려사항을 종합하여볼 때 단백질 크기가 크지 않고 posttranslational modification이 생물학적 역가와 별 관련이 없고 제품 가격이 낮을수록 좋고 생산량이 많아야 할 경우는 대장균이 생산 세포주로서 가장 적합하다. 반면에 단백질 크기가 크고 posttranslational modification이 생물학적 역가에 필수적이고, 비교적 값비싼 단백질을 생산 하기에 가장 적합한 생산 세포주는 동물세포가 되겠으며 효모는 대장균과 동물세포의 중간 선상에 있다고 보면 좋겠다. 참고로 2018년까지 상업화 되어 있는 재조합단백질의 생산 세포주를 분석한 결과에 의하면 대장균을 사용한 경우가 35건, CHO 세포주를 사용한 경우가 77건, 효모를 사용한 경우가 10건으로 나타났다.

8.3. 생산 세포주의 구축 및 특성규명(Construction of Production Cell Line and Characterization of Cell Banks)

생산 세포주의 구축에 관하여 자세한 기술적 내용에 대해서는 분자생물학 관련 자료를 참조하기를 권하고 여기서는 자세한 내용보다는 각 사항의 특징 및 고려사항 정도의 개괄적 내용만 서술하기로 하겠다.

유전자 조작을 통하여 유전자가 변형된 세포주를 구축하는 과정을 개략적으로 설명하면 다음 도식과 같다.

즉, 우리가 원하는 재조합단백질인 목표 단백질을 선정하여 그 단백질의 물리 화학적 및 생물학적 특성을 규명하는 일이 가장 먼저 일어나야 할 일이며 그 다음으로는 그 목표 단백질을 합성하는 유전자를 분리하던지, 합성의 방법을 통하던지 하여 유전자를 확보하는 것이며 이렇게 확보된 유전자에 대하여서도 서열 분석 등을 통하여 특성 규명을 마친 후에 적당한 벡터를 선정하여 유전자 조작을 통하여 확보된 유전자를 벡터에 삽입하게 된다. 그 다음 과정은 목표 유전자가 삽입된 벡터를 Host 세포에 삽입하는 과정으로 형질 전환이나 Transfection 단계가 되며 그 다음은 클로닝 및 선별 작업이 되겠다.

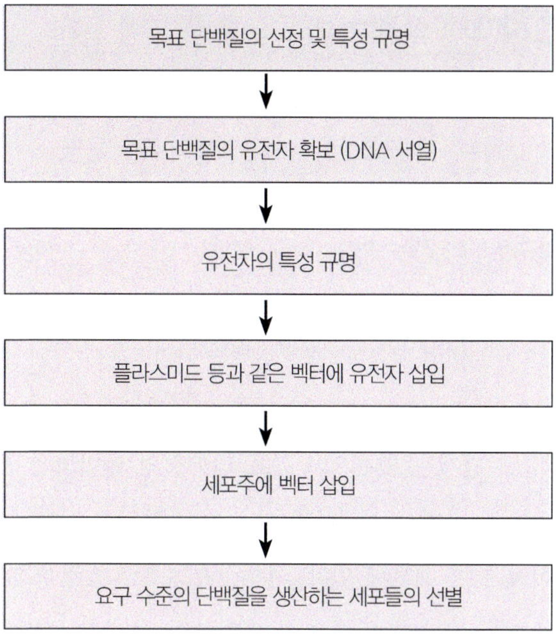

클로닝 및 선별과정을 이해하기 쉽게 그림 8.2에서 보여 주고 있다.

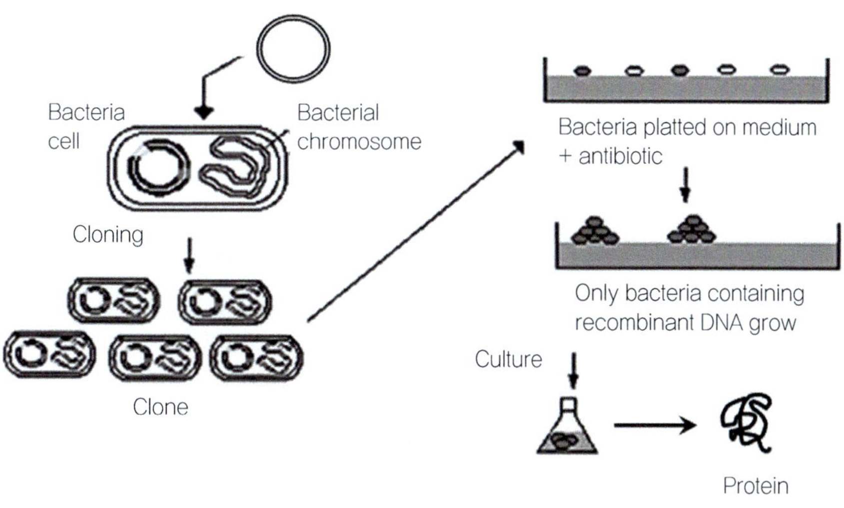

그림 8.2. Cloning – selection

8.3.1. 유전자(Gene of Interest)

우리가 원하는 목표 단백질을 생산할 수 있는 유전자를 확보하는 방법은 다음과 같이 세 가지 방법이 있겠다.

- Genomic DNA로부터 얻는 방법
- mRNA로부터 cDNA를 합성하여 얻는 방법
- DNA 합성기를 이용하여 화학적으로 합성하는 방법

어느 방법을 사용하던지 관계는 없겠으나 목표 단백질의 아미노산 서열이 알려져 있는 경우는 화학적으로 합성하는 방법을 선택하면 여러 가지 장점이 있을 수 있다. 즉, 각 Host별로 선호하는 codon이 다르기 때문에 원하는 Host에 따라 선호하는 codon으로 합성이 가능하며 인트론이나 필요없는 리더 서열 등을 제거 할 수 있으며 원하는 promoter/regulator 와 terminator 등을 잘 설계하여 벡터에 쉽게 삽입 가능하도록 합성이 가능하다. 그러나 목표 단백질의 아미노산 서열이 알려지지 않은 경우는 직접적인 화학 합성에 의한 DNA 합성은 불가능하고 여러가지 단점이 있음에도 불구하고 cDNA방법에 의해 목표 단백질을 coding하는 DNA 서열을 획득하는 수 밖에 없다.

Genomic DNA로부터 얻는 방법은 세가지 방법 중에서 가장 잘 사용되지 않는 방법이며 특히 인체 단백질을 대장균 등과 같은 미생물 세포주에 발현 시킬 경우는 특히 더 그렇다. 그 이유는 동물의 genomic DNA의 복잡성 때문이다.

8.3.2. 재조합 대장균 세포주의 구축(*E.coli* Cell Line Construction)

재조합 대장균을 구축하기 위해 사용되는 벡터로서는 주로 plasmid가 사용되는데 이 플라스미드는 간단하고 아주 작은 원형의 염색체 외부에 존재하는 박테리아의 DNA로서 자가 복제가 가능하고 박테리아로부터 얻어진다. 대장균의 발현 벡터는 바로 이 플라스미드를 제한 효소에 의해 잘라내어 목표 단백질을 coding하는 DNA서열을 삽입 함으로서 만들어지며 이 재조합 플라스미드가 바로 재조합 DNA기술의 열쇠라고 해도 과언이 아니다.

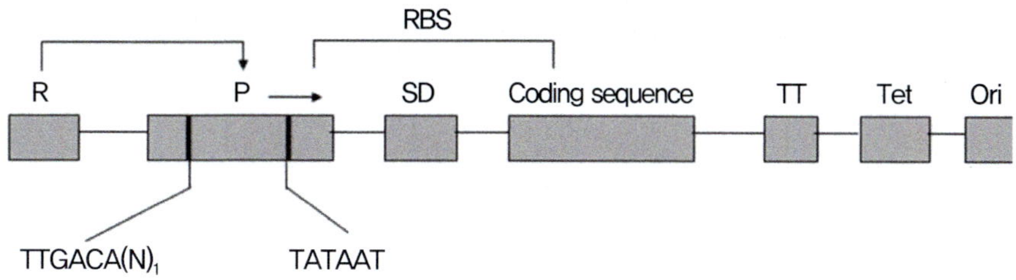

그림 8.3. Vector(plasmid)

이 재조합 플라스미드(벡터)는 적어도 다음과 같은 요소들을 포함하고 있어야 한다.

- 목표 단백질을 coding하는 유전자(Gene of Interest)
- 복제의 시작점(Origin of Replication)
- 항생제 내성을 나타내는 유전자
- Promoter
- Transcription terminator

대표적인 요소들이 그림 8.3에 나타나 있다.

Promoter는 ribosome binding site(RBS)의 10~100 base pair upstream에 위치하고 있으며 조절유전자의 control하에 있으며 이 조절유전자는 벡터에 위치해 있든지 혹은 host 염색체에 삽입되어 있어 억제인자(Repressor)를 coding하여 promoter의 활성을 조절한다. Promoter의 downstream에 RBS가 있으며 Shine-Dalgano(SD) 부위는 번역 시작(Translational Initiation) 동안 16S rRNA의 3' 말단과 상호작용을 한다. SD부위와 개시 코돈 사이의 거리는 보통 5~13 bp 정도이고 이 부위의 서열이 mRNA transcript에서 2차 구조의 형성 가능성을 배제하여 번역 개시 효율을 떨어뜨리지 않도록 하여야 한다. 개시 코돈은 3가지 형태가 있으며 AUG가 대장균에서는 가장 많이 사용되는 개시 코돈으로(91%사용확률) 알려져 있고, GUG(8%), UUG(1%) 순으로 사용 빈도를 나타낸다. 전사 종결 부위(Transcription Terminator)가 코딩서열의 downstream에 위치하고 있으며 전사의 종결 신호 역할을 하고 있고 또한 mRNA의 분해로부터 보호하는 역할을 하여 mRNA의 반감기를 증가시킨다. 대장균에서 가장 효율이 좋은 종결자는 UAA 다음에 U가 위치하는 경우이다. 이와 같이 유전자 발현에 직접적인 영향을 주는 요소 이외에 벡터는 host균에 항생제 내성을 주어 플라스미드를 포함한 균을 선별할 수 있게 해 주는 유전자를 포함하고 있다. 실험실적 방법에서는 ampicillin에 내성을 주는 유전자가 흔히 이용되지만 바이오의약품을 생산하는 경우에는 사용하기 적절하지 않은 marker이다. 왜냐하면 ampicillin은 β–lactam 계 항생제로서 극히 드물기는 하지만 알러지 반응을 일으켜 shock를 유발할 가능성이 있어 규제가 심한 물질 중의 하나이기 때문이다.

마지막으로 위치한 ori 유전자는 복제의 기원으로서 플라스미드의 복제수(Copy Number)를 결정한다.

대장균의 promoter는 여러 가지가 있으며 유용한 promoter가 되기 위해서는 우선 promoter가 강해야 발현율이 높게 되고 또한 재조합 세포주가 성장이 왕성할 때는 단백질 발현이 되지 않고 일정 수준으로 성장이 완료된 후 단백질 발현을 유도할 경우에 발현이 되는 즉, tight하게 regulation이 되는 유도 가능한(Inducible) promoter이어야 한다. 목적 단백질을 포함한 발현 벡터를 가지고 있는 재조합 대장균에서 목적 단백질을 발현 시키는 것은 대장균 자체에게는 일종의 부담이 된다. 따라서 성장기때 단백질이 발현되면 성장 속도가 느려지기 때문에 성장 단계에서는 단백질 발현이 최소화 되도록 조절하는 것이 생산성 향상을 위해서는 유리하게 된다. 이와 같이 유도 가능 promoter에 있어서 단백질 발현 유도는 쉽고 또한 비용이 많이 들지 않는 방법으로 발현 유도가 가능한 것이 좋다. 대표적인 대장균의 promoter로서는 Lactose promoter(Lac), Tryptophan promoter(Trp), Lac promoter, Trp promoter의 hybrid promoter인 Tac promoter, λP_L promoter 등이 있는데 Lac promoter와 Tac promoter는 유도물질(Inducer)인 IPTG(isopropyl-β-D thiogalactopyranoside)에 의해 발현이 유도되며 강한 promoter이긴 하지만 발현 유도 이전의 성장기에서도 약간의 단백질이 발현된다는 단점이 있다. 또한 IPTG의 값이 비싸기 때문에 대규모 발효 공정에 사용하기에 적합하지 않다. Lactose가 inducer로 사용되기도 하나 좀 약하다는 것이 단점이다.

따라서 대규모 배양 공정에서는 Trp이나 고온에 의해 유도 되는 promoter system을 사용하게 된다. Trp promoter는 배지 중에 트립토판이 존재하는 경우는 발현이 안되고 아미노산 트립토판이 고갈 될 경우에 단백질이 발현되는 promoter로 트립토판을 고갈시킴으로써 발현 유도를 할 수는 있으나 실제로 발현을 유도 시킬 경우는 inducer인 IAA(β-indole Acrylic Acid)를 첨가하여 단백질 발현을 유도하게 된다. 역시 강한 promoter이다.

λP_L promoter는 배양 온도를 올려줌으로써 단백질 발현을 유도할 수 있는 system으로 강한 promoter이나 단점으로는 고온에 의해 단백질이 유도될 때 단백질 분해효소와 같은 heat-shock 단백질을 같이 발현 유도할 수 있는 가능성이 있어 발현된 목적 단백질의 분해 가능성을 배제할 수 없다는 점이다.

8.3.3. 재조합 효모 세포주 구축(Yeast Cell Line Construction)

효모는 지난 수천년간 전통적인 발효산물의 생산을 위한 숙주로서 인류의 일상생활에 밀접하게 이용되어 왔으며, 현재에 이르러서는 생명공학 기술의 도입으로 재조합단백질의 생산을 위한 숙주로도 많이 활용되고 있다. 특히 효모는 숙주로부터 유래할 수 있는 독성 단백질(Toxin 등)이나 인간에게 교차 감염 될 수 있는 virus 등이 없기 때문에 다른 숙주 세포들(대장균, 동물세포 등)에 비해 인체에 대한 안전성이 보장된(GRAS; Generally Recognized As Safe) 미생물 이다. 게다가 대장균과 마찬가지로 저렴한 탄소원을 이용하여 고밀도 배양이 가능할 뿐만 아니라, 진핵세포로서 번역 후 수식 과정(Post Translational Modification)이 가능하기 때문에 복잡한 구조를 갖는 단백질에 대해서도 활성화된 형태로 발현시킬 수 있고, 세포 밖으로 분비가 가능하기 때문에 회수공정이 용이한 장점들을 가지고 있다.

*Saccharomyces cerevisiae*는 insulin, hepatitis B surface antigen, urate oxidase, GM-CSF 등 다양한 재조합단백질의 생산 세포주로서 이미 FDA를 비롯한 EMA에 허가를 받아 시판되고 있으나, 당단백질의 고당화(Hyper Glycosylation)와 당구조 말단에 α-1,3-mannose로 인한 면역원성 유발, 발현벡터의 불안정성, 대장균에 비해 낮은 생산성 등의 단점을 가지고 있다. 현재는 이러한 문제를 보완할 수 있는 대체 효모 발현 시스템들이 개발되고 있다.

또다른 효모의 하나인 *Pichia pastoris*는 강력한 inducible promoter인 AOX1(Alcohol Oxidase1) promoter를 가지고 있어 수 g/L이상의 재조합단백질 생산성을 갖는 것으로 알려져 있다. 이러한 AOX1 promoter는 메탄올이 존재할 때만 발현이 유도되기 때문에 성장 단계에서는

glucose와 같은 탄소원을 공급하여 고농도 배양을 유도하고 생산단계에서는 methanol을 공급하여 재조합단백질의 생산을 유도할 수 있다. 뿐만아니라 형질전환시 목적 유전자가 염색체 내로 삽입되기 때문에 *S. cerevisiae*와 달리 장기간 배양에도 불구하고 발현벡터의 안정성이 높다는 장점을 가지고 있다. 또한 *P. pastoris*는 α-1,3-linked mannosyl transferase가 결핍되어 있어 *S. cerevisiae*에 비해 상대적으로 안전한 단백질을 생산 할 수 있다.

일반적인 효모세포의 영양 요구조건은 자급자족 형으로 최소배지(Minimal Media)에서 아무 문제없이 잘 자란다. 그러나 전통적인 유전학 연구를 수행하는 과정 중에서 많은 auxotrophic 돌연변이 균주(최소 배지에서 자라기 위해서는 특정 영양분을 추가해 줄 필요성이 있는 균)를 만들어 왔다. 이와 같이 auxotrophic 변이균에서 특정 영양분을 요구하는 조건이 재조합 효모의 선별 표식인자(Selection Marker)로 사용된다. 즉, 최소 배지에서 유전자 재조합 된 균을 선별하기 위해서는 한두 가지 특정 영양성분을 합성하는 유전자가 결핍된 auxotrophic host에 그 영양 성분을 합성하는 유전자를 포함하는 발현 벡터를 삽입하게 되면 쉽게 가능해질 수 있다. 왜냐하면 목적 단백질을 발현시키기 위해 삽입된 발현 벡터가 host에 결핍된 특정 영양 성분이 제거된 최소 배지에서 잘 자라게 되나 발현 벡터가 들어 있지 않은 auxotrophic 균은 특정 영양 성분이 빠져 있는 최소배지에서 자랄 수 없기 때문이다.

효모에서 가장 흔히 사용되는 선별 표식자(Selectable Marker)는 류이신(Leucine), 우라실(Uracil), 히스티딘(Histidine) 그리고 트립토판(Tryptophan) 결핍이다. 예를 들면 류이신을 요구하는 효모에 LEU2 유전자가 포함된 발현 벡터를 넣어 형질전환 시키면 류이신이 결핍된 최소 배지에서 잘 자라게 되어 선별이 가능하다. Promoter는 constitutive promoter(구성적 프로모터)와 inducible promoter(조절적 프로모터)가 다 사용되는데 대표적인 constitutive promoter는 GAP(Glyceraldehyde-3-phosphate Dehydrogenase)등이 사용되고 있으며 대표적인 inducible promoter는 ADH2(Alcohol Dehydrogenase Isoenzyme II) promoter와 GAL promoter, PHO5 promoter 등이 사용되고 있다.

GAP promoter는 포도당 분해 효소 중 하나이기 때문에 재조합 효모가 성장하는 중에는 항상 발현이 되는 system이며 ADH2 promoter는 포도당이 존재하는 동안은 목적 단백질의 발현이 억제되고 알코올에 의해 목적 단백질의 발현이 유도 되는 system이다. GAL promoter

는 포도당 존재 하에서는 목적 단백질의 발현이 억제 되고 galactose에 의해 단백질 발현이 유도 되는 system이며 PHO5 promoter는 인의 결핍에 의해 목적 단백질의 발현이 유도 되는 system이다.

8.3.4. 재조합 동물세포주의 구축(Mammalian Cell Line Construction)

재조합단백질 생산을 위한 동물 세포주는 주로 햄스터 난소 세포(Chinese Hamster Ovary ; CHO)와 NS0, Sp2/0 cell 과 같은 mouse myeloma cell등이 사용된다. 특히 1986년 최초의 동물세포 유래 재조합단백질로서 허가된 tissue plasminogen activator(tPA)의 생산세포인 CHO-K1과 이로부터 유래된 CHO-DUKX와 CHO-DG44는 현재까지도 재조합 단백질의 70% 이상을 생산하는 숙주세포로 사용되고 있으며 지난 20년간 안전성이 입증되어 FDA로부터 승인이 용이하다는 장점이 있다.

동물세포에서 재조합 단백질의 발현을 위한 유전자 전달체로서의 벡터(Vector)는 안정적인 세포주를 확립하고 높은 단백질 생산성을 유지하기 위해 매우 중요한 요소 중 하나이다. 이러한 벡터 시스템은 주로 plasmid와 virus유래 요소가 혼재된 hybrid type으로 제작된다. Plasmid에서 유래된 요소들은 자가 복제를 위한 ori(Origin of Replication) site나 재조합체 선별을 위한 항생제내성 유전자(ex. Ampicillin Resistance Gene)에 해당되며 유전자 재조합 벡터를 제작하는 과정중 대장균 내에서 재조합 벡터의 선별과 증폭을 용이하게 해 준다. Virus 유래의 요소들은 발현 벡터가 숙주 세포에 형질전환 된 후에 선별을 가능하게 하고 재조합 단백질의 발현을 강하게 유도할 수 있는 요소들이다.

재조합단백질의 발현에 사용되는 promoter는 세포의 성장과 함께 지속적으로 작동하는 구성적 promoter(Constitutive)나 특정 환경이나 물리적 자극에 의해 작동하는 조절 promoter(Inducible)로 나눌 수 있다. 대표적인 구성적 promoter로는 virus에서 유래한 SV40(Simian Virus 40) promoter, CMV(Cytomegalovirus) promoter와 non-viral promoter인 EF-1(Elongation Factor) promoter가 있으며 산업계에서 개발되는 세포주에 주로 사용된다. 조절 promoter는 아직까지는 연구 단계에서 주로 사용되며 온도 shift(37℃→33℃)에 의해 유전자 전사가 개시되는 S100α6(Calcyclin) promoter가 대표적이다. S100α6 promoter는 기존 SV40 promoter에비

해 타겟 단백질의 발현량을 두 배 가까이 증대시키는 것으로 알려져 있다. 이 외에도 CMV enhancer와 chicken beta actin promoter, rabbit beta globin promoter를 혼합해서 생성한 hybrid promoter에 대한 연구도 이루어지고 있으며 viral promoter에 비해 발현률이 증대되었다는 보고가 있다.

각각의 promoter에는 재조합 단백질의 발현을 더욱 촉진하여 높은 수준의 생산성을 유지하기 위해 enhancer에 해당하는 요소들이 포함되어 있다. 이러한 enhancer에 해당하는 서열은 주로 transcription factor의 결합부위에 해당하며 CMV promoter의 경우 enhancer 서열에는 NF-κB, CREB/ATF, AP-1 등이 포함된다. 동물세포의 재조합 단백질 발현 시스템에서 CMV promoter의 사용은 heterochromatin protein HP1에 의해 chromatin silencing이 유발되어 발현이 억제되는 경우가 종종 발생하기도 한다. Promoter와 목적 유전자 사이에는 intron에 해당하는 서열이 포함되며 intron이 전사 개시(Transcription Initiation)에 영향을 미쳐 효율적으로 전자가 이루어지는 것으로 알려져 있다. 이 외에도 mRNA의 안정성을 증대시켜 단백질 합성을 용이하게 해 줄 수 있도록 목적 유전자 뒤에는 polyadenylation signal이 포함되는 것이 일반적이다.

형질전환된 동물세포의 선별과 삽입된 유전자의 증폭(Gene Amplification)을 통한 생산성 증대를 위해 사전에 숙주 세포의 genome에서 DHFR(Dihydrofolate Reductase) 유전자나GS(Glutamine Synthetase) 유전자를 결핍시킨 세포주를 사용한다. DHFR은 핵산 대사에 관여하는 효소로서 thymidine/hypoxanthine을 생합성하는데 필수적인 효소이고, GS는 암모니아와 glutamate로부터 glutamine을 합성하는데 필수적인 효소이다. 이러한 선별 유전자가 도입되지 않은 세포는 세포의 성장에 필요한 대사산물인 thymidine/hypoxanthine이나 glutamine이 결핍된 배지에서 성장할 수 없고, 형질전환에 의해 DHFR유전자나 GS유전자가 도입되는 경우에만 성장이 가능하다. 발현량 증대를 위해서는 유전자 증폭을 통한 세포주의 선별 과정이 필수적으로 수반된다. DHFR 시스템의 유전자 증폭과정은 DHFR 효소의 저해제인 MTX(Methotrexate)를 첨가하여 점진적으로 농도를 높여가며 배양하면, 결국에는 많은 copy 수의 DHFR 유전자를 발현하는 세포만 선별되는 원리를 이용한다. 이러한 DHFR/MTX시스템은 유전자 증폭을 통한 세포주 선별 과정에 오랜 시간이 소요되기 때문에 세포주 구축시간이 오래 걸린다는 단점이 있지만, 오랜 시간 사용되어 왔기 때문에 그 효용성과 유용성이 입증되었다는 장점이 있다. 반면 GS 시스템의 유전자 증폭과정에서는 GS효소의 저해제인 MSX(Methionine Sulfoximine)을 이용하며 이후 과정과 원리는 DHFR 시스템과 동일하다. GS 시스템은 1회의 선별만으로도 고발현 세포주를 선별할 수 있기 때문에 상대적으로 짧은 시간 안에 세포주 구축을 완료할 수 있다는 점이 가장 큰 장점이다.

재조합 단백질 생산을 위한숙주 세포로서 CHO-DG44와 CHO-DUKX 세포는 DHFR이 결핍되어 있고, NS0나 CHO-K1-SV세포는 GS가 결핍되어 있어 숙주 세포의 특성에 맞게 적절한 발현 벡터를 선정하고 사용하여야 한다.

최근에는 CHO cell의 genome sequencing이 완료됨에 따라 목적 유전자를 고발현 시킬 수 있는 genome내 위치 파악을 통해 위치 특이적으로 발현 벡터를 삽입(Hot Spot Targeting or Site Specific Integration) 하거나, zinc finger nuclease(ZFN)이나 CRISPR/Cas(Clustered Regulatory Interspaced Short Palindromic Repeat)와 같은 유전자 교정 시스템을 활용하여 높은 수준의 재조합단백질 생산성을 달성할 수 있는 세포주로 개량하기 위한 노력이 이루어지고 있다.

8.3.5 생산 세포주의 특성 규명(Cell Bank Characterization)

일단 유전자 조작과 선별과정을 통해 목적 단백질을 생산하기 위한 세포주가 구축이 되고 배양 및 분리 정제 공정 연구에 의해 단백질 생산 세포주로써 사용 가능성이 증명되면 cell bank를 제조해야 한다. Cell bank는 단일 종류의 세포가 균일한 조성을 가지고 적절한 용기 안에(보통 ampoule을 사용) 보관되는 세포 함유 용기(Container)의 집합체라고 정의할 수 있다. Cell bank는 모세포주(Parental Cell)로부터 확립된 master cell bank(MCB)와 하나 이상의 MCB로부터 확대 배양하여 제조한 working cell bank(WCB) 두가지 종류가 있다.

Master cell bank는 보통 100여 개 이상을 만들며 1개의 master cell bank에서 WCB를 또한 100여 개 이상 만들어 하나 혹은 그 이상의 WCB를 이용하여 1 batch의 재조합 단백질을 생산 하게 된다 (그림 8.4 참조).

MCB는 특정 재조합 단백질의 생산 공정 중 최초 시작 시점으로 일단 확정되면 절대로 변할 수가 없고 MCB가 달라지면 허가 과정을 다시 밟아야 할 정도로 중요한 변경 사항이 된다. 따라서 MCB는 바이오텍 회사의 가장 중요한 자산이라고 여겨져야 한다. Cell bank는 제품을 생산하는 기간 동안 변화 없이 보존 되어야 하기 때문에 보관 조건을 항상 monitor하고 정확한 보관조건이 유지되도록 control해야 하며 cell bank를 사용할 수 없게 만들 수도 있는 재난(화재, 정전 등)으로부터 이들을 보호할 수 있는 방법을 신중히 마련하여야 한다. 재난에 대한 예방조치로서 cell bank를 예비 전력시스템이 갖춰진 여러개의 냉동고에 나누어서 보관하거나 서로 다른 장소에 2개 이상의 bank를 유지하는 것이 좋다. Cell bank의 보관 조건은 액체 질소 tank에 −145℃ 이하로 보관하는 것이 안전하며, 교차오염을 방지하기 위한 대책을 마련해야 한다. 예를 들면 ATCC에서 액체 질소 tank에 보관해 온 박테리아는 99%이상이 건재한 것으로 나타났으며 그 중 많은 부분은 1960년도부터 보관해오고 있는 것들이었다고 한다.

Cell bank로 제조된 세포기질의 특성 확인은 cell bank로부터 생산되는 의약품의 안전성, 유효성 관리에 필수적인 요소이다. 일반적으로 MCB의 특성분석을 통해 다른 세포주로부터 혼입된 세포, 외래성 오염인자, 내인성 인자 등과 관련된 평가를 진행하고 이를 통해 cell

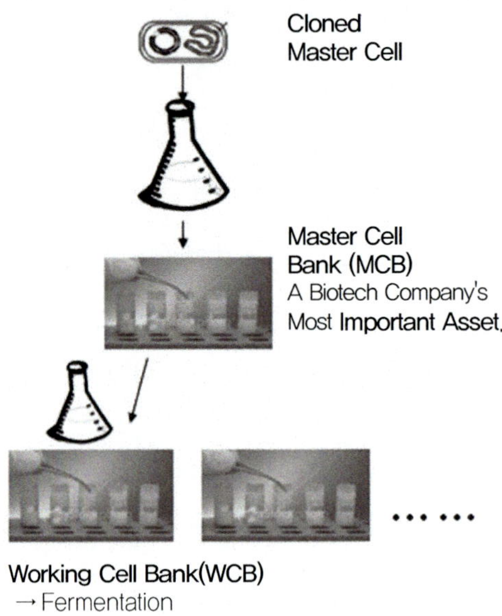

그림 8.4. Preparation of cell banks

표 8.1. Cell bank characterization – *E. coli*

Testing	MCB	WCB	EPC
Identity			
–Gene : DNA sequencing	X		X
–Vector : Plasmid retention	X	X	X
Endonuclease mapping	X	X	X
Copy number	X	X	X
–Host : Morphology on sel. media	X		
–Identity of secreted protein	X	X	
–Peptide mapping of purif. Protein	X		X
Purity			
–Culture purity : Colony morphology	X	X	X
–Absence of bacteriophages	X	X	X
Suitability			
–Cell viability	X	X	X

bank의 순도나 제조목적상 적합성을 입증할 수 있다. 따라서 확립된 cell bank에 대해서는 상기 관련 모든 시험을 수행하여 cell bank의 특성 및 품질에 대하여 규명을 하고 결과를 서류화 해서 허가 자료에 포함시켜야 한다.

표 8.1 및 표 8.2에 박테리아 및 동물세포의 cell bank에 대하여 수행하여야 할 characterization 항목을 나열하였다. 표에서 보듯이 WCB는 MCB보다는 규명해야 할 항목이 좀 줄어 부담이 덜하며 생산 종료 세포(End of Production Cell)는 배양 종료 후 세포 수확 바로 전 단계의 세포를 의미하며 세포 배양 중에 세포의 특성의 변화 유무를 확인하기 위하여 역시 여러 가지 시험을 수행하여 변화가 없다는 사실을 증명 하여야 한다.

표 8.2. Cell bank characterization -CHO Cell

Testing	MCB	WCB	EPC
Identity			
–Gene : DNA sequencing	X		X
–Vector : Endonuclease mapping	X	X	X
Copy number	X	X	X
–Host : Isoenzyme analysis	X		
–Identity of secreted protein	X	X	
–Peptide mapping of purif. Protein	X	X	X
Purity			
–Sterility	X	X	X
–Mycoplasma–DNA staining	X	X	X
–Mycoplasma–Direct inoculation	X	X	X
–Adventitious viruses(in vitro)	X	X	X
–Adventitious viruses(in vivo)	X	X	X
–Hamster antibody production test	X		
–Electron microscopy for retroviral particles	X	X	X
–Reverse trancriptase assay for retroviruses	X		X
Suitability			
–Cell viability	X	X	X

8.4. 제조 공정 개발(Development of Manufacturing Process)

재조합 단백질 생산을 위한 세포주가 확립되고 세포주에 대한 품질과 특성이 규명되면(연구 단계에서는 약식으로 수행) 생산 공정에 대한 연구 및 scale up을 실시하여 생산 공정 개발을 완료하여야 한다. 생산 공정은 크게 나누면 세포 배양 공정을 일컫는 upstream processing과 분리 정제 공정을 일컫는 downstream공정, 그리고 정제된 원료(Drug Substance)와 부형제 등을 섞어 제제화(Formulation)하는 공정으로 나눌 수 있겠다. 이러한 공정 개발의 핵심은 각 단위 공정별로 핵심 공정 변수(Critical Process Parameter)에 대한 최적 조건을 확립하는 것이라 말할 수 있겠다.

8.4.1. Upstream 공정 (발효/세포 배양)

배양공정의 목표는 재조합 대장균이나, 효모, 동물 세포를 막론하고 최대한 높은 농도로 세포를 배양하여 목표 단백질의 생산성을 극대화하고 동시에 최소의 비용으로 이와 같은 목표를 달성하는 것이며 생산된 목적 단백질의 안정성을 최대한 유지하는 것들이 되겠다. 이러한 목표 달성을 위해 최적화해야 할 인자들은 다음과 같은 사항들이 포함된다.

- (Fed)Batch cycle time
- Substrate 농도
- 접종부피와 접종시기(Inoculation Volume & Inoculation Time)
- 유도인자 농도(Inducer Concentration)
- 세포의 생존율(Cell Viability)
- 제품의 안정성
- Control parameters : 온도, 용존산소 농도, pH, 교반속도, 압력 등.

배양 방법은 각 생산 세포 주에 따라 다르며 대개 회분식 배양(Batch Culture) 방법, 유가식 배양(Fed-batch Culture), 연속식 배양(Continuous Culture), 배지교환식 배양(Perfusion Culture) 중 하나가 되겠으며 각각의 장단점은 제 9장을 참조하면 되겠다.

8.4.1.1. 대장균 발효

대장균에서는 대부분의 재조합 단백질들이 세포 내에서 inclusion body형태로 발현되어 생산되므로 생산성은 최종 세포 농도에 의해 결정된다. 즉, 생산성은 최종 세포 농도에 비례하게 된다. 높은 세포 농도를 얻기 위해서는 충분한 산소공급이 필요한데 이것은 혐기성이나 산소 결핍 조건 하에서 대장균이 자랄 때 생성되는 acetate나 lactate 혹은 pyruvate와 같은 물질의 생성을 방지하기 위함이다. 또한 고농도의 세포를 얻기 위해서는 재조합 대장균 발효 시 성장기와 생산기를 나누어 성장기에서는 고농도의 세포를 얻고 생산기에서는 목적 단백질을 빠른 속도로 발현시킬 수 있는 inducible promoter system을 사용하면 좋다.

대표적인 inducible promoter system은 Tac, Trp promoter 등이며 이러한 system을 이용하여 구축된 세포주 발효의 생산기에서 발현을 유도하는 유도물질로는 각각 IPTG(혹은 Lactose) 및 IAA가 되겠다. 회분식 발효에서 고농도의 세포를 얻는데 어려운 점은 포도당을 이용한 호기성 발효에서 고농도의 포도당을 사용하게 되면 포도당이 불완전하게 산화되어 acetate가 축적되기 때문에 고농도의 포도당은 사용할 수가 없다. 또한 높은 세포 농도를 얻게 되면 필연적으로 산소공급문제, 독성물질의 생성, CO_2 생성 및 많은 열이 발생하게 된다. 따라서 이와 같은 문제점 없이 고농도로 세포 배양을 하기 위해서는 유가식 배양(Fed-batch Culture)등과 같은 배양 방법이 훨씬 더 유리하다.

재조합 대장균의 발효공정에서 최적화 해야 할 input 공정 변수들과 몇 가지 output 공정 변수들은 다음과 같으며 공정 개발시 이러한 공정 변수들의 정상운전 범위를 정하여 upper limit 및 lower limit 를 구해 놓으면 향후 공정 인증(Process Validation)시 많은 참고 자료가 될 수 있다.

- pH는 중성 범위가 좋으며 일반적으로 6.9~7.2 정도의 범위에서 운전하게 된다.
- 용존 산소(Dissolved Oxygen)은 항상 20%이상을 유지해야 한다.
- 발효 온도는 때때로 26~30℃ 정도의 낮은 온도가 유리할 경우가 많다. 저온 발효를 하게 되면 성장 속도 및 inclusion body 형성 속도도 느려지고 독성 있는 부산물 생성 속도도 느려지게 되기 때문이다.
- 교반속도는 용존산소 농도가 규정농도 이상 되도록 조절되어야 하며 보통 300~1000rpm 범위에서 운전하게 된다.
- Aeration은 약 1 vvm정도 범위가 적당하다. 1 vvm이란 1분에 발효조 부피와 같은 부피의 공기(표준조건에서)를 불어 넣어 준다는 의미이다.
- 포도당 주입속도는 최적의 농도를 벗어나지 않게 조절되어야 한다.
- 사용 배지의 조성에 따라 다르지만 성장속도가 일정속도 이상이 되면 acetate가 생성된다. 이 생성된 acetate의 농도를 20 mM 이하로 조정하여야 정상적인 성장이 가능하므로 역시 항상 monitor하면서 조절해야 한다.
- 거품 발생도 거품 제거제를 사용하여 최소화 하여야 오염을 줄일 수 있다.
- 중요 부산물의 생성도 주기적으로 monitor하여야 한다.

■ 8.4.1.2. 효모 발효(*S. cerevisiae*)

효모는 혐기성 상태나 호기성 상태 어느 경우던 잘 자란다. 혐기성 상태에서의 성장에서는 대부분의 탄소원이 에탄올이나 탄산가스 등과 같은 물질을 생성하는 방향으로 소비되기 때문에 재조합 단백질의 생산에는 적합하지가 않으며 호기성 상태에서 재조합 효모균을 발효시키는 것이 더 많은 세포를 얻을 수 있어 단백질 생산에 적합하다. 그러나 포도당과 같은 대사가 용이한 당 농도가 높을 경우 호기성 호흡이 저해를 받아 완전한 혐기성 성장을 억제할 수가 없어 에탄올 생성이 불가피하여 수율 저하가 일어난다. 이러한 문제점을 극복하기 위해서는 탄소원을 바꾸던지 혹은 회분식 발효 보다는 유가식 발효나 연속식 발효를 수행하는 것이 좋다. 실질적으로는 연속식 발효는 여러 가지 오염문제 등이 남아 있으므로 주로 유가식 발효 공정이 재조합 단백질의 생산공정으로 사용된다. 발효 전략은 사용되는 재조합 효모균의 promoter가 constitutive promoter 혹은 inducible promoter에 따라 발효 전략은 차이가 나게 된다. 효모 배양공정에서 최적화 하여야할 input 및 output 변수들은 다음과 같다.

- pH는 5~6 범위가 좋으나 경우에 따라서는 *S.cerevsiae*는 pH 4 정도에서도 잘 자라는 것으로 알려졌다.
- 발효 온도는 30℃정도가 최적이나 28℃이하의 온도에서도 좋은 결과를 얻을 수 있다.
- Aeration은 1~2 vvm 정도가 적당하다.
- 교반속도는 500~600 rpm정도가 적당하나 용존산소 농도를 20%이상 되게 유지하는 것이 좋다.
- 용존 산소 농도는 20%이상 바람직하게는 30%정도로 고정하는 것이 좋다.
- 포도당 농도, RQ(Respiratory Quotient) 및 foam control도 중요 사항 중 하나이다.

■ 8.4.1.4. 동물 세포 배양(Mammalian Cell Culture)

재조합 동물세포를 이용하여 재조합 단백질을 생산하기 위한 배양기의 type은 과거에는 Roller Bottle도 상업적 생산 방식으로 이용되기도 하였으나 최근에서 교반식 탱크 배양기인 bioreactor를 주로 사용하고 있다. 보통 bioreactor의 운전방식은 회분식 배양, 반복회분식 배양(Repeated Batch Culture) 혹은 배지교환식 배양(Perfusion Culture) 방법을 사용한다.

반복적인 회분식 배양방법은 회분식 배양 종료 시점에서 다음 batch의 종 배양으로 사용할 만큼(약 20%)의 세포를 남기고 나머지는 수확하여 분리정제공정으로 넘기는 방법으로 여러 단계의 종 배양에 따른 시간과 비용을 절약할 수 있으며 보통 5~10회 정도 반복한다. 배지교환식 배양 방법은 연속 배양과 같이 배지는 연속적으로 공급하되 세포는 배양기에 계속 남아 있도록 하며 세포를 제외한 배지 및 배양산물만 연속적으로 회수하는 방법이다. 이러한 방법은 배양기 내의 세포 농도를 증가시켜 생산성을 크게 향상 시킬 수 있어 발현율이 낮은 재조합 단백질의 생산 시스템으로 적당하다. 동물세포 배양에 사용되는 배지에는 과거에는 혈청이나 펩톤 등 동물 유래의 원료를 많이 포함하고 있었으나 최근에는 안전상의 이유로 동물 유래의 원료는 사용하지 않는 경향으로 가고 있다. 따라서 상업적으로 가용한 적절한 무혈청 배지를 이용하여 최적 배양 공정을 개발 하여야 하며 구매 가능한 무혈청 배지가 적합하지 않을 경우는 별도로 자체적으로 무혈청 배지를 개발하여 사용하게 된다.

무혈청 배지에 대표적으로 포함되어야 하는 물질들로는 염(Salts), 비타민(Vitamins), 아미노산들, 탄수화물, 그리고 인슐린, IGF-1, transferrin, EGF, somatostatin, fibronectin, collagen 등과 같은 특정 성장인자나 세포 부착인자 등이 있다. 이 이외에 스테로이드 호르몬이나 lipid-based factor 등도 포함 될 수 있다. 알부민이나, 성장인자, transferrin, peptone 등과 같은 단백질을 사용하는 경우는 재조합 단백질이나 식물 유래의 단백질을 사용하여야 한다. Trasferrin은 철 이온(Fe-ions)을 세포로 이동시키는 물질로 거의 모든 무혈청 배지에 사용된다. Sodium carboxymethyl cellulose가 기계적인 shear로부터 세포를 보호해 주는 용도로 가끔 사용되며 Pluronic F68이 거품(Foam)을 감소시켜주고 또한 거품에 의한 shear force로부터 세포를 보호해 주는 용도로 사용되는 경우가 있다.

최적화하여야 할 공정 변수들은 다음과 같다.

- pH는 중성, 즉 6.8~7.2 정도가 최적이며 pH가 낮으면 성장이 억제된다.
- 최적의 배양온도는 33℃~38℃가 적당하나 경우에 따라서는 저온 배양이 유리할 경우도 있다.
- 삼투압은 345~380 mOsm/kg 정도가 적당하다.
- 교반속도는 shear에 의한 피해를 줄이기 위해 낮은 속도, 즉 50~200 rpm 정도가 적당

하다.

- 포도당 농도도 대사 속도를 측정하기 위하여 계속 측정하면 좋다.
- Lactic acid 농도
- 거품 제거제에 의한 foam level 조절
- 용존 산소

세포 배양이 종료된 후 외부로부터의 오염물질 유무를 시험하여야 하며 여러 번 수확하여 합해진 pool의 경우는 새로운 수확물이 pool에 합쳐질 때 마다 수행한다.

오염 여부는 박테리아, 곰팡이, mycoplasma 및 바이러스에 대하여 수행한다.

8.4.2. Downstream 공정

재조합 단백질을 생산하기 위한 분리, 정제 공정의 공정 변수들에 대한 최적 조건을 설정하여 높은 수율과 순도를 획득할 수 있도록 하고 scale up하는 과정이며 많은 비용이 수반되고 제품의 품질을 결정하는 중요한 과정이며 또한 가장 많은 인력과 노력을 요하는 과정이기도 하다.

이미 언급하였지만 재조합 단백질의 생산방법은 크게 두 가지로 나눌 수 있다. 즉 세포 내에서 과발현시켜 inclusion body로 생산하는 방법과 발현된 단백질이 세포 외부, 즉 배지로 분비되도록 하여 생산하는 방법이 있으며 각 방법에 따라 분리 방법이 다르게 된다.

그림 8.5에서 보는 바와 같이 세포내 발현된 단백질을 분리정제하기 위해서는 배양된 세포를 원심분리나 여과 공정을 통하여 수확하고 수확된 세포를 분쇄하여 세포 내부에 있는 단백질을 회수하여 과발현 되어 딱딱한 고체 상태로 응집된 목표 단백질을 용해한 후 refolding과정을 거쳐 여러 가지 크로마토그래피 공정을 거쳐 고 순도로 정제하게 된다.

반면에 세포 외부로 분비된 단백질을 분리 정제하기 위해서는 배양이 종료된 배양액에서 원심분리나 여과 공정을 통하여 세포를 분리 제거하고 목표 단백질을 포함하고 있는 액을 회수하여 농축시킨 후 역시 각종 크로마토그래피 공정을 이용하여 고 순도로 정제한다. 이 경우

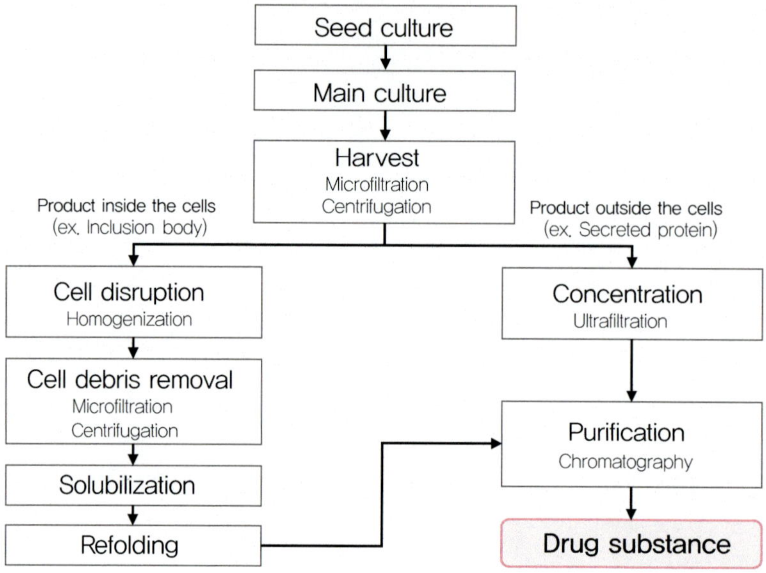

그림 8.5. Downstream Processing

는 단백질이 천연 상태로 3차 구조를 완전히 형성하고 있고 100% 생물학적 역가를 가지고 있는 단백질이므로 용해 및 refolding 공정이 필요 없으며 inclusion body 상태로 발현된 단백질을 분리 정제하는 경우는 단백질의 3차 구조가 형성되지 않고 완전히 변성된 단백질이기 때문에 용해 및 refolding 공정이 필수적이다.

■ 8.4.2.1. Inclusion body 형태로 발현된 단백질의 분리 정제

목표 단백질이 대장균이나 효모 세포 내에서 발현 축적되면 과발현 때문에 불용성의 inclusion body가 형성되는 것이 보통이다. 이와 같은 발현 방법은 대부분의 대장균을 이용한 재조합 단백질의 생산 방법이며 효모 세포를 이용한 단백질의 생산에서도 많이 이용되는 방법이다. 장점은 inclusion body 형태로 발현이 되면 단백질의 활성이 없으므로 발현 세포주의 단백질 분해 효소의 공격으로부터 재조합 단백질을 보호할 수 있으며 또한 생산 세포주에 별 독성을 끼치지를 못하므로 발현에 영향을 미치지를 않으며 분리 공정에서 inclusion body를 깨끗하게 분리해 내면 용해 후에 상대적으로 높은 순도와 높은 농도의 단백질을 얻을 수 있다. 단점으로는 분비되는 단백질의 분리 정제 공정에 비하여 단백질 용해 공정과 refolding

공정이 필요하며 refolding 공정에서 최적화가 되지 않으면 수율 저하가 발생하게 되어 비용이 증가하게 된다는 점이다. 그러나 이러한 단점은 용해 및 refolding 공정의 최적화가 어렵지 않고 또한 발현율이 높다는 장점과 이에 따른 높은 생산성 때문에 다량의 재조합 단백질을 경제적으로 생산하기 위해서는 우선적으로 고려해 보아야 할 생산방법이다. 다만 단백질의 크기나 구조적 복잡성 때문에 대장균이나 효모세포를 이용할 수 없을 경우는 예외이다.

Inclusion body 형태로 세포 내에서 발현된 단백질을 분리, 정제하기 위한 분리, 정제 공정은 세포 수확(Harvest), 세포 파쇄(Cell Disruption), 용해(Solubilization), 재접힘(Refolding), capture, 중간단계정제(Intermediate Purification), 효소를 이용한 N-말단 메티오닌기 등의 절단 및 마지막 단계의 정제(Polishing) 등의 단계로 이루어진다. 가장 흔하게 사용되는 분리, 정제 기술은 원심분리, 여과, 미세여과, 한외여과, 침전, 컬럼 크로마토그래피 공정들이며 이와 같은 공정들의 궁극적인 목표는 가장 효율적이고 효과적으로 세포 파쇄에 의해 생성되는 세포 찌꺼기 및 발열 물질(Endotoxin), 생산 세포 주 유래의 단백질, 핵산 등을 제거하는 것이다. 또한 이와 같은 공정 유래의 불순물의 제거뿐만 아니라 목표 단백질과 관련된 제품 유래의 불순물, 즉, 목표 단백질의 절단된 형태나 deamidation 형태, 산화된 형태, dimer 등을 최대한 제거하도록 공정을 설계하는 것이 관건이다. 따라서 최소한 4단계 이상의 컬럼 크로마토그래피 공정을 채택하는 경우도 전혀 드문 일이 아니다. 특히 여러번 언급이 되었으나 동물유래의 원료를 사용하게 되면 바이러스 제거 공정이 필요하게 되고 또한 여러 가지 불필요한 문서 작업이 필요하므로 동물 유래의 원료는 사용하지 않는 것이 좋다.

• • 1) 세포의 수확(Harvest)

세포 수확은 대개 원심 분리기를 이용하여 수행되며 상업 생산 규모의 공장에서는 연속식 disk stack type의 원심 분리기가 사용되나 가끔은 회분식 type의 원심분리기도 사용되는 경우가 있다. 원심 분리기 이외에 미세 여과기를 이용하는 경우도 있으며 보통은 normal 미세 여과기가 많이 사용된다. 각 단위 공정의 자세한 내용은 제 9장을 참고하면 되겠다.

• • 2) 세포의 파쇄(Cell Disruption)

세포 파쇄는 French press와 같은 기계적인 방법과 lysozyme 등과 같은 효소를 이용한 방법, ultrasonication, bead mill 을 이용한 방법들이 사용될 수 있지만 생산 규모의 공정에서는 대장균의 경우 주로 high pressure homogenizer가 가장 많이 사용이 되고 효모의 경우는 세포벽이 훨씬 더 단단하여 bead mill이 생산규모로 scale up된 dynomill을 흔히 사용하여 세포를 파쇄하게 된다. High pressure homogenizer의 경우는 세포파쇄의 효율을 높이기 위하여 보통 2~3회 반복하는 것이 보통이며 유속 등 공정 변수의 최적화를 통하여 거의 100%의 세포 파쇄 효율을 얻도록 하여야 한다. 일단 세포 파쇄가 끝나면 세포 찌꺼기 등은 원심 분리를 통하여 제거한다.

• • 3) Inclusion body의 용해(Solubilization of Inclusion Bodies)

상기 과정을 거쳐 획득된 inclusion body는 순도가 꽤 높아 보통 70% 이상의 순도까지 얻을 수 있다.

그러나 이렇게 얻어진 inclusion body는 목표 재조합 단백질이 주성분이기는 하나 전혀 생물학적 활성이 없는 3차 구조가 갖추어져 있지 않은 aggregate 상태이기 때문에 강력한 단백질 변성제(Denaturing Agent, Chaotropic Agent)를 사용하여 용해 시킨후 refolding과정을 거쳐야 한다. Inclusion body를 용해시키기 위해서 가장 흔하게 사용되는 변성제로는 요소(Urea), guanidine·HCl, 혹은 NaOH(High pH)가 사용된다. 특히 요소를 사용하는 경우는 사용하는 urea에 cyanate이온이 절대로 포함 되어서는 안된다. 왜냐하면 urea에 cynate이온이 포함 되면 단백질의 아미노 그룹에 carbamylation이 일어나기 때문이다.

Guanidine·HCl은 아주 효율적인 변성제이기는 하나 값이 비싼점 때문에 보통은 7~8 M 정도의 urea가 가장 많이 사용된다.

목표 단백질에 disulfide bond가 포함되어 있는 경우는 mercaptoethanol이나 DTT(Dithiothreitol) 혹은 cystein을 첨가하여 disulfide bond를 환원시켜 free thiol로 만든다.

또한 1~2 mM의 EDTA를 첨가하여 metalloprotease의 역가를 저해하도록 한다. 용해 후 대표적인 상태는 70%이상의 목표 단백질에 생산 세포주 유래의 단백질 및 DNA, 발열 물질(Endotoxin), 7~8 M urea, 50~100 mM cystein, 1~2 mM EDTA가 포함된 4℃정도의 점성이 있는 용액이 되겠다.

세포 파쇄 공정이나 용해과정에서 재조합 단백질은 여러 가지 단백 분해 효소에 노출 공격을 받을 가능성이 크므로 공정 체류시간을 될수 있으면 짧게 유지하도록 해야 하며 공정 온도도 최대한 낮추는 것이 유리하며 생산 세포주는 단백 분해 효소가 없는 mutant를 사용하는 것이 좋다.

• • 4) Refolding

Refolding 공정의 목적은 변성된 목적 단백질을 생물학적 활성이 있는 원상태, 즉 3차 구조가 완벽한 상태로 돌려 놓기 위함이다. Refolding 공정은 단백질 용해 시 사용되었던 강력한 단백질 변성제가 포함된 완충액에서 투석(Dialysis), 희석, desalting, diafiltration, surface immobilization 기술 등을 이용하여 변성제를 제거하고 renaturation 완충액으로 완충액을 바꾸어 줌으로써 완결된다. 대표적인 renaturation 완충액은 1~5 mM cystein, 1~2 mM EDTA, pH 7.0~9.5 정도의 조성을 가지며 중간 단계의 정제과정에서 사용되는 완충액과 같은 조성이 된다. Refolding 과정은 단백질의 엉김(Aggregation)을 방지하기 위하여 항상 낮은 농도(약 0.1~0.5 mg/ml) 하에서 진행되는 것이 효과적이며 따라서 이때 사용되는 완충액의 부피는 많이 늘어나게 된다. Refolding 공정 중 가장 어려운 점은 disulfide bond 형성이 필요한 경우이며, 이 경우는 redox potential, pH, 온도, conductivity 및 단백질 농도 등을 최적화하여 올바른 산화반응이 일어나 disulfide bond 가 완결 되도록 하여야 한다. 비록 refolding 공정이 oxidizing 환경에서 자연적으로 일어나는 공정이기는 하지만 단백질의 수율 감소를 방지하기 위해서는 검증된 조건이 필요하며 이 공정이 최적화 되지 못한 경우는 단백질의 loss가 많이 일어나게 된다. Refolding이 완결된 후에는 새롭게 folding이 완결된 목표 단백질의 엉김(Aggregation)을 방지하기 위해 복잡한 조작 없이 곧바로 정제공정들로 이어져야 한다.

• • 5) Capture

배양 공정 중의 불순물과 공정관련 불순물을 제거하기 위하여 사용하는 정제 방법으로 보통은 컬럼 크로마코그래피 공정이 사용되며 순도를 높이는 것 보다는 많은 부피의 시료를 짧은 시간에 처리할 수 있는 공정이 유리하다고 하겠다. 주로 사용되는 기술을 affinity chromatography, ion exchange chromatography, immobilized metal affinity chromatography(I-MAC) (제 9장 참조) 등이 채택된다.

채택되는 기술은 유전자 조작과 연관이 있게 된다. 예를 들면 유전자 조작 시 histidine tag을 결합시킨 경우는 변성 상태에서 IMAC을 사용하면 좋다. 유전자 조작시 융합 단백질로 affinity tag을 연결시킨 경우는 refolding 이후에 affinity chromatography 공정을 사용하면 좋고 tag을 붙이지 않은 일반적인 경우는 urea를 변성제로 사용한 경우 변성 상태하에서 IEC를 사용하면 효과적으로 정제가 가능하다. Capture공정이 끝난 후의 대표적인 상태는 정제된 목표 단백질(1~5 mg/ml)과 약간의 불순물, 7~8 M urea, 50~100 mM cystein, 1~2 mM EDTA, pH 7.5~9.0의 완충액이다.

• • 6) 중간 단계의 정제(Intermediary Purification)

Intermediary purification 단계에서는 보통 IEC, IMAC, Hydroxyapatite Chromatography(HAC) 등의 기술을 사용하여 배양공정 유래와 기타 공정 유래의 불순물을 제거하고 polishing 단계의 시료를 준비하는 과정이라 하겠다. IEC, HAC 등은 refolding 공정 바로 다음 단계로 이용이 가능하지만 HIC는 단백질의 응집이 일어나는 조건을 사용하는 기술이기 때문에 refolding 공정 바로 다음 단계로는 사용이 불가능하다. 공정 설계에 있어서 중요한 사항은 단위 공정들 사이에 원활한 이동이 되어야 한다는 점으로써 IEC 공정에서는 낮은 염 농도 하에서 단백질이 gel media에 흡착되도록 하여야 하며 HIC에서는 높은 염 농도에서 단백질이 gel media에 흡착되도록 하여야 한다. 그러나 종종 완충액의 교환이나 시료의 농축 등이 필요하며 완충액 교환을 위해서는 한외여과기를 이용한 diafiltration이나 gel여과 크로마토그래피를 이용한 desalting 방법이 이용되며 시료의 농축을 위해서는 한외여과기(Ultrafiltration System)가 이용된다.

• • 7) Polishing

Polishing 단계에서는 IEC, RPC(Reverse Phase Chromatography), 혹은 GFC 등의 기술을 이용하여 공정 유래 불순물은 물론 제품 유래의 불순물을 제거하여 정제를 완결하는 단계이다. 제품 유래의 불순물 즉 절단된 형태나 산화된 형태, des-amido form 등은 RPC등과 같은 powerful 한 크로마토그래피 공정을 이용하여 제거하고 GFC는 dimer나 polymer 혹은 크기가 작은 leachable이나 endotoxin 등을 제거함으로써 원제 생산을 완결짓는 공정으로 흔히 사용된다.

정제 공정이 끝나면 완제를 생산하기 적당한 농도로 농축한 후 각종 부형제를 섞어 제제화한 후 0.22 μm 여과기를 통과하여 제균 여과 후 완제 공정으로 넘겨진다.

■ 8.4.2.2. 분비된 단백질의 분리 정제(Downstream Processing of Secreted Proteins)

발현된 단백질을 배지 내로 분비시켜 목표 단백질을 생산하는 방식은 주로 동물세포 배양을 이용한 재조합 단백질의 생산이나 치료용 항체의 생산 혹은 효모세포를 이용한 재조합 단백질의 생산에 가끔 이용되는 방법이다. 이 경우는 발현 및 분비된 목표 단백질이 생물학적 활성을 갖는 3차 구조가 완벽한 단백질이므로 용해 및 refolding과정이 필요하지 않고 다만 배양조에서부터 원심 분리기를 이용하여 세포를 제거하고 목표 단백질을 포함하는 배지를 농축 시킨 후 모든 정제과정, 즉 capture, intermediary정제, polishing 단계를 거쳐 정제를 종결하게 된다. 다만 동물세포를 이용한 재조합 단백질이나 치료용 항체를 생산하는 경우는 정제 과정 중에 바이러스 불활성화 공정이나 바이러스 제거 공정을 더 추가하여야 한다는 점이 다르다고 하겠으며 자세한 단위공정들에 대해서는 제 9장의 내용을 참고하면 되겠고 전체적인 정제공정의 설계 및 전략은 8.4.2.1의 inclusion body 형태의 단백질 분리, 정제 방법과 대동소이 하다고 할 수 있겠다.

■ 8.4.2.3. 단백질 분리, 정제 시 고려사항

단백질은 보관 중이거나 processing중에 생물학적 역가에 영향을 주는 다음과 같은 여러 가지 요인에 의해 변성되어 활성을 잃게 된다.

- 화학적 스트레스: 산화제, detergents 등
- 물리적 스트레스: extremes of pH, 고온, 격렬한 교반 등
- 생물학적 스트레스: 단백분해효소에 의한 분해

이러한 여러 요인에 의한 단백질의 변성을 방지하기 위하여 단백질 분리 정제과정 중에서도 특히 다음과 같은 사항에 유의하여야 한다.

- Processing 시간을 되도록이면 최소화하여 단백질과 여러 가지 변성 요인들과의 접촉시간을 짧게 하여야 한다.

- 단백질 분리, 정제 시에는 가능하면 낮은 온도에서 수행하는 것이 좋다.
- 단백분해효소의 공격을 방지하기 위하여 특정의 단백분해효소 저해제를 사용한다.
- 단백질의 산화 위험이 높은 공정 등을 수행할 경우는 N2가스와 같은 불활성 가스 존재 하에서 수행한다.
- 기타

8.5. 단백질 특성 연구(Protein Characterization)

생산공정 연구가 어느정도 마무리되고 제조 프로세스가 거의 고정되면 실험실적 규모에서 만들어진 제품이 제대로된 제품인지 확인 차원에서도 제조된 단백질의 특성 규명을 수행하여야한다. 정제된 단백질의 구조, 물리화학적 성질은 물론이고 생물학적 활성을 비롯한 모든 특성을 다 규명 하여야 한다. 특성 연구 시에는 보통 국제 표준품(International Standard)을 구하여 표준품과 비교함으로써, 유전자 조작을 통하여 재조합된 생산 세포주에서부터 배양, 분리 정제 공정을 거쳐 생산된 단백질이 국제 표준품과 동일한지 여부를 판단해 보아야 한다. 일단 특성 규명 결과 국제 표준품과 구조, 순도, 생물학적 역가 등 모든 면에서 동등하다고 인정이 되어야 공정 연구가 마무리 되었다고 볼 수 있겠다. 이후 특성 연구는 개발 단계에서 pilot plant scale로 scale up이 완료된 이후에도 scale up이 제대로 완성 되었는지 확인 차원에서도 다시 한번 수행 하여야 하며 상업 생산 규모로 scale up이 이루어진 이후 공정이 안정된 이후에도 다시 한번 수행하여야 할 것이다.

이와 같은 특성 연구는 궁극적으로 제품 자체에 대한 comparability를 증명하는 과정이므로 기존 공정에 변화가 생겼거나 생산 scale이 변하였다던지 혹은 생산 공장의 위치가 바뀐 경우에도 기본적으로 특성 연구를 통하여 제품 자체에 변화가 전혀 없고 동일 하다는 사실을 증명하는 차원에서 수행 되어야 한다. 특성 연구 결과 제품 자체의 모든 특성이 동일 하다고 판단 되는 경우라 할지라도 제조 공정이나 scale등에 큰 변화가 생긴 경우에는 간단한 전임상 시험을 포함한 임상시험 까지도 추가로 요구하는 경우도 발생 할 수 있다.

8.5.1. 특성연구의 대상 물질(Materials to be characterized)

모든 분석 방법을 동원하여 단백질의 특성 연구를 수행하여야 할 대상 물질은 크게 다음과 같이 나눌 수 있겠다.

- 제품 자체: 원제(Drug Substance) 및 완제(Drug Product)
- 제품 유래의 물질 (Product Related Substances)
- 제품 유래의 불순물(Product Related Impurities)
- 공정 유래의 불순물(Process Related Impurities)

제품에 대하여서는 정제 완료 후의 원제 및 제제 후 완제에 대하여 full characterization을 수행하여야 하며 보통 표준품이나 비교 대상 제품과 비교 특성 연구를 진행하게 된다.

제품 유래의 물질은 제품이 변질이 되긴 하였으나 특성연구 결과 생물학적 활성도 있고 여러 가지 연구 결과 제품과 비슷하게 취급하여도 큰 문제가 없는 물질로 불순물이라기 보다는 오히려 제품에 가까운 물질로 전체 함량이 어느 정도인지, 구조가 어떻게 변화된 물질인지, 생물학적 역가는 어느 정도인지 모든 특성 연구를 수행하여 문제가 없으면 제품과 동일시하는 물질이라 하겠다.

제품 유래의 불순물은 제품이 변형되어 생겨난 생물학적 역가가 크지 않은 불순물로 역시 어떠한 구조인지 등 특성 규명을 수행하여야 하며 정제 공정을 통하여 시료 획득이 가능하지 않은 경우는 제품에 적정한 스트레스를 가하여 불순물을 획득한 후 수행하여야 할 경우도 많다.

공정유래 불순물은 생산 세포주 유래의 불순물인 Host cell protein(HCP), host DNA, 발열성 물질(Endotoxin), 등이 가장 중요한 요소들이며 생산 공정 중에 오염된 오염균이나 오염 바이러스, 배양 공정 중에 사용된 배지 조성물이나 정제 공정 중에 사용된 크로마토그라피 칼럼 젤 미디어 등에서 추출되어 나온 젤미디어 성분 등을 예로 들 수 있겠으며 이중 특히 문제가 되고 중요한 불순물에 대하여서는 특성 규명을 하여야 할 것이다.

8.5.2. Characterization 항목 및 분석 방법

ICH Guideline에 따른 characterization 항목 예는 다음과 같다.

즉, 정제된 단백질이나 제제화된 완제의 성상 및 단백질의 1,2,3차 구조를 포함한 단백질의 구조와 순도, 중요 불순물 특성, 면역학적 성질과 생물학적 성질 등이 다 포괄된 항목이 되겠다.

표 8.3. 대표적인 Characterization 항목들

구 분	Test 항목	분석 방법
Appearance	Color, Clarity	
Identity	Amino acid composition	
	Amino acid sequence	Edman degradation
	C-terminal sequence	Hydrazine or carboxy peptidase
	N-terminal sequence	
	분자량	Mass
	Monomer Evaluation	RP-HPLC, SDS-PAGE, Peptide mapping
	Isoform identification	Isoelectric focusing, Capillary eletrophoresis
	Secondary and Tertiary Structure	Circular dichroism X-ray diffraction 2D-NMR
	Disulfide bond determination	Peptide mapping
Purity	Purity Evaluation	RP-HPLC, IEC-HPLC, SEC-HPLC, SDS-PAGE, IEF
Impurities	Impurity Evaluation	RP-HPLC, IEC-HPLC, SEC-HPLC, SDS-PAGE, IEF
	DNA content	Dot blot analysis, Threshold
	Host cell protein	ELISA
	Endotoxin	LAL for endotoxin
Biological activity	Potency	Animal assay, Cell assay, Receptor assay as applicable
Protein content	Total protein	UV absorbance Kjeldahl anyalysis Lowry assay
Immunochemial properties	Antigen binding assay	Western blot
Sterility	Adventious agents	Viruses, Mycoplasma, Bacteria, Fungi

8.6. 제제 연구 및 안정성 시험(Formulation/Stability test)

일단 단백질 정제가 완료되어 99% 이상의 순도를 획득하게 되면 완제를 제조하기 위해 제제화를 수행하게된다. 제제의 목적은 유통되는 최종 제품의 안정성을 증진시켜 유통 기간(유효기간)을 늘리며 또한 최종 완제품의 특성을 증진시키기 위함이다.

제제 공정은 우선 재조합 단백질의 안정성을 증진시키기 위하여 안정제(Stabilizer)와 기타 부형제(Excipient) 를 혼합하여 제제를 완성한 후 0.22 micron filter를 통과하여 제균 여과(Filter Sterilization) 를 수행한 후 주사용 용기에 무균 환경 하에서 충진한 후 고무마개 밀봉을 거쳐 용액 상태의 최종 제품(Drug Product) 을 생산하든지 혹은 고무마개를 반만 밀봉한 후 동결 건조(Freeze Drying, Lyophilization) 과정을 통하여 분말 상태로 건조한 후 완전 밀봉하여 최종 제품으로 생산하게 된다.

이때 사용하는 증류수는 주사용 증류수(WFI)를 사용하여야 하며 사용하는 안정제 및 부형제 등은 약전 등에 규정되어 있는 안전한 물질들을 사용하여야 한다. 동결 건조된 상태로 유통되는 경우는 동결 건조 분말 제품을 용해하기 위한 주사용 증류수 혹은 완충 용액을 분말 제품과 동시에 공급하는 것이 보통이다.

액상 제형으로 상업화 할지, 동결건조 제형으로 상업화할지 여부의 판단은 그 단백질의 안정성에 의해 결정되는 것이 보통이다. 열안정성이 좋은 단백질의 경우는 용액 제형이 가능하지만, 안정제 등 여러 부형제를 첨가하여 제제화 하여도 용액 상태에서는 열안정성이 좋지 않은 경우는 동결 건조 제형으로 상업화 할 수 밖에 없다. 동결건조 제형은 열안정성은 좋으나 실지로 소비자가 이용시 완충용액을 넣어 재용해 시키는 불편을 감수해야 된다는 단점이 있다. 보통 단백질 제제의 유통기한은 최소 1.5년, 바람직하게는 2년 이상이 되어야 좋다. 그 이유는 단백질 제제는 제조 이후 분석 등 품질 관리가 어렵고 시간이 많이 걸려 최종 출고까지 몇 개월이 소요되는 경우가 드물지 않기 때문이다.

사용되는 안정제로서는 과거에는 인혈청 알부민(Human Serum Albumin) 이 주로 사용되었었으나 최근에는 동물 유래 원료의 안전성에 대한 우려로 잘 사용되고 있지 않다. 대신에 여러가지 아미노산이나 탄화수소(Carbohydrate), polyols, 혹은 surfactant 등이 사용되고 있다 (표

8.4 참조).

인혈청 알부민(Human Serum Albumin) 은 과거에는 가장 흔하게 사용되는 안정제(Stabilizer)로서 보통 아미노산이나 carbohydrate등과 같은 다른 안정제와 병용하여 사용되어 왔다. 인혈청 알부민 자체는 매우 안정한 단백질이며 고온 및 넓은 pH 범위에서 용해도 또한 높은 단백질이다. 알부민이 안정제로서의 역할은 대개 직접적 혹은 간접적 방식에 의해 이루어지고 있는것으로 여겨지고 있다. 직접적으로 인혈청 알부민이 여러가지 단백질의 3차 구조를 안정화시키는 작용도 있겠지만 대부분은 아주 소량 함유되어 있는(보통 수십 micro gram 정도) 유효 성분(재조합 단백질)에 비하여 과량으로 섞여 있는 알부민이 주사용 용기 벽에 미리 흡착되어 유효성분인 재조합 단백질의 흡착을 방지함으로써 용기벽에 흡착으로 인한 역가 손실을 방지하게 된다. 또한 과량의 알부민은 단백 분해 효소로부터 공격 목표가 되어 아주 미량 섞여 있는 목표 단백질이 단백 분해 효소 등에 의해 공격 받을 수 있는 확률을 획기적으로 감소시켜 주게 되어 안정성을 향상 시켜주게 된다고 알려져 있다.

여러가지 아미노산들도 단백질의 안정제로 사용되고 있으며(표 8. 4 참조) 그중에서도 글라이신(Glycine)이 가장 많이 사용되고 있다. 이와 같은 아미노산 역시 제품의 용기 흡착을 방지하고 단백질의 응집을 방지하던지 등의 작용에 의해 단백질의 안정성을 향상시키는 것으로 알려져 있다.

여러가지 Polyol이나 Carbohydrate는 단백질의 안정제로 사용되기도 하지만 보통은 동결건조 제품의 제품특성을 향상시키는 bulking agent로 사용된다. Surfactant 들도 고농도 하에서는 단백질의 변성제로 작용되나 저농도에서는 단백질의 안정성을 증진시키는 역할을 하는

표 8.4. Some Examples of Major Excipients

Amino acids	Carbohydrates	Polyols
Glycine	Glucose	Glycerol
Alanine	Sucrose	Mannitol
Lysine	Trehalose	Sorbitol
Threonine	Maltose	Polyethylene glycol

것으로 알려져 있다. 이와 같은 역할은 surfactant가 수용액의 표면장력을 감소시켜 interface에서의 단백질 변형을 감소시켜줌으로써 가능하다.

이와 같은 제제 연구의 요체는 결국 단백질 안정제를 포함한 여러가지 부형제의 선정 및 조성이 되겠으며 실험 계획에 의해 여러가지 조성의 제제를 만들어 안정성 시험(Stability Test)을 수행하여 안정성이 가장 좋고 특허성이 있는 formulation을 선정하는 작업이라고 볼 수 있겠다. 이때 열안정성 시험에 소요되는 시간이 너무 길면 formulation 연구 기간이 길게 되므로 보통 높은 온도하에서의 열안정성(Accelerated Stability Test)을 시험하여 제제연구에 소요되는 시간을 짧게 하는 것이 보통이다. 이러한 방법에 의해 선정된 한두가지 제제에 대해 장기 안정성 시험을 수행하게 된다.

안정성시험(Stability Test)는 보통 장기 보존 시험(Long Term Stability Test) 과 가속시험(Accelerated Stability Test), 가혹시험(Stress Test)과 같은 방법이 사용되며 허가 자료에는 두가지 다 사용될 수 있다.

장기보존 시험은 보관 조건 하에서 얼마나 오랫동안 보관 가능하지 유효기간을 측정하기 위해 시험하는 것이며 ICH guideline에 준하여 시험을 수행해야 한다. 가혹 시험은 훨씬 높은 온도에서 짧은 시간 동안에 열안정성을 측정하여 제품의 보존기간을 추정해 보기위해 시험하는 방법으로 보통 제제 연구시에는 가혹 조건하에서 열안정성을 짧은 시간 안에 확인하게 된다.

8.7. 품질 관리(Quality Control)

품질관리는 통상적으로 in-process control, 원제 및 완제의 control, 분석방법 확립 및 분석방법 validation ,SOP작성 등을 포함한다.

In-process control은 사용원료의 control, 공정변수의 control, 중간체의 분석 등에 적용된다. In-process controls의 목적은 중요 단위공정들의 input parameter와 output parameter를 monitor하고 제어함으로써 품질을 관리하기 위함이다.

원제 및 완제의 control을 위해서는 제품에 대한 품질규격을 설정하여 분석 결과 규격안에 적합하면 release 하고 규격 범위를 벗어나게 되면 적절한 조치를 취하도록 하는 행위를 말한다. 이하 각각을 간단히 요약해 보았다.

8.7.1. 품질규격(Specifications)

규격은 원제나 완제와 같은 제품 및 중간체에 적용되며 시험 항목, 분석 방법, 수치로 나타나는 한계나 범위 혹은 그 이외의 적합한 기준(Criteria) 등을 포함하며 제품이나 중간체들은 설정된 적합한 기준 내에 들어야 한다.

제품이나 중간체의 규격은 공정 및 제품개발 초기 단계부터 설정되어야 한다. 즉 특성연구가 어느 정도 진행되어 물리 화학적 성질 및 생물학적 활성, 면역학적 성질 등과 순도(Purity), 수율 등이 밝혀지면 개략적인 규격이 설정되어야 전임상 시험에 진입할 제품의 품질 관리를 수행할 수 있게 된다. 규격에 있어서 적합한 판정기준은 선정된 분석 방법과 긴밀한 관련이 있으며 개발 진행 정도에 따라 변하게 된다. 그 이유는 공정 및 제품 개발 진행 정도에 따라 scale up이나 공정 변화 혹은 제품이나 중간체 등의 모든 특성에 영향을 미치는 인자들에 대한 이해가 점차 증가되기 때문이다. 판정기준은 또한 개발 진행 정도에 따라 점차 강화되어 나가야 하며 강화되는 정도는 개발되는 공정의 수준이 감당할 수 있는 정도이어야 하며 적어도 임상 3상 수행 시에는 규격이 확립이 되고 더 이상 변화는 없어야 하며 부득이 변화를 주어야 할 경우는 허가 기관과 상의가 있어야 한다.

대표적인 원제(Drug Substance)에 대한 규격 항목은 다음과 같으며 원제에 대한 품질규격예가 표 8.5 에 나타나 있다(분석방법은 생략함).

성상(Appearance and Description)

Identity

Purity and impurities

* 공정 유래 불순물: 배지성분, host cell protein, DNA, gel media 성분 등

* Solvent

* 제품 유래 불순물: Molecular variants

Potency

Quantity

표 8.5. 원제 품질규격 예 (Specification/drug substance)

구분	시험항목	기준	시험방법
성상	성상	투명, 무색의 용액	육안검사
Identity	Immunoblot	목표단백질 위치에 발색(표준품과 동일)	Western Blot
	N-말단 서열	0-0-0-0-0-0-0	-----
	펩타이드 맵핑	표준품과 동일	-----
Purity	SEC-HPLC	-- % 이상	-----
	RP-HPLC	-- % 이상	-----
Impurities	Host Proteins	-- ng/mg 이하	-----
	Host DNA	-- ng/mg 이하	-----
	Endotoxin	-- EU/dose 이하	-----
Potency	Potency(역가)	-- IU/mg 이상	-----
Quantity	단백질함량	-- mg/ml 이상	-----
기타	무균시험	무균	-----

또한 완제(Drug Product)의 규격에 포함되어야 할 항목은 다음과 같다.

성상(Appearance and Description)

Identity

Purity and impurities

Potency

Quantity

General Tests

Additional testing for unique dosage form

8.7.2. 원제 및 완제 품질관리

원제 및 완제의 제품 규격이 적합한 기준과 함께 설정되었으면 개발과정 중 혹은 전임상, 임상 시험을 위하여 생산된 batch에 대하여 시험을 수행하고 기준에 적합하면 적합 판정을 내려서 release할 수 있고 적합 하지 않은 경우는 규정에 따라 재처리를 하던지 폐기하도록 하며 부적합한 제품에 대하여 처리 규정을 만들기 위한 실험도 별도로 수행하여야 한다.

8.7.3. In-process controls

In-process control은 제조 공정 중 중요한 공정들에 대하여 각 공정 별로 output parameter에 대한 기준을 정하여 매 batch마다 monitor하고 기준 적합 여부를 판정하여 그 공정이 기대했던 바 대로 수행되었는지 재차 확인하는 과정이다.

여기에 더하여 중요 중간체마다 중간체 규격을 설정하고 그 중간체가 설정된 기준 내에 적합한지 시험 확인 하는 절차가 필요하며 특정 중간체를 processing 하는중에 일정시간 보관해야 되는 경우는 그 보관 조건하에서의 안정성(Stability)에 대한 data도 확보해 놓아야 한다.

8.8. 품질 보증(Quality Assurance, QA)

품질 보증 부서의 업무는 주로 연구과정, 생산과정이나 정비과정과 관련된 모든 절차를 심의하고 재가 하며 내부 실사를 실시하며 품질 경향 분석 등을 포함하여 관련된 모든 기록을 심의 평가 하는 것이 되겠다.

기타 process validation과 validation study와 관련하여 validation master plan을 작성하고 실제로 process validation 에 관련된 보고서 작성에 참여한다.

8.9. 전임상/비임상 시험(Preclinical/Nonclinical Tests)

전임상 시험은 실험실적 방법이나 동물을 이용하여 개발하고 있는 약물의 약효(Efficacy), 독성(Toxicity), 약동력학적 특성(Pharmacokinetics) 및 일반약리(Safety Pharmacology)를 시험하는 과정을 말하며 일반적으로 임상시험 전에 수행하는 항목들을 전임상 시험이라고 일컫고 임상 시험을 수행하면서 수행하는 동물 시험은 비임상 시험이라고 말한다. 예를 들면 발암성 시험과 같은 독성 시험은 시험 기간만 2년 이상 걸리기 때문에 임상 시험을 수행하면서 독성 시험을 수행하기 때문에 전임상 시험이라고 하기는 어렵고 대신 비임상 시험이라고 한다.

약효 시험은 간이 방법으로는 세포를 이용한다든지 수용체(Receptor)를 이용하는 방법도 있지만 궁극적으로는 동물을 이용하여 그 약물의 생물학적 활성을 측정하여야 한다. 예를 들면, 성장호르몬의 경우 약효 시험은 뇌하수체가 제거된 쥐를 이용하여 시간 경과에 따라 정해진 양의 성장 호르몬을 투여 하면서 체중이 증가 하는 것을 측정하여 국제적으로 공인된 표준품과 비교하여 생물학적 활성을 international unit으로 환산한다. 물론 비교약제인 표준품군과 시료군을 동시에 시험해야 하며 통계적으로 유의한 data확보를 위하여 많은 숫자의 뇌하수체 제거 쥐를 사용해야 한다.

독성시험은 일반독성(급성 독성, 장기 독성 등)은 물론이고 생식독성, 항원성, 국소 자극성, 발암성 등 특수독성을 포함한 많은 종류의 독성시험을 통하여 뚜렷한 독성이 없음을 증명하여야 한다.

약동력학적 특성은 약물을 주사 하였을 때 그 약물의 흡수, 분포, 대사, 배설과정의 특성을 동물시험에 의해 파악하고자 하는 시험이나 동물은 사람과 다르기 때문에 동물시험 결과를 가지고 사람에게서의 약동력학적 특성을 추정하기는 곤란하지만 참고자료로서 시험하게 된다. 특히 경구투여가 가능한 합성의약품 개발 시에는 약동력학적 특성에 대하여 주사제 보다는 훨씬 더 많은 항목에 대하여 시험을 수행하여야 하며 종종 약효가 우수하고 독성이 없는 합성신약도 약동력학적 특성이 만족스럽지 못하여 개발에 실패하는 경우가 있다.

일반 약리시험은 쥐나 개를 이용하여 우려할 만한 부작용이 발생하는지 여부를 시험하는 것이다. 전임상/비임상 시험은 대부분 내부에서 시험하기 보다는 전문적으로 이러한 시험을 대행해 주는 기관에 의뢰하여 진행하는 경우가 대부분이다. 이러한 전임상/비임상 시험에 소요되는 시료 양에 대하여 언급하면 특히 독성시험 수행에 필요한 시료양은 적어도 pilot plant 수준의 scale up이 완료되지 않고는 조달이 불가능 할 정도이므로 scale up이 완료되고 제조 공정이 안정화된 후에 시작하여야 한다. 만약 전임상 시험 도중 시료 공급에 차질이 생기게 되면 수행하던 시험 자체가 다 중단될 수 있으므로 충분한 양의 시료 확보 가능성이 없이는 전임상 시험을 시작해서는 안되고 이 시점에서는 제품의 규격이 확립되어 있어야 하고 품질관리에 필요한 시험 방법이 완전히 확립되어 있어야 한다.

8.10. 임상 시험

임상 시험은 1상, 2상, 3상 시험으로 단계적으로 수행하며 각 시험의 특징은 이미 언급한 바와 같다. 임상 시험은 주로 국내외 임상시험 센터에 의뢰하여 시험이 수행되나 시험에 필요한 protocol 등은 내부에서 작성하여야 하므로 임상 시험에 대한 전문적인 지식을 소유한 내부 전문가 및 통계학에 대한 전문 지식을 소유한 내부 전문가 등을 보유하고 있어야 하며 임상시험 기관들을 monitor하고 coordination하는 전문 인력이 많이 필요하게 된다.

임상 시험에 필요한 시료의 소요량도 임상 시험이 앞으로 진행될수록 어마어마하게 늘어나므로 시료 생산에도 많은 노력이 기울여져야 하며 제조 공정도 임상 시험 진행 정도에 따라 더욱더 정교하게 가다듬어져야 하고 품질도 더욱 향상되고 규격도 더욱더 강화되어야 하며 적어도 임상 3상 시험 전에는 모든 제조공정 및 품질 규격이 확정되고 분석 방법 및 제조 공정은 어느 정도 validation이 완료되어야 하며 cGMP도 상업생산과 동일한 정도로 시행되어야 한다.

8.11. 허가 자료

지금까지 언급한 모든 개발과정을 완료하고 제품의 임상 성공 가능성을 확신하면 모든 허가 자료를 작성하여 허가 당국에 제출하게 된다. 허가 자료는 그동안 각 나라별로 약간의 차이가 있었으나 2001년부터 시작하여 점차 ICH Guideline에 따른 Common Technical Documents(CTD)의 내용들을 통일된 허가 관련 자료로 채택하고 있다.

CTD는 총 5개의 module로 되어 있고 module 1은 일반사항, module 2는 허가 자료의 목차와 전체 허가 자료의 요약, module 3는 품질(Quality)관련 자료로 chemistry, 생산 관련, control 관련(즉 CMC) 사항 전반이고 module 4는 비임상 시험 관련 자료, module 5는 임상 시험 관련 자료에 대한 내용으로 이루어져 있으며 다음 페이지에 CTD의 전반적인 구성과 module 2, 3에 대한 내용들을 참고로 첨부하였다.

• • Diagram of CTD(Common Technical Document)

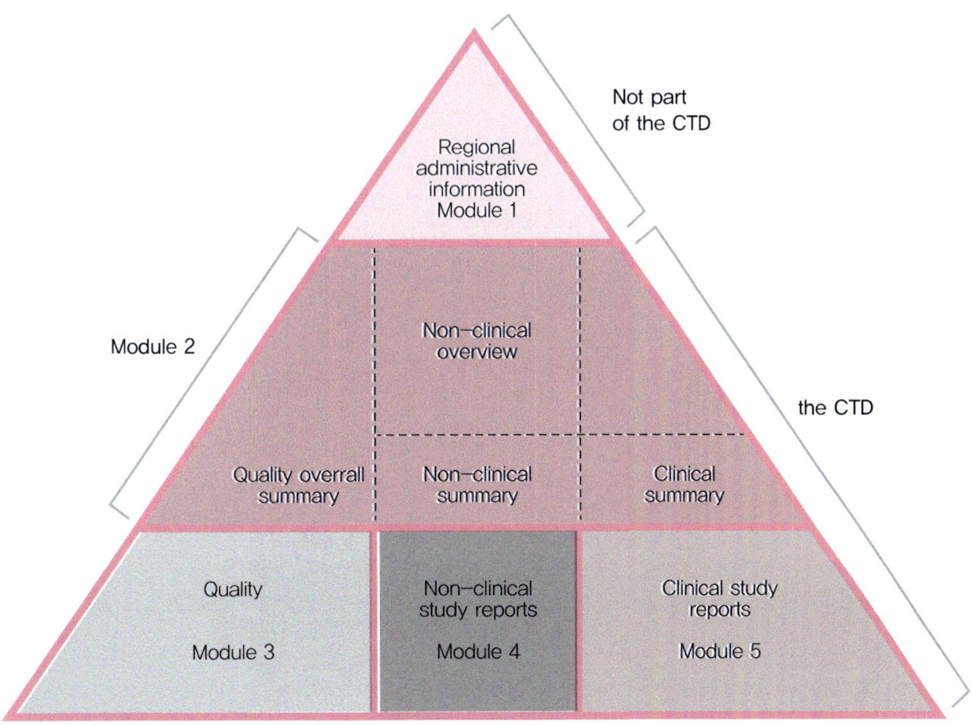

• • Numbering System: Module 2

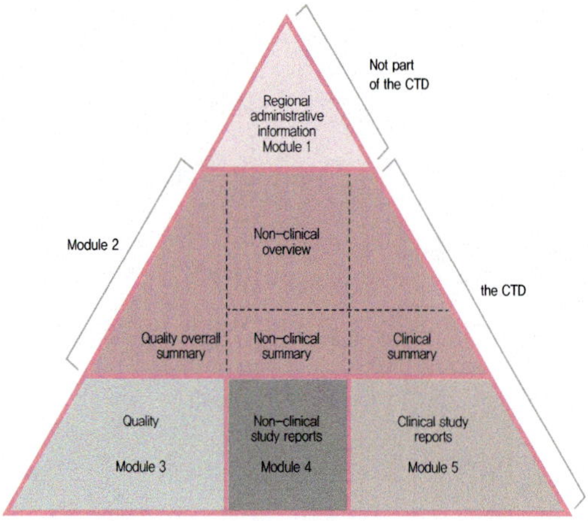

Module 2	
2.1	Overall CTD Table of Contents of Module 2, 3, 4, and 5
2.2	Introduction
2.3	Quality Overall Summary
2.4	Nonclinical Overview
2.5	Clinical Overview
2.6	Nonclinical Summary
2.6.1	Pharmacology Written Summary
2.6.2	Pharmacology Tabulated Summary
2.6.3	Pharmacokinetics Written Summary
2.6.4	Pharmacokinetics Tabulated Summary
2.6.5	Toxicology Written Summary
2.6.6	Toxicology Tabulated Summary
2.7	Clinical Summary
2.7.1	Summary of Biopharmaceutics and Associated Analystical Methods
2.7.2	Summary of Clinical Pharmacology Studies
2.7.3	Summary of Clinical Efficacy
2.7.4	Summary of Clinical Safety
2.7.5	Synopses of Individual Studies

• • Numbering System: Module 3(Drug Substance)

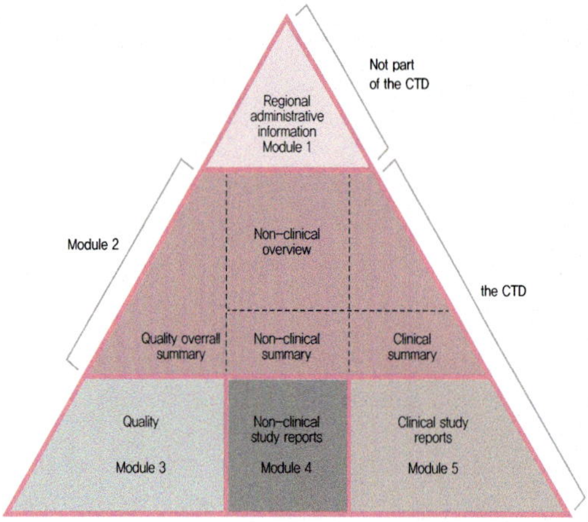

Module 3 (Drug Substance)	
3.1	Module 3 Table of Contents
3.2	Body of Data
3.2.S	Drug Substance
3.2.S.1	General Information
3.2.S.1.1	Nomenclature
3.2.S.1.2	Structure
3.2.S.1.3	General Properties
3.2.S.2	Manufacture
3.2.S.2.1	Manufacturer(s)
3.2.S.2.2	Description of Manufacturing Process and Process Controls
3.2.S.2.3	Control of Materials
3.2.S.2.4	Controls of Critical Steps and Intermediates
3.2.S.2.5	Process Validation and/or Evaluation
3.2.S.2.6	Manufacturing Process Development
3.2.S.3	Characterization
3.2.S.3.1	Elucidation of Structure and Other Characteristics
3.2.S.3.2	Impurities
3.2.S.4	Control of Drug Substance
3.2.S.4.1	Specification
3.2.S.4.2	Analytical Procedures
3.2.S.4.3	Validation of Analytical Procedures
3.2.S.4.4	Batch Analyses
3.2.S.4.5	Justification of Specification
3.2.S.5	Reference Standards or Materials
3.2.S.6	Container Closure System
3.2.S.7	Stability

• • Numbering System: Module 3(Drug Product)

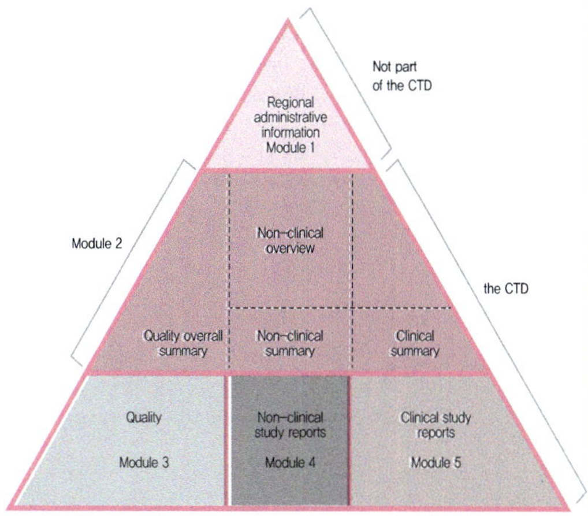

Module 3 (Drug Product)	
3.2.P	Drug Product
3.2.P.1	Description and Composition of the Drug Product
3.2.P.2	Pharmaceutical Development
3.2.P.3	Manufacture
3.2.P.3.1	Manufacturer(s)
3.2.P.3.2	Batch Formula
3.2.P.3.3	Description of Manufacturing Process and Process Controls
3.2.P.3.4	Controls of Critical Steps and Intermediates
3.2.P.3.5	Process Validation and/or Evaluation
3.2.P.4	Control of Excipients
3.2.P.4.1	Specifications
3.2.P.4.2	Analytical Procedures
3.2.P.4.3	Validation of Analytical Procedures
3.2.P.4.4	Justification of Specifications
3.2.P.4.5	Excipients of Human or Animal Origin
3.2.P.4.6	Novel Excipients
3.2.P.5	Control of Drug Product
3.2.P.5.1	Specification(s)
3.2.P.5.2	Analytical Procedures
3.2.P.5.3	Validation of Analytical Procedures
3.2.P.5.4	Batch Analyses
3.2.P.5.5	Characterization of Impurities
3.2.P.5.6	Justification of Specification(s)
3.2.P.6	Reference Standards or Materials
3.2.P.7	Container Closure System
3.2.P.8	Stability

• • Numbering System: Module 3(Appendices & Regional)

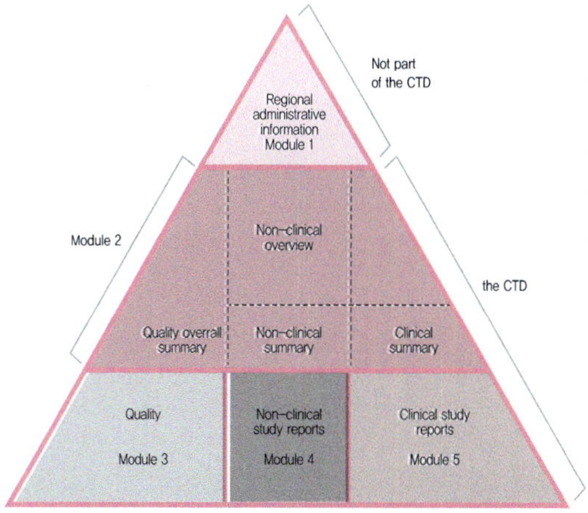

Module 3 (Appendices & Regional)	
3.2.A	Appendices
3.2.A.1	Facilities and Equipment
3.2.A.2	Adventitious Agents Safety Evaluation
3.2.A.3	Novel Excipients
3.2.R	Regional Information
3.3	Literature References

제 9 장

바이오의약품의 제조공정 및 제조설비

BIOPHARMACEUTICALS

9.1. 재조합 단백질/ 치료용 항체 제조 공정

대부분의 바이오의약품들은 재조합 대장균이나 효모 혹은 동물세포들을 배양하여 분리 정제 과정을 통하여 고순도로 정제하여 원제(Drug Substance)를 만들고 원제 단백질의 안정성(Stability)을 높이고자 각종 안정제 및 부형제를 더하여 제제화(Formulation)하여 주사병(Vial)이나 주사기(Syringe)등에 충진하고 밀봉후 용액상태로 혹은 다시 동결건조(Freeze Drying)하여 고체 분말 상태로 완제(Drug Product)를 제조한다. 이 완제품에 라벨을 부착하고 품질관리를 위한 분석을 하여 제품 규격에 맞는 제품으로 판명이 되면 출하하게 된다. 여기에서 언급하는 바이오의약품은 재조합 단백질이나 치료용 항체 혹은 재조합 백신을 포함한다. 이와 같은 제조공정은 크게 upstream공정, downstream 공정 및 formulation 공정 등으로 나누기도 한다. Upstream 공정은 재조합 미생물의 발효(Fermentation; 재조합 세포주, 종배양, 본배양을 모두 포함)나 혹은 재조합 동물세포의 배양(Mammalian Cell Culture)를 일컫는다. Downstream 공정은 배양조로부터 세포를 분리하고 경우에 따라서는 세포를 파쇄(Disruption)하고 각종 불순물을 제거하기 위한 정제공정 전체를 포함하여 최종 원제까지 생산하는 분리 정제 공정을 총칭한다. Formulation공정은 원제로부터 최종 완제를 생산해내는 공정들을 총괄하는 공정을 뜻한다.

Upstream 공정에 있어서는 동물세포 배양보다는 미생물(대장균이나 효모)발효가 훨씬 비용이 저렴한 공정이기 때문에 많은 재조합 단백질이 재조합 미생물의 발효에 의해 생산되며 이미 앞장에서 언급한 바와 같이 구조가 복잡한 단백질이나 당화가 필수적인 단백질들은 재조합 동물세포 배양에 의해 생산된다. 대표적인 예가 적혈구 성장인자인 EPO, 생식선 자극 호르몬인 FSH, LH, hCG 혹은 재조합 혈액응고인자 Factor VIII, Factor IX, Factor VIIa 등이며 치료용 항체는 100% 재조합 동물세포 배양에 의해 생산된다. 동물세포를 이용한 배양의 경우는 우리가 원하는 목표 재조합 단백질들이 재조합 동물세포 내에서 만들어진 다음에 세포 밖으로 분비되어 배양액에 주로 분포하게 되어 downstream 공정의 시작은 세포를 원심분리기나 여과기를 이용하여 분리 제거하고 배양액을 농축한 다음 정제 과정을 통과하면 원제가 얻어진다.

재조합 대장균의 경우는 단백질이 대장균 내에서 과발현되어 응집(Aggregate)되어 불용성의

inclusion body를 형성하여(물론 배지로 분비시키는 경우도 있지만) downstream 공정의 시작은 원심분리기나 여과기로 세포를 분리 수거(배지는 버리고)하여 수거된 세포를 파쇄하여 내부 단백질들을 다 회수한 다음 정제 과정을 밟게 된다.

Inclusion body는 재조합 단백질이 과발현되어 녹지 않고 응집체로 결합하여 입자를 형성한 것으로 세포 파쇄 후 앞장에서 언급하였듯이 7~8 M Urea나 Guanidin·HCl 혹은 NaOH(높은 pH)용액을 이용하여 녹인 후 단백질의 3차 구조를 다시 찾기 위한 Refolding 과정을 거쳐 정제 단계에 들어간다.

재조합 효모를 이용하여 단백질을 생산하는 경우는 Inclusion body로 발현시킬 수도 있고 세포 내에서 가용상태로 3차 구조 변형 없이 발현되는 경우도 있고 세포 외부로 분비 시킬 수도 있다. 정제공정은 대부분 Column chromatography 공정을 이용하게 되고 중간 중간에 완충액 교환, 농축, 바이러스 제거를 위한 여과 및 불활성화 공정 등이 추가될 수 있으며 각각의 단위공정에 대한 자세한 내용은 아래에 기술되어 있다.

9. 2. 단위공정들(Unit Operations)

9.2.1. 재조합 미생물 및 세포 배양 공정

전통적으로 미생물 배양공정은 보통 발효(Fermentation)라고 하고 동물세포의 경우는 배양(Cell Culture)이라고 불렀었으나 두 가지 용어가 혼용되기도 하여 어떠한 용어를 사용하든지 별 관계는 없겠다. 이러한 배양공정이 안에서 이루어지는 반응용기를 보통 생물반응기(Bioreactor)라고 부르기도 한다. 이러한 생물 반응기의 종류는 많아서 보통 미생물 배양이나 동물세포 배양에 사용되는 가장 흔한 생물반응기인 교반식 탱크(Stirred Tank)를 포함하여 air-lift 생물반응기, 주로 동물세포 배양에 사용되는 Roller Bottle, Spiner Flask 등 다양하다.

교반식 탱크 생물반응기는 Stainless steel 용기 내부에 여러 가지 타입의 날개로 된 교반기가 있어 배양액을 균질 하게 교반시켜주며 또한 공기나 여러 가지 가스를 분산시킬 수 있는

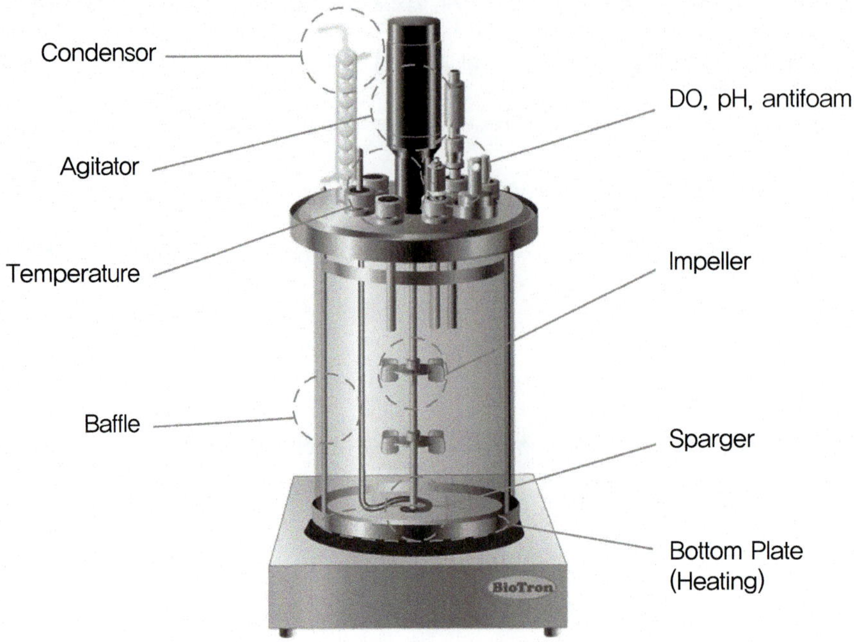

그림 9.1. 배양조의 기본구성

분산 튜브(Sparger Tubing), 교반 속도, 온도, pH, 용존산소 농도, 배양액 레벨 등을 조절 하거나 표시하는 각종 sensor, 지시기 및 제어기가 붙어 있으며 산, 알칼리 혹은 영양분을 공급할 수 있는 port도 있다 (그림 9.1 참조).

최근에는 1회용 생물 반응기도 등장하여 눈길을 끈다. 500ℓ규모까지 상업화되어 있으며 주로 동물세포 배양에 사용되며 1회용 플라스틱 백에 배지 및 각종 probe나 유틸리티와의 연결 port가 있고 이 백은 모터에 의해 전후로 오르락 내리락 진동하여 백 내부의 배양액에 wave를 주어 가스 전달이 용이하도록 한다. 이 wave 생물반응기는 1회 사용하는 용기이기 때문에 향후 오염 문제가 많은 다품종 생산 공장에 많이 이용될 가능성도 있다. 가장 보편적인 생물 반응기는 교반식 탱크 생물반응기로 운전방식은 회분식, 유가식(Fed-batch), 연속식(Continuous), 배지 교환식(Perfusion) 등 여러 가지가 있으나 주로 회분식, 유가식 및 동물세포 배양시 배지 교환식 등이 사용된다.

각각의 장단점은 표 9.1과 같다.

표 9.1. 여러가지 배양방법의 장단점 비교

배양방법	장점	단점
회분식 (Batch)	조작이 쉽고, 오염위험이 적고 Scale up이 용이하다.	세포농도 낮고 배지사용 효율이 낮으며 단위부피당 생산성이 낮다.
유가식 (Fed Batch)	고농도 세포배양이 가능하다	오염위험이 회분식보다 높고 배지첨가등 조절이 어렵다.
배지교환식 (Perfusion)	고농도 세포배양 가능, 휴지시간이 짧아 생산성 높음	오염위험 증가, 조작이 어렵고 세포 막힘 현상 발생가능
Batch-Refeed	종(seed)배양 단계를 생략할수 있어 시간 과 노동력 절감 가능	장기간의 본배양으로 오염 위험 증가

■ 9.2.1.1. 회분식 배양(Batch Culture)

회분식 배양방법은 재조합 미생물이나 재조합 동물세포를 망라하여 재조합 단백질을 생산하는 가장 보편적인 배양방법으로 생물반응기의 고정된 배양부피 내에서 세포가 초기 주어진 배지의 영양분, 최종산물의 독성, 배지내 배출된 독성물질의 독성 및 기타 여러가지 인자에 따라 얻을 수 있는 최대의 세포 농도까지 배양한 후 세포 수확을 하는 방법이다. 보통 선택된 배지에 특정의 재조합 균주를 접종하면 즉시 자라지 않고 성장이 정체되게 되는데 이것은 균이 일종의 적응기를 갖는 것이고 이것을 정체기(Lag Phase)라고 한다. 정체기가 지난후 접종된 균은 기하급수적으로 자라고(Exponential Phase or Log Phase) 일정시간이 지난 후 성장이 멈추게 되는 휴지기(Stationary Phase)를 맞아 성장이 멈추게 된다. 보통의 경우는 휴지기에 도달하였을 때 수확을 하게 되나 재조합 균의 성질에 따라 수확시기라 달라질 수 있다. 이러한 회분식 방법은 가장 간단하고 허가 받기 가장 쉬운 방법이나 다 사용되지 않은 영양분에 대한 손실이 크고, 생산시간이 짧은데 비하여 청소, 배지 준비, 멸균 등 일손이 많이 필요한 단점이 있다. 이러한 회분식 배양에서는 세포 성장에 필요한 모든 영양분을 배양 시작 시점에 한꺼번에 공급하게 되므로 세포 성장을 조절할 수 없고 한계가 없이 자라기 때문에 산소결핍(Oxygen Limitation)이나 pH변화 등 여러 가지 좋지 않은 영향을 미치기도 한다. 또한 더욱더 나쁜 영향은 세포 내의 특정 대사 경로가 포화되어 배지 중에 세포성장을 저해하는 부산물이 축적되는 경우가 많아 일정 수준 이상의 세포 농도는 얻을 수 없는 것이 보통이다. 대장균의 경우는 많은양의 여분의 포도당 하에서 자라거나 산소가 결핍된 상태에서 자라는 경우 acetate가 생성되어 세포 성장 및 재조합 단백질의 생성을 저해한다. 따라서 acetate의 농도를 저해농도 이하로 조절하는 것이 중요하다. 이러한 방법 중에서 탄소원이나 질소원 등과 같은 영양분의 농도를 조절하여 세포 성장속도를 조절함으로써 가능하고 또 다른 방법은 포도당 대신에 글리세롤이나 과당(Fructose)등을 탄소원으로 사용하던지 아니면 배양온도를 내림으로써 가능하다.

고농도의 세포를 얻을 수 없는 다른 인자들은 산소결핍이나, 교반의 비효율성, 많은 발열 등이 있을 수 있다.

미생물 배양과 동물세포의 배양의 차이점은 크게 다를 바는 없지만 다음과 같은 면이 크게 다른 점이라고 볼 수 있으며 이와같은 사항을 고려하여 생물반응기도 다르게 설계(특히 교반기)하고 배양조건 등도 달리 하여야 한다.

- 세포벽이 없이 원형질 막으로 되어 있어 shear에 매우 약하다.(교반기는 크고 회전수는 낮아야 한다.)
- 젖산(lactic acid)이 생성되어 pH가 낮아지고 세포 성장을 저해한다.
- 세포의 영양 요구 상태가 복잡하여 배지 중에 아미노산, 비타민 등의 첨가가 필수적이고 여러가지 성장인자가 필요하다.(최근에는 인혈청 알부민은 사용하지 않는 경향임)
- 세포 성장속도가 매우 느리며(td=16시간 이상) 세포 농도가 낮아 목표 산물의 농도도 낮다.
- 아미노산 및 에너지원으로 공급한 glutamine대사시 암모니아가 발생하여 세포 성장 및 대사 활동을 저해한다.

■ 9.2.1.2. 유가식 배양(Fed-Batch Culture)

회분식 배양방법에서 획득하기 어려운 고농도의 세포를 얻기 위해 사용하는 방식이 유가식 배양이며 보통은 배양액의 수확 없이 특정 시점부터 영양분 배지를 연속적으로 혹은 주기적으로 공급해 주는 방법이며 부피 증가가 일어나기 때문에 초반의 회분식 배양 부피는 이와같은 사항을 고려하여 적정하게 조절하여야 한다. 어느 시점 이후부터 새로운 영양분이 조금씩 계속 공급되기 때문에 산소 결핍 문제가 덜하고, 과량의 탄소나 질소 혹은 인에 의한 독성 부산물의 발생을 억제하는 효과가 있어 고농도의 세포배양이 가능하다. 전통적으로 이 방법은 제빵용 효소 생산에 이용되어 왔으며 최대의 세포농도를 획득하는 것이 목표였다. 이러한 방법은 부산물인 에탄올의 생성을 방지하여 효모의 생산성을 극대화 시킬수 있었다. 유가식 배양에 있어서 영양분, 그 중에서도 특히 에너지원인 탄소원의 공급 속도는 소비 속도에 비례하기 때문에 독성 부산물의 생성이 최소화 된다. 그렇기 때문에 대개는 복잡하고 성분을 정확히 알수없는 복합배지(Complex Medium) 보다는 성분을 정확히 알수 있어 조절이 쉬운 최소배지(Defined Medium)을 사용하며 운전시 영양분의 공급 속도를 조절해 줄수 있는 제어 시스템이 필요하다.

■ 9.2.1.3. 배지 교환식 배양(Perfusion Culture)

배지 교환식 배양방법은 생물 반응기에서 세포는 계속 반응기 내부에 머물러 있으며 일정량의 새로운 배지가 공급되고 세포 없이 그 만큼의 배양액(산물 포함)만 제거(수확)되는 방식이다 (그림9.2 참조). 이와 같은 방식에 의해 세포 성장조건은 tight하게 제어될수 있고 생산단계에 있는 세포는 필요하다면 몇 개월까지 반응기 내에 유지 할수 있어 생산성이 높은 방식이라 할수 있다. 따라서 발현량이 아주 적은 목표 단백질을 동물세포에서 생산할 때 주로 사용하는 방법이다. 위험 요소로는 여러가지 오염 가능성이며 또 한가지는 세포를 걸러 내고 배지만 방출 되므로 세포가 걸러내는 장치를 막아 운전중 사고를 일으킬 수 있다는 점이다. 이러한 위험 요소는 반응기를 보다 더 잘 설계함으로써 극복이 가능하며 제품 품질의 균일성과 소규모의 반응기를 이용하여 어느정도 높은 생산성을 유지할 수 있다는 장점 때문에 점차 그 이용 빈도가 늘어나고 있다고 하겠다.

■ 9.2.1.4 Batch-Refeed 배양

이러한 방법 이외에 특히 동물세포 배양에서는 회분식 배양이 종료된 후 일정 분량(약 20%)을 반응기에 남기고 수확한 후 새로운 배지를 공급하여 다시(종배양 과정을 생략하고) 회분식 반응을 반복하는 Batch Refeed(반복회분식) 배양 방법도 많이 사용되고 있다 (남겨둔 20%가 다음 배치의 seed

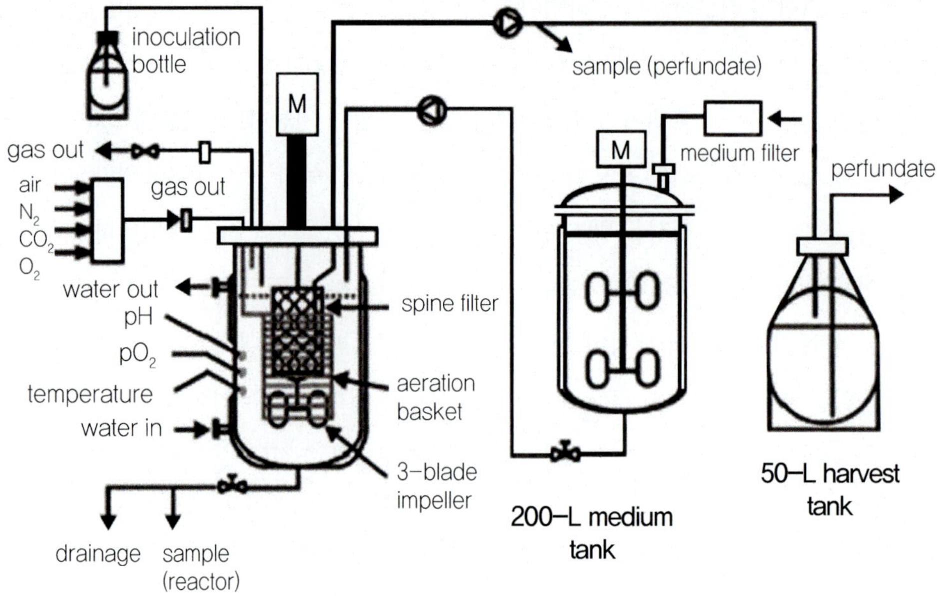

그림 9.2. 배지교환식 배양방법(동물세포 배양의 Typical한 예)

가 됨). 이러한 배양 방법은 동물세포 배양에서와 같이 배양시간이 긴 공정에서 여러단계의 긴 종배양 단계를 여러번 생략 할수 있어 시간과 노동력을 크게 절약할 수 있는 장점이 있는 반면에 장기간의 본배양에 따른 오염 위험도 증가하게 된다. 보통 5-10회 정도 반복하며 그이상은 cell age 가 많아져 세포주의 변이 위험성이 있어 위험 하다고 하겠다.

9.2.2. 세포 수확(Harvest)

세포 수확은 배양된 세포를 원심분리기나 여과기 등을 이용하여 분리 수확하는 공정이며 여과기는 다음의 한외여과기(Ultrafilter)를 언급 할때 보통의 여과기(Microfilter)에 대해서도 언급하고 여기에서는 원심분리기에 대해서만 언급하기로 하겠다.

원심분리는 입자의 이동을 일으키는 힘에 의해 일어난다. 세포나 세포찌꺼기(Cell Debris), 응집된 단백질, 결정체등 어떠한 입자도 이론상 원심분리가 가능하며 양조공장등과 같은 산업에서 효모를 원심분리기를 이용하여 오랫동안 분리하여왔다. 효모세포는 약 5 μm 정도의 직경에 길이가 약 10 μm 정도의 단세포로 존재하여 원심분리기로 분리하기가 용이하다. 박테리아는 막대모양이나 공모양으로 크기는 약 1-3 μm 정도이다. 분리능은 입자의 크기에 강하게 의존하기 때문에 박테리아가 효모보다는 분리하기가 용이하지는 않은 것이 사실이다. 따라서 유속(Flow Rate)을 효모 분리의 경우보다는 낮게 유지하여야 같은 분리능을 얻을수 있다.

근래에는 원심력이 15,000 x g 이상 발휘할수 있는 기기들이 많이 등장하여 효모나 박테리아, 세포 찌꺼기등을 쉽게 원심분리기를 이용하여 분리할수 있다. 파일롯트나 공장규모의 큰규모의 원심분리기는 주로 연속운전이 가능한 형태의 기기를 사용하는 것이 보통이다. 가장 보편적으로 사용되는 원심분리기의 유형은 Disk Stack 원심분리기로써 수많은 Disk가 층층이 모여 침전면적을 크게하였고 상부에서부터 유입된 feed의 고체입자는 Disk의 바깥쪽으로 이동하여 회전하는 Stack과 정지해 있는 용기(Bowl) 사이로 모아지게된다. 모아진 고체는 Timer에 의해 일정시간 마다 방출되던지 혹은 탁도를 측정하여 일정 탁도에 도달하면 방출되던지 여러가지로 운전이 가능하다. 고속원심분리기는 진동감지기와 특별한 브레이크시스템이 장착되어 진동이 일정수준 이상이 되면 자동으로 멈출수 있도록 하여야 사고에 의한 기기파손 및 인명 피해를 미연에 방지할수 있다. 고체는 방출 노즐에 의해 이루어지고 깨끗이 분리된 액체는 원심분리기의 중앙으로 이동하여 상부의 유출배관으로 배출된다 (그림 9.3 참조).

Disk Stack 원심분리기는 노즐에 의해 배출되는 형태와 bowl이나 잠금장치의 짧은 간격동안의 이동에 의해 간헐적으로 배출되는 형태로 다시 나눌수 있다.

이와 같은 원심분리기의 용도는 다음과 같다

- 세포의 분리
- 세포 파쇄후 세포 찌꺼기의 분리
- 단백질이나 효소의 침전물 분리

원심분리기를 이용하면 다른 기기를 이용하는것에 비해 다음과 같은 장점이 있다.

연속운전이 가능하다.

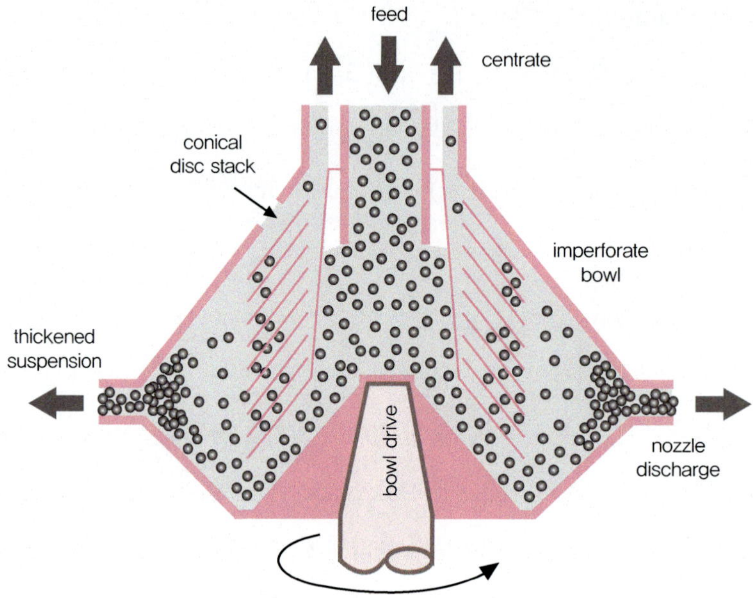

그림 9.3. Disk Stack 원심분리기

기기안에서의 체류시간이 짧다(수초).

분리효율의 조절이 가능하다.

첨가제가 필요 없다.

좁은 면적에 설치 가능하다.

온도 조절이 가능하다.

스팀을 이용한 멸균이 가능하다.

CIP가 가능하다.

Closed system이며 High Containment level이다.

이에 반하여 원심분리기의 단점은 기기 가격이 비싸 투자비가 많이 들고 소음이 심하며 열이 많이 발생한다는 점등이다.

9.2.3. 세포 파쇄(Cell Disruption)

세포 파쇄하는 방법은 여러 가지 방법이 있겠으나 대규모 생산시 사용할 수 있는 방법은 제한이 되어 있다고 볼수 있겠다. 예를 들면, 효소를 이용한다든지, 초음파를 이용하여 세포 파쇄가 가능하지만 지면 관계상 생략하고 산업적으로 주로 많이 사용되고 있는 고압균질기(High Pressure Homogenizer)와 Bead Mill Homogenizer에 대해서만 언급하기로 하겠다.

■ 9.2.3.1. High Pressure Homogenizer(고압균질기)

고압균질기는 재조합 대장균을 포함한 박테리아 세포 파쇄에 가장 적합하다고 할 수 있다. 효모세포 파쇄에도 이용되는 경우가 있다고는 하나 효모 세포는 더욱더 단단하여 효율성이 떨어져 Bead mill을 이용하는 경우가 더 많다.

고압 균질기의 작용원리는 그림 9.4에서 보이는 바와같이 고압 하에서 아주 좁은 channel이나 orifice를 세포액이 통과하면서 충돌 밸브에 부딪치고 갑자기 압력이 떨어져 shear force가 증가하여 파쇄된다(그림의 화살표 방향). 따라서 파쇄속도는 가해진 압력에 비례하게 된다. 파쇄 효율에 영향을 미치는 공정인자로서는 압력, 온도, 통과 횟수(Number of Passes), 유속(Flow Rate)등이 되겠다.

실험실 규모의 고압 균질기는 French press이고 pilot나 생산공장 규모의 고압 균질기는

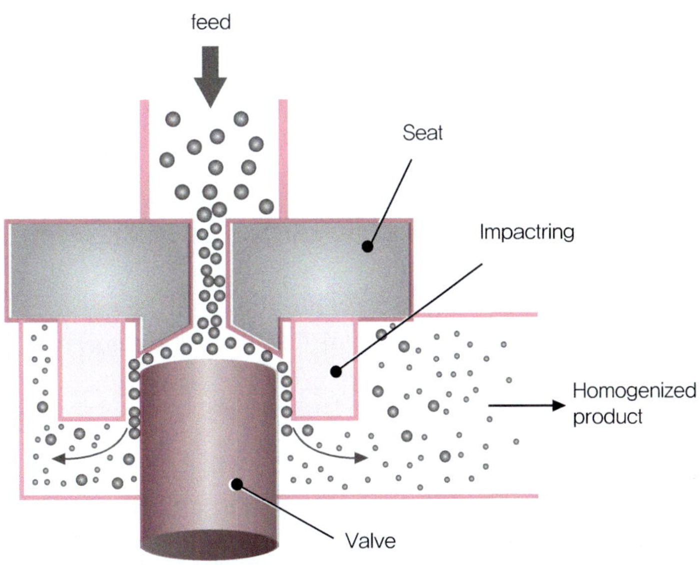

그림 9.4. 고압균질기 작용원리

APV–Gaulin사 등에서 생산되는 대규모 고압균질기들이 많이 이용되고 있다. 보통 10,000 psi 압력 규격의 고압균질기는 1회 통과에 약 40%, 2회 통과에 50%, 4회 정도 통과해야 85%정도 파쇄 되는것으로 알려졌으며, 110 ℓ/hr 용량에 15,000 psi 압력 규격의 고압균질기는 1회 통과에 85% 파쇄 효율을 가지고 있다고 알려져 있으며 용량 및 사용압력에 따라 규격이 다양한 제품들이 나와 있어 배양공정의 규모에 따라 적당한 규격의 기기를 선정 할수 있겠다.

대규모의 고압균질기는 보통 목표한 세포 파쇄 효율을 얻기 위해서는 3~4회의 통과가 보통이며 운전시 많은 열이 발생하므로 냉각을 위한 열교환 장치가 필수적이다.

■ 9.2.3.2. Bead Mill Homogenizer

갈기(Grinding)의 일종인 Bead Mill Homogenizer도 역시 미생물의 파쇄에 오래전부터 이용되어 왔다. 이 방법은 특히 spore나 효모와 같이 파쇄가 어려운 세포를 파쇄하는데 사용되어 왔다. 특히 재조합 효모의 세포 파쇄 용도로 많이 이용되고 있다. 이 방법은 많은 양의 조그만 유리알들이 고속 교반에 의해 일구어 내는 shear force와 갈아 부수는 역할에 의해 파쇄되는 것으로 생각된다. 세포 파쇄 효율에 영향을 미치는 인자로서는 유리알의 크기와 조성, 유리알의 종류, viscosity, 교반속도, 유속, 온도 들이 되겠다.

이러한 인자들이 다 최적화 되면 파쇄 효율은 90~95% 정도 달성 가능하며 보통 최적의 유리알 크기는 박테리아나 spore의 경우 평균 직경 약 0.1 mm 정도, 효모인 경우 약 0.5 mm 정도가 적당하다고 알려져 있다. 소규모의 Bead Mill에서는 유리알보다 zirconium silicon oxide bead를 사용하면 같은 크기의 유리알을 사용하는 것보다 더 효율이 좋아진다고 알려져 있다. Bead의 부피가 많으면 많을수록 파쇄효율이 높아지며 최소 bead 부피가 전체의 50%이상은 되어야 한다. 사용한 Bead는 회수하여 깨끗이 씻고 autoclave하여 재사용할 수 있다. 실험실적으로는 조그만 시험관에 가는 유리알을 샘플과 같이 넣고 vortexing하면 쉽게 세포 파쇄가 가능하며 다양한 종류의 소규모 Bead Mill이 상업화되어 있다. Pilot규모나 생산규모의 Bead Mill은 연속 운전이 가능하며 Dynomill이 가장 대표적이다. 이 Dynomill은 원래 염료 산업에서 오랫동안 사용되어온 제품이었으며 재조합 효모의 세포 파쇄에 잘 이용

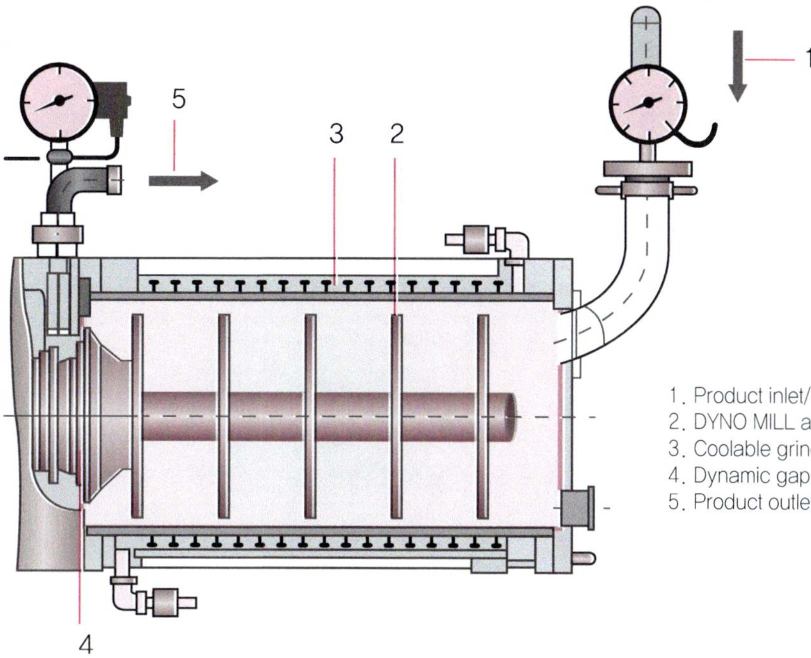

그림 9.5. Dynomill의 내부구조

되고 있다. Dynomill은 이중벽으로 된 grinding chamber와 Bead를 걸러 밖으로 빠져나가지 않게 하는 거름판이 한쪽 끝에 있고 교반기 축에는 구멍이 있는 여러 개의 disk가 달려있다. 여러가지 용량의 기기가 있으며 회분식 및 연속식 운전이 가능하다.

9.2.4. 단백질 원상화(Refolding)

재조합 대장균이나 효모를 이용하여 단백질을 발현시키면 흔히 과발현되어 inclusion body가 형성된다. 이 경우는 여러가지 단백질 변성제(Denaturant)를 사용하여 단백질의 응집된 덩어리를 가용화 시켜 완전 풀어 헤친뒤 다시 원상태의 disulfide bond를 포함한 완전한 3차 구조를 가질 수 있도록 원상화 시켜야 한다. 원상화 공정의 핵심은 변성제에 의해 풀어 헤쳐져 용해 되어 있는 상태에서 충분히 희석시키거나 혹은 기타 방법에 의하여 변성제를 제거함으로써 이루어진다. 이러한 원상화 공정을 최적화하여 정제 단계에서 분리하기 어려운 잘

못 원상화된 단백질의 양을 되도록 감소시켜 원상화 수율을 높이기 위해서는 완충액의 선정과 여러 가지 조건, 즉 단백질 농도, pH, Conductivity, 온도, redox potential 등의 범위를 여러 가지 실험을 통하여 잘 선정하여야 한다.

원상화 과정 중에서 단백질이 여러가지 상호 작용(정전기적, 소수성 혹은 분자간 disulfide결합 등)에 의해 응집되는 경향이 강하고 또한 원상화 반응은 1차 반응인데 반하여 이와 같은 응집반응은 2차 반응이기 때문에 이러한 응집반응을 방지 하기 위해서는 원상화 공정을 아주 낮은 단백질 농도 하에서 수행하여야 한다(0.05~0.2 mg/mℓ의 단백질 농도).

이와같이 저농도 하에서 원상화 공정을 수행하기 위해서는 부피가 큰 대형의 탱크가 필요하게 되는데 실제 생산공장에 적용하기는 쉽지 않은 경우가 대부분이다. 급격히 희석하여 원상화 하는 방법 이외의 다른 방식의 원상화 방법은 초반의 denaturing 완충액에서 원상화 과정의 완충액으로의 교환하여 변성제를 제거하는 방법이다. 이와 같은 방법은 우선 투석백(Dialysis Bag)을 이용하는 방법이 있으나 실험실적으로는 가능하여도 생산규모의 공장에서는 적용하기가 어렵다. 대규모 생산 규모의 공정에서 쉽게 이용될 수 있는 방법은 예를 들면 hollow fiber 형식의 한외여과기를 이용하여 완충액을 교환 할 수 있고(Diafiltration), 젤여과 크로마토그래피(Gel Filtration Chromatography 혹은 Size Exclusion Chromatography) 공정을 이용하여(Desalting 하는 방법으로) denaturing 완충액을 renaturing(Refolding) 완충액으로 교환하여 줌으로써 변성제를 제거 할 수 있다. 가장 흔히 사용되는 변성제(Denaturants)로는 요소(Urea), guanidine chloride 혹은 detergent 등이 있다. 요소는 값이 싸서 가장 많이 사용되는 변성제 중의 하나이나 반드시 시안기(Cyanate)가 없는 것을 사용해야 하며(오염된 cyanate에 의해 단백질이 carbamylation이 된다.) 보통 7~8 M 농도를 사용한다. EDTA가 완충액에 첨가되는데 보통 1~5 mM 정도로 사용되고 이는 EDTA가 2가의 금속이온과 결합하여 원상화 과정 중에서 산화 부반응을 방지하기 위함이다.

Dithiothreitol(DTT)이나 mercaptoethanol 혹은 cystein이 disulfide bond를 풀어헤치기 위한 환원제로 완충액에 첨가되며 cystein이 그중 가장 값이 싸고 보통 50~100 mM 정도의 농도로 첨가된다.

종합적으로 요약해보면 inclusion body를 용해시키기 위한 단백질 변성 완충액(Denaturing Buffer)의 대표적인 조성은 50 mM Tris 혹은 glycine 완충액(pH 7.5~9.5)에 7 M 요소나 6 M Guandine·HCl, 1~5 mM EDTA, 50~100 mM 환원제(DTT or Cystein)를 첨가하면 얻어지겠다. 이 완충액에 대한 단백질 농도는 보통 1~50 mg/mℓ 정도 범위가 좋고 Conductivity는 10~50 mS/cm, redox potential은 −300~−100 mV, 온도는 4~25℃ 정도가 적당하다.

원상화 과정의 대표적인 조건은 낮은 단백질 농도, 알칼리 pH, 낮은 변성제 농도, disulfide의 산화제 및 환원제, EDTA의 존재가 필수적이며 어떤 경우에는 원상화를 촉진하는 특정의 cosolvent를 사용하는 경우도 있다.

원상화의 전략은 대상 단백질의 disulfide bond존재 유무에 따라 조금 달라진다. Disulfide bond가 존재하는 단백질의 경우는 원상화 시 올바른 disulfide bond의 형성이 중요하며 보통은 공기에 의해 산화 시키는데 원상화 과정중 촉매 역할을 할정도의 환원제가 원상화 완충액에 포함되어 있는 경우 Disulfide bond의 형성이 더 촉진된다. 대표적인 원상화 완충액 용액의 조성은 50~100 mM Tris or glycine, 0~3M denaturant, 1~5 mM EDTA, 2~5 mM mercapto reagent, cosolvent 등으로 이루어지며 pH는 9.0~9.5, 단백질 농도는 0.1~0.5 mg/mℓ, conductivity 10~30 mS/cm, 온도는 4~25℃, redox potential은 −50~+50 mV가 적당하다.

9.2.5. 여과(Filtration)–미세여과(Microfiltration), 한외여과(Ultrafiltration), 역 삼투(Reverse Osmosis)

여과는 여과에 사용되는 분리막(Membrane)의 구멍크기(Pore Size)에 따라 미세여과, 한외여과, 역삼투로 구분할 수 있으며 미세 여과막의 구멍크기는 보통 0.1~0.65 μm로 주로 미생물 자체의 여과에 사용된다.

한외여과막의 크기는 주로 막 안에 남겨 두고자 하는 분자의 크기에 따라 여러 종류로 나뉘며 보통 분자량 1,000~1,000,000 범위의 단백질 등을 농축시키고자 할 때 사용되며 농축하고자 하는 분자의 크기에 따라 막 크기를 결정, 선정하여야 한다.

표 9.2. 각종류별 막(Membrane) Pore Size

Membranes	Size
Microfiltration	Rated by pore size: 0.1 – 0.65 Micron
Ultrafiltration	Rated by size of molecule retained: 1,000 – 1,000,000 NMWL
Reverse Osmosis	Rated by retention of marker ions: NaCl등

역삼투막은 역삼투 대상이 되는 이온의 크기에 따라 막 크기를 선정하여야 하며 예를 들어 염화나트륨을 역삼투 시키고자 하면 동일 용도의 막을 선정, 사용해야 한다 (표 9.2 참조).

여과의 용도는 찌꺼기 등을 걸러내어 깨끗이 하는 Clarification, 목표 산물은 막을 통과하지 않고 용매만 투과함으로써 농축시키는 농축(Concentration), 목표산물(Product)은 막 안에 남아있고 기존 용매는 막을 통과하여 없어지고 새로운 용매를 product에 첨가하여 완충액을 교환하는 투석여과(Diafiltration) 혹은 완충액교환(Buffer Exchange) 등이 있겠다.

여과의 형태는 여과막이 흐름에 수직으로 위치한 정상흐름의 여과(Normal Flow Filtration)와 흐름이 여과막에 접선으로 즉 막과 흐름이 평행인 접선흐름여과(Tangential Flow Filtraion) 혹은 교차흐름여과(Cross Flow Filtration)로 나눌 수 있다. NFF에서는 보통 모든 유체가 막을 통과하며 막을 통과하지 못하는 입자가 막 벽이나 안에 남게 되며 Cartridge여과가 NFF에 속하며 이 경우는 막 막힘 현상이 많이 발생한다. TFF에서는 유체가 막과 병행하여 흐르는 관계로 적은 양의 유체가 막을 통과하여 빠져나가며 많은 부분은 다시 순환되며 막 표면에 남아 있는 입자는 유체의 흐름 때문에 막 표면에서 쓸려 나가 같이 흐르게 되어 막의 막힘 현상을 방지할 수 있으며 보통 Cross Flow Filtration 이라고도 불려진다 (그림 9.6, 9.7참조).

산업적으로 주로 많이 사용되는 여과 형태는 운전 중 막힘 현상이 없이 연속 운전이 가능한 TFF이 되겠으며 앞으로의 내용도 주로 TFF에 관한 내용이 되겠다.

대표적인 TFF의 모듈(Module)은 그림 9.8 같으며 몸체는 Feed channel과 Permeate channel로 나뉘며 그 사이에 분리막(Membrane)이 위치해 있으며 Feed Flow, Retentate Flow, Perme-

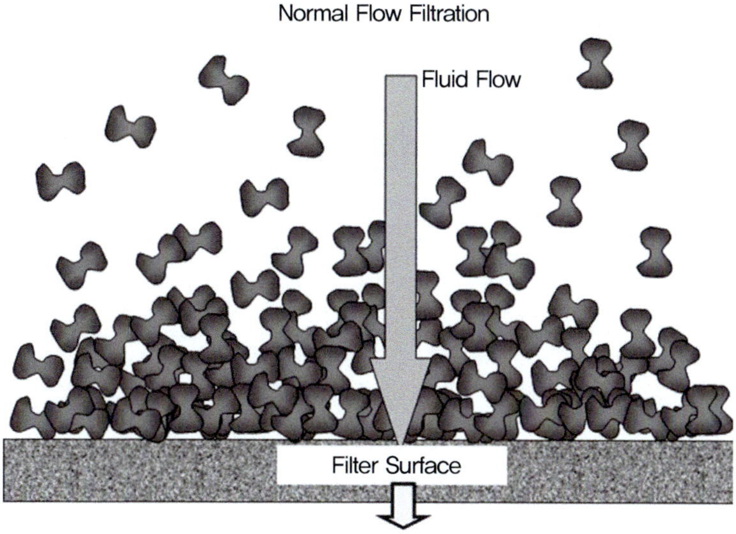

그림 9.6. Normal flow filtration

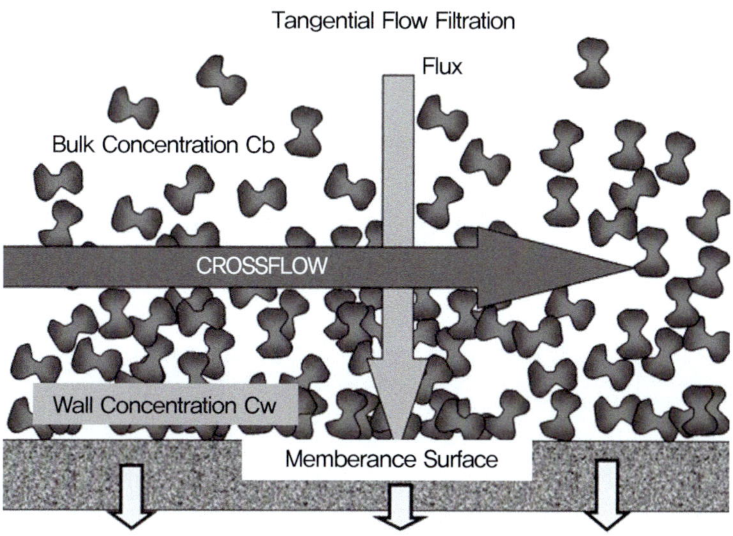

그림 9.7. Tangential flow filtration

ate Flow에 각각 압력계가 달려 있다.

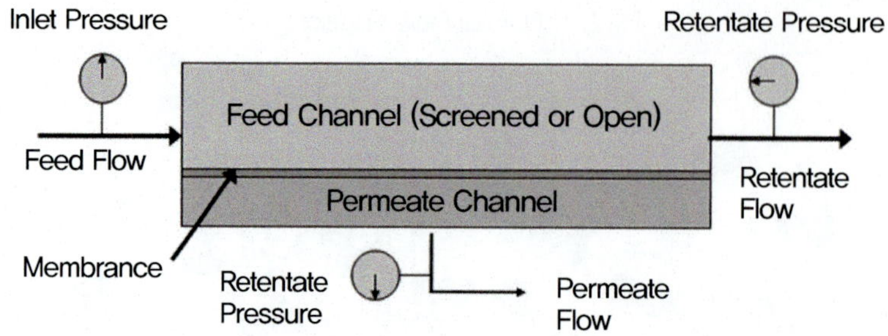

그림 9.8. TFF module

여기에서 여과에 사용되는 용어의 정의부터 살펴보면 주로 많이 사용되는 용어는 우선 압력강하(Pressure Drop) ΔP와 막간압력(Transmembrane Pressure) TMP, 유량(Flux) 및 Rejection 등이 있겠다.

그림 9.9에서 입구압력을 P_{in}, 출구압력(Retentate Pressure)를 P_{out}, Permeate 압력을 P_{perm}라고 하면

$$\text{Pressure drop } \Delta P = P_{in} - P_{out}$$

$$\text{Transmembrane Pressure TMP} = (P_{in} - P_{out})/2 - P_{perm}$$

으로 정의되며 예를 들어 P_{in} =30psi, P_{out} =20psi, P_{perm} =2psi인 경우 ΔP=10psi, TMP=(30+20)/2−2=25−2=23 psi가 된다.

유량(Flux)은 분리막의 생산 능력(Production Capacity)으로서 Permeate의 유속을 분리막의 면적으로 나눈 값이 되겠다.

TFF의 Module Type은 그림 9.10같이 Channel의 기하학적인 모양에 따라 여러 가지가 있겠으며 Open channel의 경우는 주로 Clarification 용도로, Screened channel은 한외여과 용도로 사용된다. Screened channel은 분리 막에 그물망(Screen)이 있어 와류(Turbulent)형성을 촉진해 펌핑을 약하게 하여도 된다.

그림 9.10 왼쪽 첫번째 형식의 여과기가 Hollow fiber 여과기로 소형의 다공성 fiber가

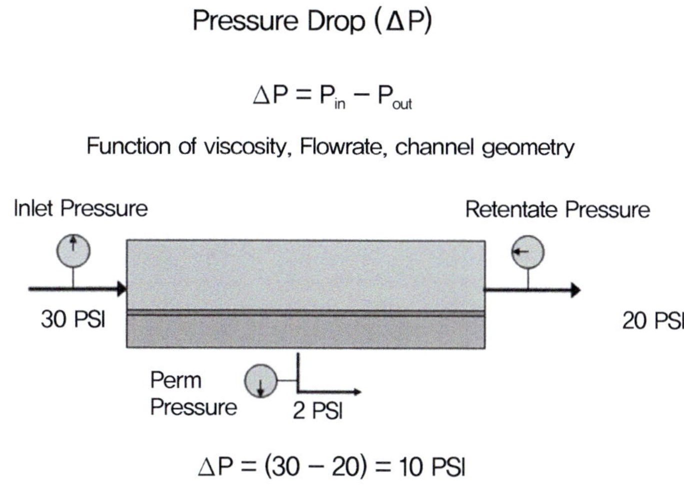

그림 9.9. Definition of terms

chamber안에 열교환기 모양으로 묶여 있어 feed를 fiber안으로 펌핑하면 permeate가 fiber tubing을 통과하여 chamber안으로 흐르게 된다. 매우 큰 표면적을 만들 수 있어 좋다. 왼쪽에서 두 번째 형식은 prostak 여과기로 주로 미세여과용으로 Clarification 공정에 사용되며 Open Channel형식이며 shear가 낮은 장점이 있다. 세번째 형식은 Spiral wound형식(Helicon Spirals)으로 평판 여과 막이 나선형으로 말려 있는 형태이다. 다공성의 지지대 등이 말려 돌아가 있는 형식이고 permeate는 여과 막을 통과하여 permeate spacer를 지나 Tube중앙으로 모여 흐르게 된다. 주로 한외여과에 사용된다. 네번째 형식은 평판 여과막(Flat Membranes)이 cartridge안에 들어 있는 평판 여과기(Pellicon Cassetes)이고 Screened channel이 보통이며,

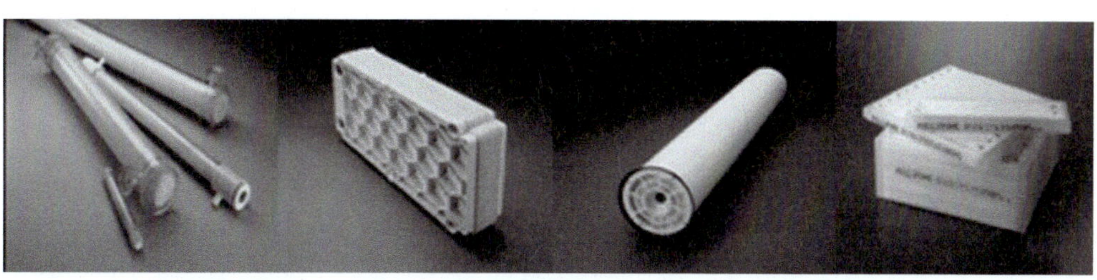

그림 9.10. Various Module Types

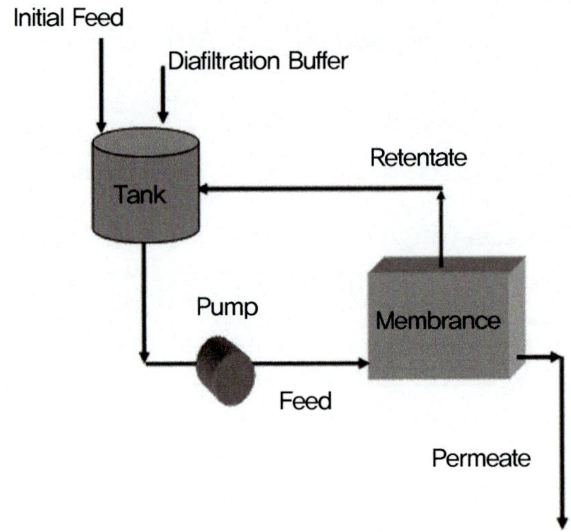

그림 9.11. TFF System

평판이기 때문에 표면면적이 작아 단위 면적당 비용이 가장 높은 여과기에 속하나 청소하기 간단하며 운전이 용이하다.

TFF System의 구성은 그림 9.11보이는 바와 같이 분리막(Membrane), 펌프, 탱크 및 관련 배관으로 이루어져 있으며 운전형태는 Flush, Integrity Test, Buffer Conditioning, 농축, Diafiltration, Product 회수, CIP(Clean in Place) 등으로 나눌 수 있겠다.

Flush는 저장 용액이나 세척용액 등을 제거하기 위하여 깨끗한 물을 pumping하여 system을 세척하는 과정으로 flush쪽 라인을 통하여 배수구로 빼낸다. Integrity Test는 System, 특히 막이 새는 곳이 있는지를 시험하는 과정으로 분리막을 물로 적신 후 공기압을 건 다음에 분리막을 통과하는 공기의 흐름을 잰다.

Buffer conditioning은 사용할 완충액만 system 내에서 순환시키는 작업으로 분리막을 사용 완충액으로 적셔줌으로써 용질이 분리막에 접촉 하였을때 침전이나 변성이 되는 것을 막아주는 역할을 한다.

농축(Concentration)작업은 정상적인 조업으로 샘플을 탱크에 넣고 적당한 유속과 압력으로 펌핑하여 용매는 Permeate 라인으로 빠져나가고 Retentate는 계속 System을 순환하며 농축된다.

Diafiltration 작업도 정상적인 조업으로 농축과 같으나 바꾸어 줄 새 완충액을 탱크에 계속 공급해 주는 과정이 농축 공정과 다른 점이다. Product 회수는 Flush 라인을 이용하여 중력에 의한 drain으로 회수한다.

CIP는 세척작업으로 system안에 남아있는 product나 미생물, 바이러스 등과 같은 bioburden, 발열성 물질(Endotoxin) 등을 제거하며 청결을 유지하고 막의 투과능력을 회복하기 위한 작업으로 보통 막을 손상하지 않으며 여러가지 막에 붙어 있는 물질들을 잘 세척해줄 수 있는 세척액을 사용하여 system 내로 순환시킴으로써 가능하다.

가장 보편적으로 사용되는 세척액은 0.1~1.0 M의 가성소다 용액, 200~500 ppm의 활성염소를 함유한 NaOCl(표백액), 혹은 0.1 N의 인산액(Phosphoric acid) 등이다.

9.2.6. 침전(Precipitation)

단백질을 침전시켜 고형화하면 때때로 유리한 점이 많다. 단백질 정제 과정중 중간에 보관하기 위해 혹은 농축이나 완충액(Buffer) 교환 등을 위해 아주 좋은 방법이다. 침전공정의 유리한 점으로 가장 중요한 것이 부피를 줄여주는 것과 불순물을 제거하는 것이라고 볼 수 있겠다.

단점으로서는 침전된 단백질이 어떤 경우에는 잘 녹지 않는다는 점과 침전시키기 위하여 특정 용매를 사용하는 경우는 단백질의 안정성을 떨어뜨릴 염려가 있고 또한 폐기물 처리 문제와 용매 사용시에는 방폭장치 등이 추가되기 때문에 비용이 증가한다는 점이다. 가장 보편적인 침전방법은 고농도의 염을 사용하여 Salting out시키는 방법이다. 황산 암모니움(Ammonium Sulfate)가 가장 보편적으로 사용되고 있다.

또 한가지 방법은 종종 Polyalcohol 존재 하에서 행해지는 등전침전법(Isoelectric Precipitation)이다. 따라서 아세톤이나 에탄올 같은 유기용매를 첨가해 주면 큰 단백질들은 대개 침전되는 경향이 있다.

표 9.3 에 침전공정에 사용될 수 있는 여러 가지 물질들의 사용조건과 특징들을 요약하였다.

표 9.3. Precipitation Agents Used in Downstream Processing

Precipitation Agent	Typical Conditions	Comments
Acetone	0~80% v/v at 2~8℃	Denature irreversibly ; explosion proof area required
Ammonium sulphate	1~3M	May damage proteins
Caprylic acid	Sample vol/15gram	Precipitates bulk of proteins from sera & ascites, leaving IgG in sol
Dextran sulphate	0~0.5% v/v	Precipitates lipoproteins
Ethanol	0~60% v/v	Denature irreversibly; explosion proof area required
Polyethylene glycol (3,000–20,000)	0~20 w/v	Rarely denatures ; difficult to remove
Polyethylene imine	0~0.1% w/v	Precipitates aggregated nucleoproteins
Polyvinylpyrrolidine	0~3% w/v	Precipitates lipoproteins
Protamine sulphate	0~1% w/v	Precipitates aggregated nucleoproteins

9.2.7. 바이러스의 불활성화 및 제거(Virus Inactivation and Removal)

복잡한 재조합 단백질이나 치료용 항체의 제조 경우에는 동물세포 배양을 이용하게 되는데 이러한 경우는 retrovirus나 혹은 외부에서 유입되는 바이러스에 의해 오염될 가능성이 많다. Cell bank characterization을 철저히 수행하여 오염되지 않은 순수한 Cell Bank를 사용함은 물론 동물유래의 원료를 쓰지 않는 등 여러가지 방지대책에도 불구하고 생산공정중의 원료 등에서부터 혼입될 가능성이 있는 외래의 바이러스가 항상 존재하기 때문에 바이러스 오염은 재조합 단백질 생산에 계속 문제로 남아 있다.

따라서 특히 동물세포 배양이나 곤충세포 배양을 이용한 생산공정의 정제 공정에서 바이러스의 불활성화와 제거는 아주 중요한 과정이라 하겠다.

불활성화는 바이러스의 감염성을 비가역적으로 없애주는 것이고 제거는 한외여과나 나노여과(Nanofiltration) 혹은 크로마토그래피 등의 기술을 이용하여 바이러스를 제거하여 숫자를 줄여주는 것을 의미한다.

바이러스의 불활성화 방법은 다음과 같이 여러 가지가 있다.

- γ선이나 UV
- 열처리
- Acid Treatment(pH 3)
- Detergent 처리

그러나 바이러스의 특성이 다 달라 어느 한 방법에 의해 모든 종류의 바이러스를 다 불활성화 시킬 수는 없다.

예를 들면, detergent로 처리하는 방법은 enveloped 바이러스에는 매우 효과가 좋으나 un-enveloped virus에는 큰 효과가 없는 것으로 알려져 있고 pH를 낮추는 방법은 동물세포 배양 system에 아주 효과적이나 parvovirus에게는 효과가 없는 것으로 알려졌다. 바이러스의 제거는 보통 재조합 단백질의 정제과정 중에 3 step 이상의 크로마토그래피 공정이 들어가 있기 때문에 이 과정 중에 많이 제거된다고 볼 수 있다. 일반적으로 높은 pH, 낮은 Conductivity하에서 음이온교환 크로마토그래피 공정을 통과하면 가장 잘 제거된다. 또한 여과 방법이 바이러스 제거에 가장 유용하게 사용되고 있고 보통 한외여과나 nanofilter가 사용된다. 최근에는 바이러스 제거용으로 최적화된 nanofilter가 많이 상품화 되어 있어 크로마토그래피 공정 이외에 특별한 바이러스 제거 공정으로 추가되고 있다.

9.2.8. 크로마토그래피 공정(Column Chromatographies)

재조합 단백질의 제조공정 중에서 비용이 많이 들고 또한 제품의 순도를 좌우하는 가장 중요한 과정이 단백질 정제공정이다. 단백질 정제공정에서는 주로 액체크로마토그래피 공정을 이용하게 되는데 이 액체 크로마토그래피 공정의 특징은 다음과 같다.

- 열이 발생하지 않아 변성의 위험이 없다.
- Shear force가 없어 단백질의 변성을 막는다.
- 샘플 회수율이 높다.
- 분해능이 높다(High resolution).
- Scale-up이 쉽다.
- 자동화가 쉽다.
- 여러가지 성공예가 많다.

또한 단백질은 전기화학적 혹은 물리화학적 특징이 단백질마다 다 다르게 나타난다. 단백질은 여러가지 아미노산으로 구성되어 있기 때문에 Asp, Glu와 같은 음전하를 가지고 있는 그룹이 있는가 하면 Lys, Arg, His 등과 같이 양전하를 가지고 있는 그룹도 있어서 어떤 형태로든 전하를 띄게 된다. 또한 Phe, Trp, Ile, Leu, Val과 같은 소수성의 아미노산이 많으면 소수성을 띄게 되어 있고 단백질은 또한 size나 shape이 각각 다 다르기 때문에 이와같은 단백질 고유의 성질을 이용하여 정제하게 된다.

■ 9.2.8.1. Gel Filtration Chromatography / Gel Permeation Chromatography / Size Exclusion Chromatography

Gel filtration chromatography는 분자의 크기에 의해 고 해상도로 분리하는 방법이다. 그림 9.12보이는 바와 같이 gel matrix의 구멍(pore)보다 큰 크기의 분자들은 gel의 입자내의 구멍으로 들어갈 수가 없어 빨리 흘러내려가게 되고 gel입자내의 구멍보다 작은 분자들은 입자내의 구멍으로 침투하여 오랫동안 남아있게 되어 아주 천천히 흘러내려가 분자의 크기에 따라 분리가 되게 된다.

Gel filtration은 분리 되는 분자의 크기 차이에 따라 3가지의 기본적으로 다른 방식에 의해 수행되는데 그 첫째는 group separation 이고 두번째는 fractionation, 세번째는 분자량이나 분자량 분포를 결정하는 것이다.

Group separation은 염을 제거할 때(Desalting) 혹은 완충액 교환(Buffer Exchange)이나 시약 등을 제거할 때 사용되며 보통 분자크기 차이가 10배 이상 차이 날때 사용하는 방식이다.

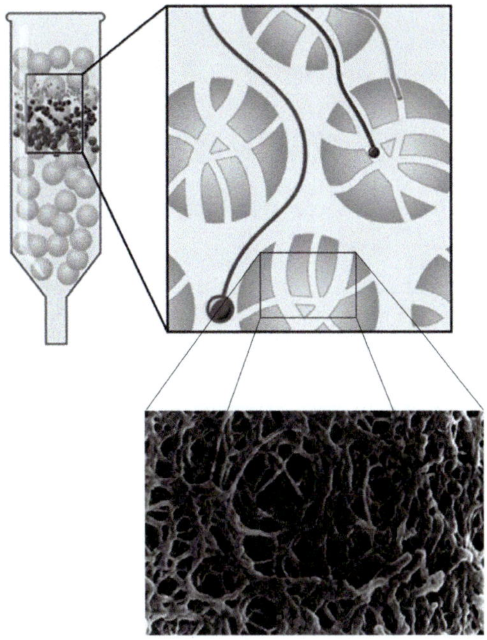

그림 9.12. Gel Filtration Chromatography 작용원리

Fractionation은 복잡한 단백질이나 peptides들의 정제나 단량체(Monomer)와 이량체(Dimer) 혹은 aggregate를 분리 정제할 때 사용된다

세번째 방식은 분석방법이며 보통 고분자량의 분자들을 분리하여 분자량을 측정하는 방법이다.

좀 더 자세하게 설명하면 Group separation은 샘플을 준비할 때 pH나 완충액의 종류, 염의 농도를 조절할 때 사용되며 쓸데 없이 방해가 되는 저분자량의 분자를 제거할 때 혹은 형광 라벨이나 동위원소 marker등과 같은 저분자량의 시료 제거 등에 사용되나 단백질 침전이 일어나는 경우는 사용할 수 없다.

Fractionation은 보통 정제의 마지막 단계인 polishing step에서 많이 사용되고 dimer나 aggregate를 제거하는데 효과적이나 샘플 부피가 클 때는 적합하지 않다. 이는 Gel filtration이 column부피의 5%이내의 샘플을 사용해야 하는 저용량의 공정이고 Bed 높이가 길고 상대적

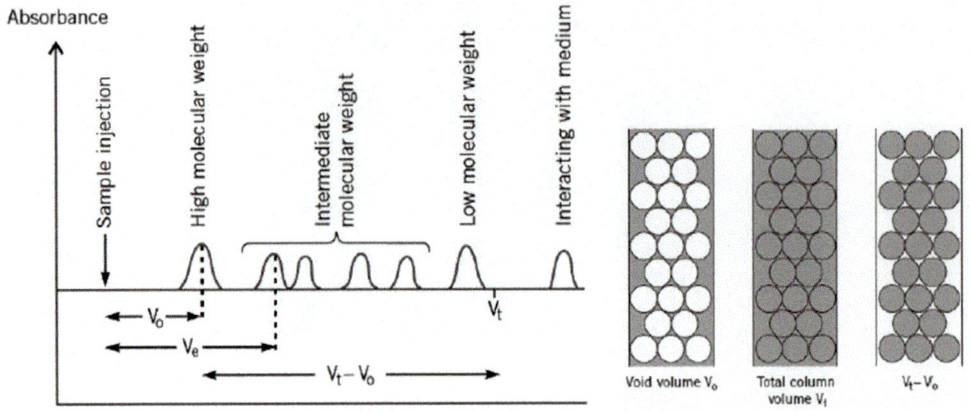

그림 9.13. Expression of Results in Gel Filtration.

으로 유속이 낮아 cycle time이 길기 때문이다. 따라서 샘플 부피가 큰 Capture나 Intermediary step에 사용하기에는 부적합하다.

Gel filtration chromatography의 결과는 그림 9.13같이 나타난다. 샘플을 column에 loading하고 elution buffer 하에서 gel media사이로 흘러내려갈 때 분자량이 커서 gel 입자 내로 침투하지 못하는 크기가 큰 분자는 제일 먼저 흘러내려와 elution volume이 void volume과 같은 Vo가 된다.

Gel 입자 내로 들어가 확산된 크기가 작은 저 분자량의 elution volume은 총 column부피인 Vt가 되며 중간 크기의 분자들의 elution volume은 Vt−Vo 사이로 분포된다.

Gel filtration chromatography에서 분리 해상도(Resolution)에 영향을 미치는 주요 공정변수는 다음과 같다.

- 유속(Flow rate)
- Bead의 크기(Bead size)
- Bed height
- Selectivity of the gel
- Sample load

– Sample viscosity

유속은 빠를수록 해상도에 악영향을 미치므로 해상도가 낮으면 유속을 줄여 주어야 한다. Bed height 즉 column 길이를 길게 하면 해상도는 좋아진다. Bead 크기가 작으면 해상도가 좋아지고 분리시간도 짧아진다. Gel 자체의 Selectivity도 해상도에 영향을 미치므로 모든 방법을 다 동원하여도 해상도가 올라가지 않으면 selectivity가 높은 gel로 gel자체를 바꾸어 주어야 한다.

해상도는 또한 Sample load가 적을수록 올라간다. 샘플의 점도는 해상도에 당연히 악영향을 미치며 점도가 높은 경우는 group separation 조차에서도 결과가 좋지 않다. 그러나 이렇게 해상도에 영향을 미치는 공정변수의 제어는 이 공정의 생산성(Productivity)을 향상시키는 방향과는 충돌이 일어나게 되므로 생산성도 큰 손실을 보지 않는 범위에서 제어가 되어야 할 것이며 생산성을 향상시키기 위한 제어는 다음과 같다.

– Bed height를 최소화한다.
– 샘플의 농도를 증가시킨다.
– 유속을 증가시킨다.
– 샘플 부피를 증가시킨다.

■ 9.2.8.2. Ion Exchange Chromatography

Ion Exchange Chromatography 에서의 분리능은 전하를 띈 분리하고자 하는 solute가 gel에 붙어 있는 샘플과 반대 전하를 띈 Ion exchange column에 가역적으로 흡착하는 힘에 의해 생기게 된다 (그림 9.14 참조).

음이온을 가지고 있는 solute를 흡착시키는 경우를 음이온 교환(Anion Exchange), 양이온을 가지고 있는 solute를 흡착시키는 경우를 양이온 교환(Cation Exchange)이라고 한다. Ion exchanger로 사용되는 functional group은 다음과 같다.

– Anion exchanger

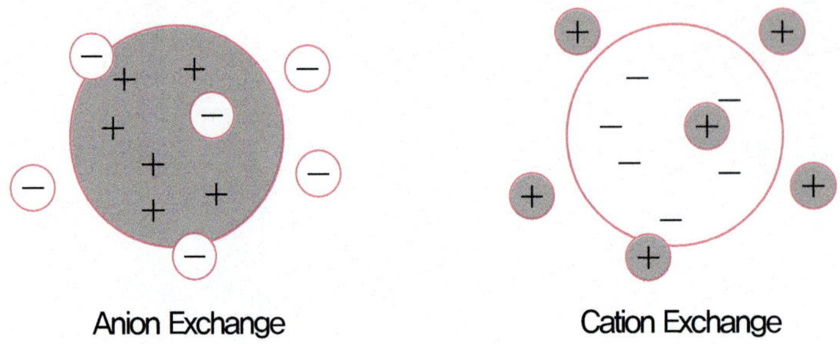

그림 9.14. Ion Exchange Chromatography작용원리

DEAE (diethylaminoethyl)–$OCH_2CH_2N^+ (CH2CH_3)_2$

Q (quaternary ammonium)–$CH_2N^+ (CH_3)_3$

– Cation exchanger

CM (carboxymethyl)–OCH_2COO^-

S (methylsulphonate)–CH_2SO_3

이 중 약한 ion exchanger는 DEAE와 CM이고 이것들의 용량(Capacity)은 pH에 따라 변한다. 강한 ion exchanger로는 Q와 S가 있고 이것들의 용량은 광범위한 pH범위에서 일정하다는 특징이 있다.

따라서 강한 ion exchanger가 약한 것들보다 장점이 많은데 이와 같은 장점은 첫째, 모든 pH 하에서 전하를 띄게 되며 둘째, 모든 pH범위에서 일정한 전하를 가지고 있고 셋째, 빠르고 쉽게 평형에 도달할 수 있다.

정제방법 개발시 ion exchanger의 선정은 초기에는 넓은 pH범위에서 잘 작용하는 강한 ion exchanger로 시작하는 것이 좋다. 왜냐하면 강한 exchanger는 pH 2~12의 넓은 범위에서 충분히 전하를 띄고 있는 반면에 약한 exchanger인 DEAE는 pH 2~9, CM은 pH 6~10정도의 좁은 범위에서만 충분한 전하를 가지고 있기 때문이다.

Ion exchange chromatography는 치료용 단백질의 분리 정제공정에서 가장 널리 사용되는

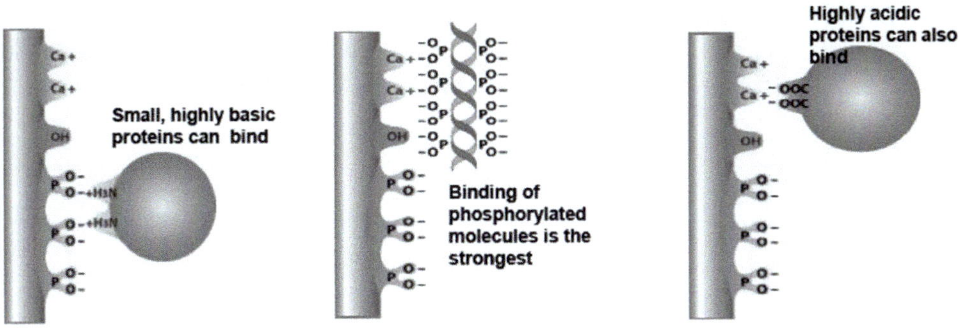

그림 9.15. Mixed mode ion exchanger

기술로 재현성이 높으며 해상도가 높고, 처리 용량이 크며, scale up에 용이한 장점을 가지고 있다. 유기용매나 요소, detergent 등을 사용하여도 정제 효율에 영향이 없고 낮은 농도의 단백질 샘플을 사용하여도 전혀 문제가 없다. 단점은 중간 내지는 높은 ionic strength하에서는 결합력이 현저히 떨어지며, 용출(Elution)된 샘플이 높은 ionic strength를 갖게 되며 또한 elution이 부분적으로 pH가 아주 높던가 낮은 부분이 생겨 단백질의 안정성에 문제가 생길 경우도 있다.

Hydroxyapatite chromatography는 일종의 복합 방식의 ion exchanger(Mixed Type)로서 분자의 크기, pI(Isoelectric Point) 및 전하에 의해 분리하는 기술이다.

Hydroxyapatite는 그림 9.15에서 보이는 바와 같이 칼슘(Ca^{++})과 인(Phosphate, PO^{4-})의 골격을 포함하기 때문에 작고 양전하를 띈 강한 염기성 단백질이 잘 흡착될 수 있고 또한 강한 산성 단백질도 Ca^{++}때문에 잘 흡착될 수 있으며 특히 DNA와 같이 인산화된 분자들은 Hydroxyapatite의 Ca^{++}에 가장 잘 결합할 수 있어 가장 강하게 흡착될 수 있다.

이러한 복합방식의 ion exchanger는 아주 좋은 방법이기는 하지만 아직까지 많은 사실이 과학적으로 잘 이해되지 못하고 있다. 그러나 아주 독특한 분리기전과 selectivity를 가지고 있어 capture, intermediary 정제 step, polishing step에 다 같이 적용될 수 있지만 보통 polishing step에서 자주 이용되며 특히 밀접하게 연관된 단백질(예 Isomer)들도 분리해낼 수 있는 경우가 있다. 단점으로는 pH 5이하나 EDTA와 같은 chelating agent 존재 하에서는 gel의 결정 구조가 깨져 활성을 잃게 된다.

Hydroxyapatite chromatography는 주로 다음과 같은 용도로 사용된다.

- 단일 클론(Monoclonal) 혹은 폴리 클론(Polyclonal) 항체의 정제
- 숙주 유래 단백질의 제거
- Leached protein A의 제거
- IgG aggregate의 제거
- Endotoxin(발열 물질), DNA, lipid enveloped virus의 제거

특히 숙주세포 제거의 경우 오로지 한 step에 의해 90% 이상의 숙주 유래 단백질 불순물을 제거 할 수 있으며 Protein A resin에 이어 두번째로 효율적인 방법으로 알려져 있다.

Ion exchange chromatography의 운전은 그림 9.16에서 그림 9.20까지 에서 보이는 바와 같이 여러 단계로 이루어진다.

첫 번째 단계는 시작 단계로서 column을 10~50 mM의 적당한 완충액으로 평형상태가 되도록 유지시키는 equilibration 단계로 약 column부피의 2배 정도의 완충액을 흘려 보내게 된다. 이때 너무 높은 농도의 완충액을 사용하게 되면 이온 강도가 높아 단백질 결합력을 떨어

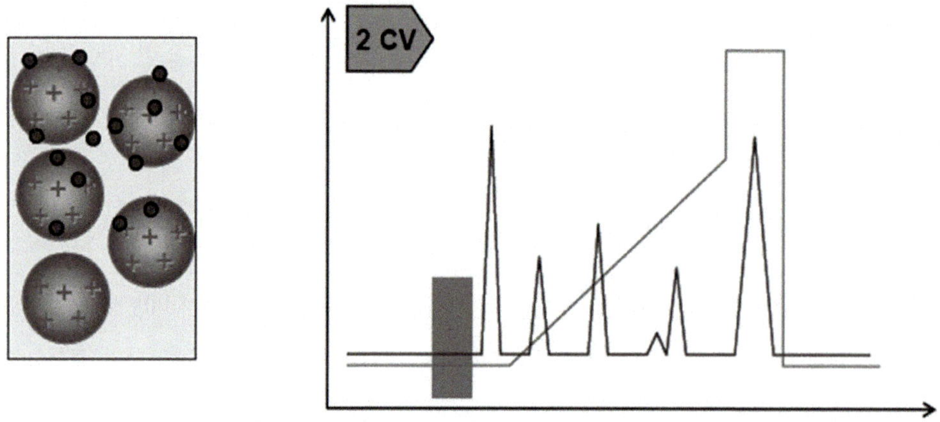

그림 9.16. Starting Condition – Equilibration

뜨릴 우려가 있으므로 약한 이온 강도가 되도록 완충액의 농도를 조절하는 것이 중요하다.

두 번째 단계는 시료의 주입과 주입된 시료 단백질의 흡착단계이다. 부피는 시료의 크기에 따라 다르며 이때도 역시 단백질의 결합력을 떨어뜨리지 않기 위해 사용하는 완충액의 농도는 10~50 mM 사이로 조절하여 이온 강도가 너무 높지 않도록 하여야 한다. 주로 많이 사용되는 완충액의 종류로서는 ammonium acetate, sodium phosphate, Tris 완충액 등이 있다. 물론 나중에 언급이 되겠지만 최적화된 결합력을 얻기 위해서는 시료의 pH값이 중요하기 때문에 각 시료에 따른 올바른 값의 pH와 그에 따른 완충액 선정이 중요하다고 하겠다.

세 번째 단계는 흡착된 단백질을 탈착(Desorption)시켜 용출(Elution)시키는 단계로서 보통 10~20 배의 column부피의 용출 완충액을 흘려 보내게 된다.

용출 완충액은 보통 Na, ammonium, K(양이온)이나 acetate, formate, chloride, bromide, sulphate, citrate(음이온) 등이 포함 되는 완충액으로서 흡착된 단백질보다 강한 이온이 경쟁적으로 흡착된 시료 단백질을 탈착시키며 대신 gel에 흡착되어 용출이 되게 된다. 이때 약하게 흡착되어 있던 단백질이 먼저 용출되어 피크가 먼저 발생하고 강하게 흡착되어 있던 단백질은 나중에 용출되어 어느 정도 시간이 지난 다음에 피크가 나타나며 이렇게 하여 분리가 이

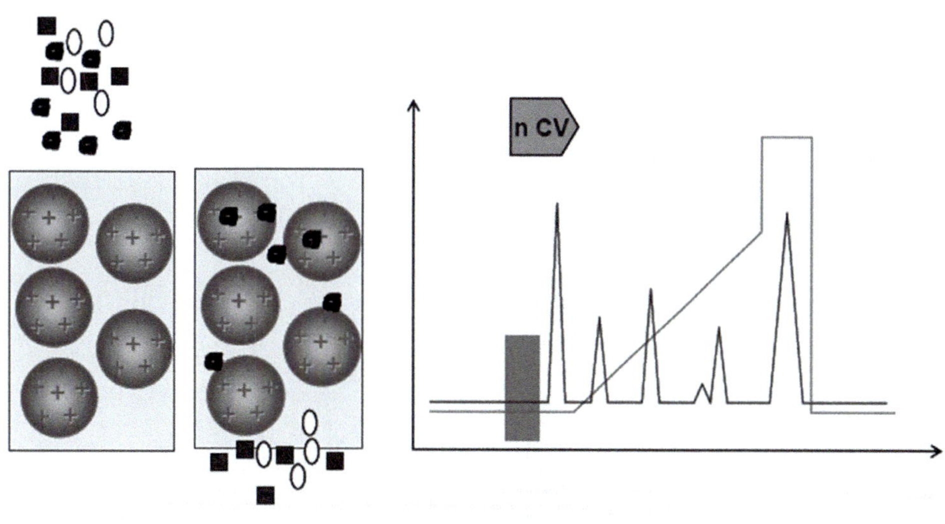

그림 9.17. Sample Application and Adsorption

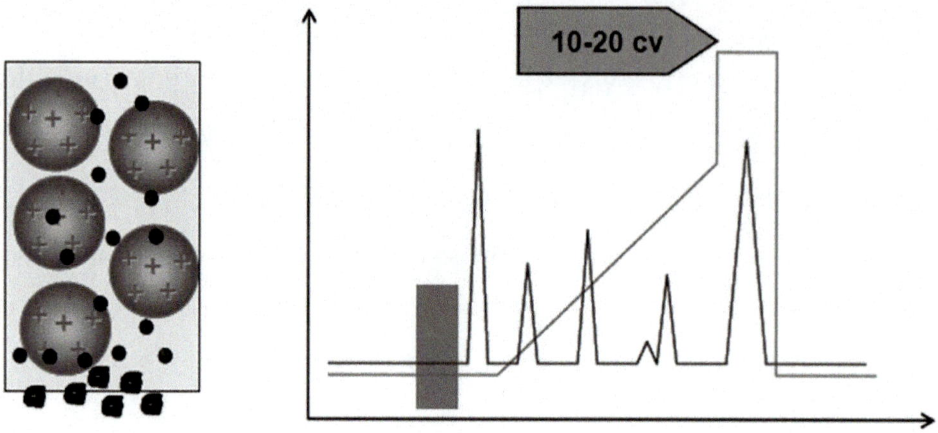

그림 9.18. Start Desorption-Elution

루어 지는 것이다. 물론 용출액은 각 피크마다 다른 용기에 수집한다.

네 번째 단계는 세척단계로서 gel에 강하게 붙어있는 용출액에 들어있던 이온들을 높은 농도의 염을 이용하여 세척해 내는 단계가 되겠으며 보통 1~4배의 column부피의 NaOH, HCl 용액 등이 사용된다.

마지막 단계는 재생 단계로 재차 column을 평형상태로 유지시키는 단계이다. 약 2 column

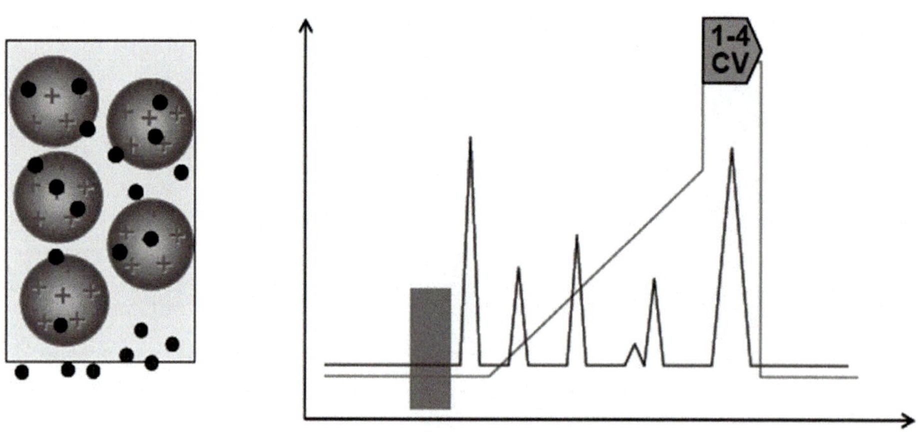

그림 9.19. End of Desorption – high salt wash

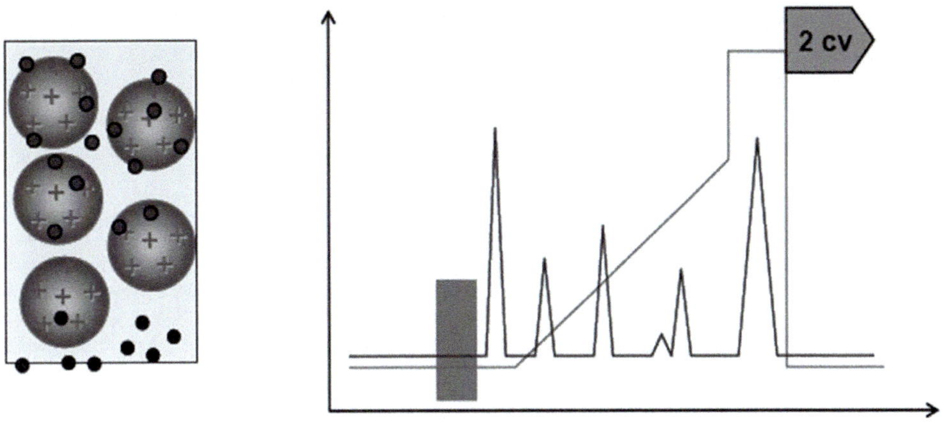

그림 9.20. Regeneration-re-equilibration

부피의 적당한 완충액을 흘려 보냄으로써 column이 정상상태로 재생이 되고 시료를 주입시킬 준비가 된다.

Ion exchanger의 선정에 있어서 가장 중요한 것은 올바른 pH범위를 선정하는 것이다. 대부분의 단백질은 전하를 띄고 있고 또한 그 전하는 pH에 따라 변화하기 때문에 단백질 용액의 pH를 변화시켜 가면서 전하를 측정하게 되면 전체적으로 음이온과 양이온이 균형이 되면 전하가 0이 되는 pH가 생기게 된다. 이러한 pH를 등전점(Isoelectric Point)라 하고 등전점보다 높은 pH에서는 단백질 용액은 음이온을 띄게 되고 등전점에서 멀어질수록 더 높은 음전하를 갖게 된다. 반대로 등전점보다 낮은 pH에서는 양전하를 띄게 되고 역시 등전점에서 멀어질수록 더욱더 높은 양전하를 띄게 되며 이와 같은 곡선을 적정곡선(Titration Curve)이라고 한다.

그림 9.21에서 적정곡선의 예를 보여주고 있다. 이 그림에서 보면 등전점보다 약간 높은 지점의 pH를 pH 1, 더 높은 지점의 pH를 pH 2 라고 하면 pH 2 부분에서의 분리도(Selectivity)가 훨씬 좋게 나타난다. 전반적으로 보면 등전점보다 pH 약 1정도 높은 pH에서부터 그 이상의 pH 영역이 anion exchanger를 사용해야 하는 영역이고 등전점보다 1정도 낮은 pH 에서부터 그 이하의 pH 영역이 cation exchanger를 사용해야 하는 영역이 될 것이다. 단백질의 안정한 pH범위가 cation exchanger를 사용해야 하는 범위를 벗어나게 되면 실질적으로 cation exchanger를 사용하기는 쉽지 않게 된다. 또한 이 그림의 pH 1 지점과 pH 2 지점의

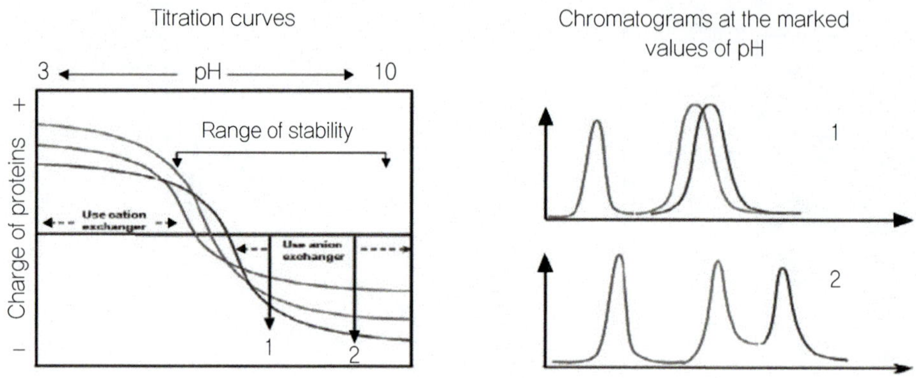

그림 9.21. Titration Curve

selectivity 비교에서 보는 바와 같이 selectivity는 pH에 의해 제어될 수 있다. 따라서 올바른 pH범위의 선정이 단백질의 흡착정도 및 selectivity 등에 지대한 영향을 미치게 된다. 그러므로 적정 범위 안에서 여러 가지 pH를 선정하여 실제로 사전 실험에 의해 최적화된 pH를 결정하면 좋다. 이 경우 시료의 등전점을 전혀 모르는 경우 간단히 시험관에 단백질 용액을 넣고 pH를 변화시켜 가면서 단백질 용액의 침전상태를 관찰함으로써 등전점을 유추하여 실험의 시작점을 파악할 수 있겠다 (그림 9.22 참조).

Ion exchange chromatography(IEC)에서는 처리해야 할 시료의 부피는 제한이 없다. 따라서 부피가 큰 초기 정제단계나 부피가 작은 polishing단계 어디서나 사용이 가능하다. 그러나 최적의 분리능을 갖기 위해서는 실험실에서 Linear gradient elution(선형구배 용출법) 방법으로

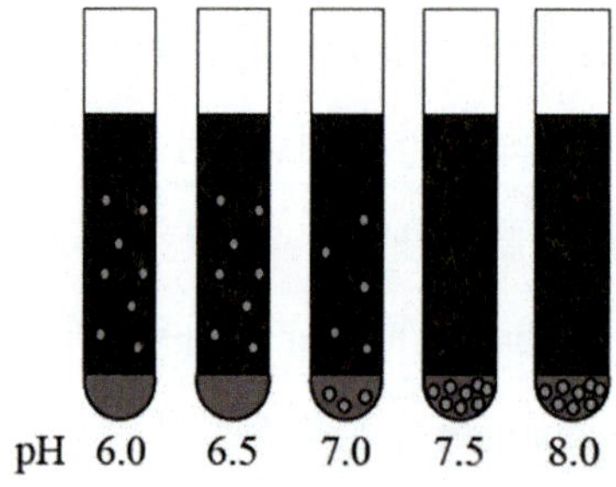

그림 9.22. Test tube method to determine the initial pH

용출시에는 총 결합용량(Total Binding Capacity)의 약 50% 정도를 사용하는 것이 좋으며 단계구배 용출(Step Gradient Elution)법을 사용하여 용출하는 생산 공정에서는 총 dynamic capacity까지 사용할 수 있으나 총 결합용량의 약 75% 정도까지 사용하면 좋다.

용출방법에는 pH구배(pH Gradient)를 주는 방법과 염농도구배(Salt Gradient)를 주는 방법과 두가지를 병용 사용하는 방법이 있으나 두 가지 병용하는 방법은 복잡하여 사용하기 어렵고 pH 구배 방법도 자주 사용하는 방법은 아니며 표준 방법은 염농도 구배 방법이라 하겠다. 구배를 주는 방법은 실험실적으로 많이 사용되는 선형구배(Linear Gradient)방법과 대규모 생산 공정에서 주로 사용하는 단계구배(Step Gradient)방법이 있고 보통 흔히 사용되지는 않는 Isocratic 방법이 있다. 선형구배 방법에서 구배의 기울기가 해상도에 미치는 영향의 예가 그림 9.23에 나타나 있으며 기울기가 낮을수록 해상도가 좋아진다. 또한 대표적인 단계구배 방법의 용출 profile을 그림 9.24에서 보여주고 있다. 결론적으로 단계구배 방법이 선형구배 방법에 비하여 용출시간이 짧고 피크 부피가 작고 대규모 공정에 쉽게 적용될 수 있다. 염의 농도구배를 줄때 사용되는 염의 종류에 따라 용출력이 달라진다. 용출력이 강한 순서로 염의 종류를 나열해 보면 citrate 〉 sulphate 〉 bromide 〉 chloride 〉 formate 〉 acetate 이므로 예를 들어 다음과 같은 염의 농도는 거의 같은 용출력을 나타낸다.

- Sulphate(SO_3^{-2}) 150 mM
- Chloride(Cl^-) 350 mM
- Acetate(CH_3COO^-) 700 mM

마지막으로 scale up을 위한 최적화 인자들은 다음과 같다.

- 최적의 ion exchanger 선정
- 최적의 pH 선정
- 선정된 pH하에서의 적절한 해상도를 줄 수 있는 가장 높은 구배의 선정(용출시) 적절한 해상도를 유지해 주면서 분리시간을 최소화 할 수 있는 최대의 유속 선정

대규모 생산 규모의 정제 공정에서와 정제 초기단계의 capture단계에서는 분리시간을 짧게

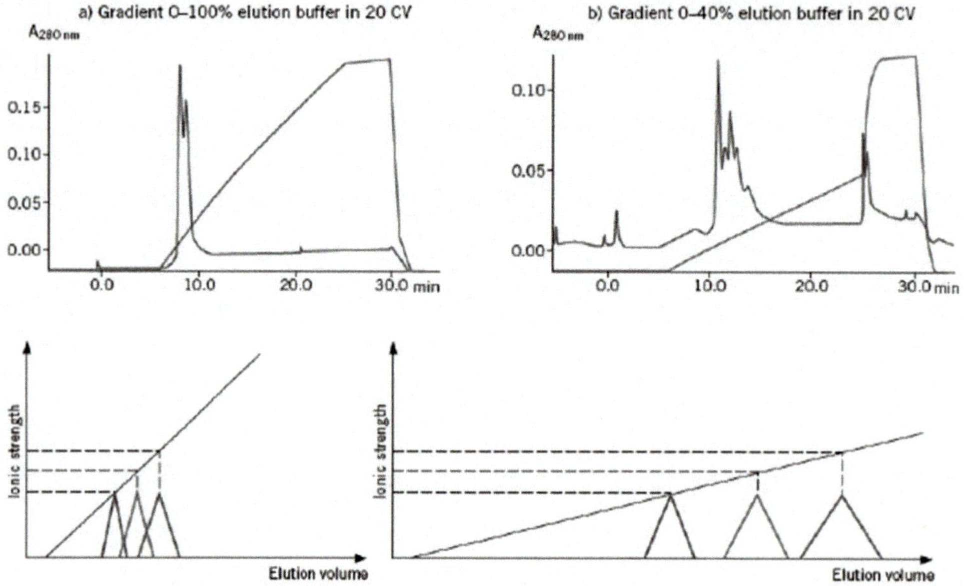

그림 9.23. Effect of Gradient Slope on Resolution

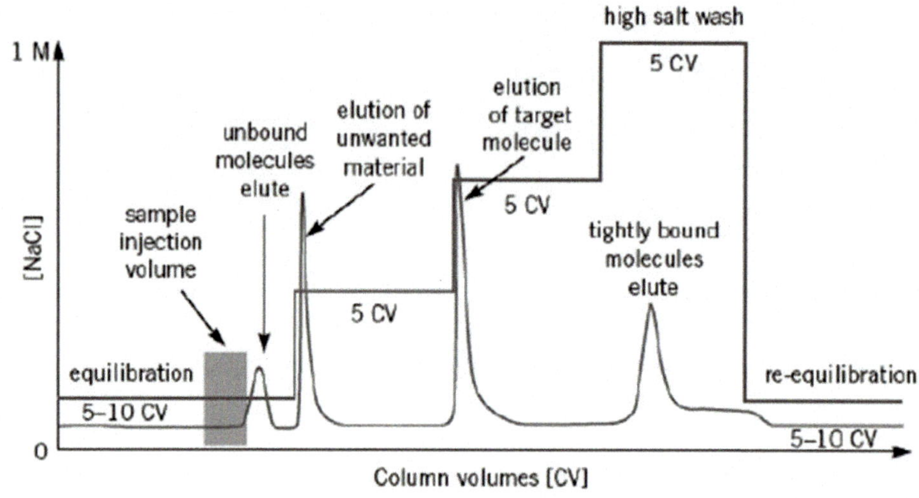

그림 9.24. Typical Step Elution Profile

하고 완충액의 소모가 적은 단계구배로 바꾸는 것이 좋다.

■ 9.2.8.3. Hydrophobic Interaction Chromatography(HIC)

HIC는 단백질 표면의 소수성(Hydrophobicity)차이에 의해 단백질을 분리하는 기술로 그림 9.25에 보이는 바와 같이 크로마토그래피 media에 붙어있는 소수성 그룹과 단백질 표면의 소수성 부분이 가역적으로 서로 작용함으로써 분리가 가능하다. HIC와 Reverse phase chromatography(RPC)는 소수성 차이에 의해 단백질을 분리한다는 원리는 같고 아주 비슷한 기술이기는 하나 두 기술간의 차이는 RPC의 흡착제에는 HIC의 흡착제보다 훨씬 많은 소수성 ligand로 치환되어 있다는 사실이다.

즉, HIC의 gel media에는 10~50 mmoles/ml.gel의 C_2~C_8 alkyl이나 aryl/ ligand가 치환되어있는데 반하여 RPC에는 수백 mmoles/ml.gel의 C_4~C_{18} alkyl ligand가 치환되어 있다. 따라서 RPC 흡착제에의 단백질 결합력은 상당히 강력하여 용출시 비극성의 용매를 이용하여야 한다. 그렇기 때문에 RPC는 주로 수용액-유기용매 사이에 안정한 펩타이드나 저분자량의 단백질을 분리하는데 사용된다.

요약하면, HIC는 단백질의 소수성 성질을 이용하여 단백질을 분리하는 기술이나 RPC에 비하여 훨씬 극성이 높고 쉽게 변성되지 않는 환경하에서 작업이 가능하다. HIC에서 단백질과 gel media사이의 소수성 상호작용은 완충액의 높은 전하력(Ionic Strength)에서 한층 높아진다. 예를 들면, 1.5 M $(NH_4)_2SO_4$와 같은 높은 전하력 용액에서는 컬럼에 시료를 흘리자마자 곧바로 결합하는 소위 염-촉진 흡착이 일어난다. 따라서 HIC는 황산암모늄을 이용한 침전공

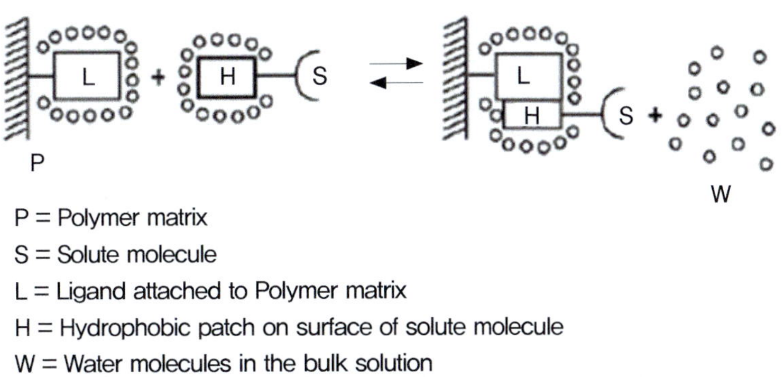

그림 9.25. Hydrophobic Interaction Chromatography (HIC)

정 다음의 단계나 높은 염농도하에서 용출시키는 IEC공정 다음의 단계의 정제공정으로 가장 적합하다.

HIC공정에서는 hydrophic ligand의 선정이 중요하다. 일반적으로, 여러가지 다른 ligand에 대한 단백질의 결합력은 다음과 같은 순이다.

Ether 〈 Isopropyl 〈 Butyl 〈 Octyl 〈 Phenyl

소수성이 높은 단백질은 ligand에 더 강하게 결합한다. 따라서 가장 해상도가 높고 저염농도에서 결합능이 좋은 gel media을 선정하는 것이 중요하다. 그러나 gel media의 선정에는 일반적으로 통용되는 법칙은 없고 오로지 선별시험에 의해 선정 하는수 밖에 없다. 전형적인 HIC의 운전방식은 그림 9.26과같이 처음에 적당한 완충액과 고농도의 염을 섞어 평형상태로 만든 다음에 시료를 컬럼에 흘려보낸다. 용출은 염농도의 선형구배에 의해 이루어지며 보통 컬럼부피의 10~15배 정도 사용되며 용출이 끝난 후에도 강하게 결합되어 있는 분자들을 염이 없는 완충액으로 세척하여 용출시킨 후 다시 염을 가하여 재평형 상태를 만든다. 자주 사용되는 완충액이나 염의 종류로는 potassium phosphate, sodium phosphate, Tris 완충액에 황산암모니움을 첨가한 완충액 등이다. HIC의 성능에 영향을 미치는 인자들은 다음과 같다.

- Ligand의 종류 및 소수성 그룹의 치환정도
- 기본 matrix의 종류
- 염의 종류와 농도
- pH
- 온도
- 첨가제

고정화된 ligand의 종류에 의해 HIC흡착제의 단백질 흡착에 대한 선택성(Selectivity)이 주로 결정된다. 일반적으로 직쇄의 alkyl(Hydrocarbon) ligand는 순수 소수성 성질을 나타내나 aryl ligand는 aromatic 성질과 소수성 작용이 다 나타나는 혼합형 거동양상을 보이고 있다. 일정한 소수성 치환 하에서는 HIC 흡착제의 단백질 결합능력은 alkyl chain의 길이에 비례하여 증가한다. Alkyl ligand와 aryl ligand 사이에 어느 것을 선택할지 여부는 경험에 의할 수 밖

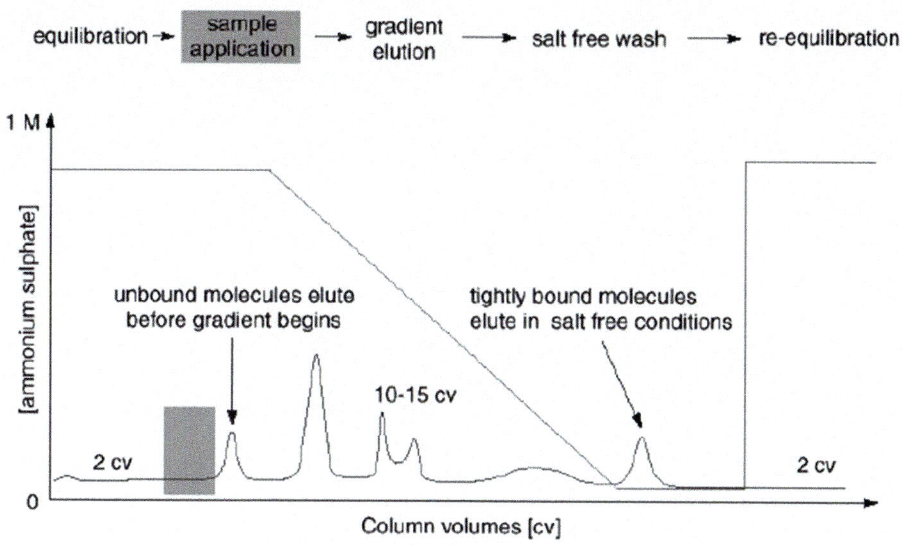

그림 9.26. Typical Example of HIC

에 없으며 또한 선별 시험에 의해 결정되어야 한다.

고정화된 ligand의 소수성 그룹의 치환 정도가 증가함에 따라 단백질의 결합능력이 증가하게 되고 충분히 치환된 상태 하에서는 겉보기 결합능력은 더 이상 증가하지 않고 일정하게 되어 정점에 도달한 후 포화 상태가 되나 결합력은 계속 증가하게 된다 (그림 9.27. 참조).

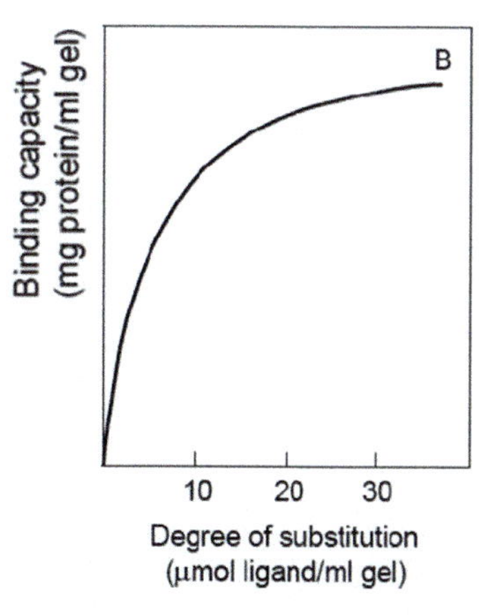

그림 9.27. The Effect of Degree of Substitution on Binding Capacity

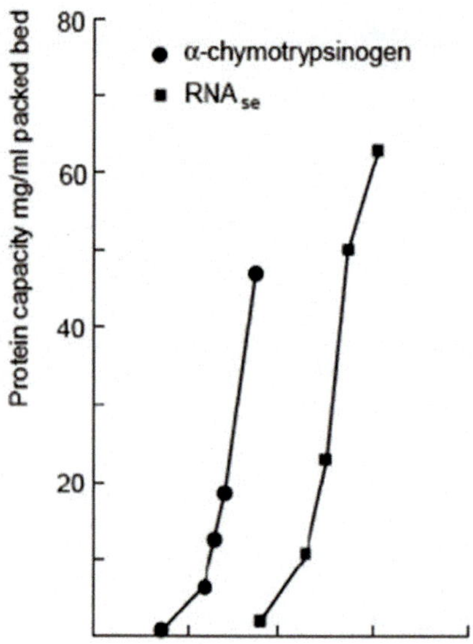

그림 9.28. Factor Affecting HIC, Type and Concentration of Salt

Gel 기본 모체의 종류는 크게 강한 극성의 탄수화물(Carbohydrate)인 가교결합의 agarose와 합성 공중합체(Synthetic Copolymer) 재질로 나눌 수 있다. 같은 ligand 종류에서 agarose의 선택성과 합성 공중합체의 선택성은 다르며 agarose와 같은 결과를 얻기 위해서는 흡착 및 용출 조건을 달리해야 한다.

염의 종류와 농도가 HIC공정에 미치는 영향은 그림 9.28에 보이는 바와 같이 완충액에 첨가된 여러 가지 염의 농도가 증가하면 결합된 단백질의 양은 선형적으로 특정 염농도까지 증가하다가 그 농도 이상에서는 기하 급수적으로 증가한다.

염의 농도가 침전 형성점보다 더 높은 농도로 증가하게 되면 흡착 능력이 상당히 증가하게 된다. 이러한 염의 영향은 사용된 염의 종류에 따라 다르며 단백질 침전에 대한 Hofmeister series를 참조하여 설명될 수 있다. 단백질의 침전에 있어서 음이온과 양이온의 영향에 대한 Hofmeister series는 다음과 같다.

침전(salting-out)효과 증가 →

Anions: PO_4^{-3}, SO_4^{-2}, CH_3COO^-, Cl^-, Br^-, NO_3^-, ClO_4^-, I^-, SCN^-

Cations: NH_4^+, Rb^+, K^+, Na^+, Cs^+, Li^+, Mg^{+2}, Ca^{+2}, Ba^{+2}

pH의 변화가 HIC에 미치는 영향은 낮은 pH에서는 소수성 상호작용을 증가시켜준다고 보고되어 있으나 일반적으로 pH 5~8.5 사이에는 큰 변화가 없는 것으로 알려져 있다. 온도의 변화가 HIC에 미치는 영향은 서로 상반되는 결과가 있어 정확히 설명할 수는 없으나 온도의 변화에 의해 HIC의 거동양상이 달라질 수 있음을 예측하여야 한다.

첨가제의 영향에 대해서 언급하자면, 저농도의 알코올이나 detergent, 그리고 chaotrophic 수용액을 첨가하면 단백질과 ligand사이의 상호작용을 약화시켜 결합된 단백질을 탈착시키게 된다. 따라서 용출과정에서 이와 같은 첨가제를 사용할 수 있으나 단백질의 변성이나 불활성화를 초래할 수 있으므로 고농도의 첨가제를 사용하면 안된다. 그러나 이러한 첨가제의 첨가에 의해 gel media에 강하게 흡착된 강한 소수성 단백질들을 세척하는데 효과적으로 사용할 수 있다.

HIC의 최적화 인자들은 다음과 같다.

- 선별 시험을 통하여 최적의 ligand를 선정
- 최적의 초기사용 염농도의 선정
- 적절한 해상도를 얻기 위한 가장 농도구배가 큰 조건의 선정
- 최소의 분리시간과 적절한 해상도를 유지할 수 있는 최대의 유속 선정
- 대규모 정제 공정과 정제 초기의 capture 단계에서는 분리시간과 완충액 소모를 최소화하기 위해 단계적 용출(Step Elution)로 전환하는 것이 좋다.

■ 9.2.8.4. Affinity Chromatography(AC)

AC는 크로마토그래피 matrix에 결합된 특정 ligand와 단백질 사이의 가역적인 생물학적 상호작용에 의해서 단백질을 분리한다. 여기서 생물학적 상호작용은 생특이적인 상호작용이

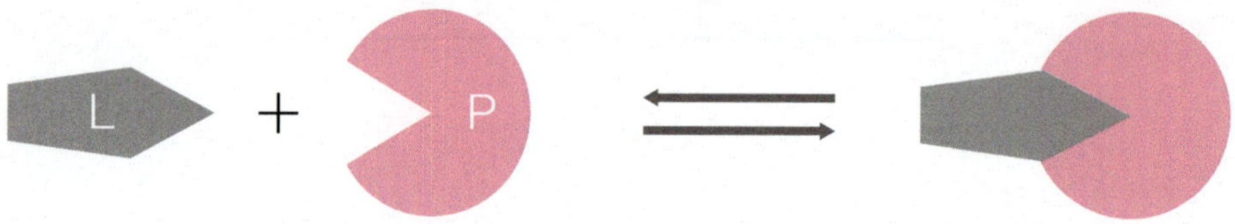

그림 9.29. Affinity Chromatography : antigen-antibody binding.

되며 예를 들면 항원-항체의 상호작용 등이 되겠다 (그림 9.29 참조).

여기에서 AC에서 사용되는 용어의 정의부터 확실히 하면 모체(Matrix)는 화학적이나 물리적으로 불활성의 ligand가 결합하는 물질을 말한다. Spacer arm은 구조적인 방해(Steric Hindrance)효과를 극복하여 ligand와 목표분자와의 결합을 증진시키기 위하여 사용되는 구조이며, ligand는 특정 목표 단백질에 비가역적으로 결합하는 물질이 되겠다 (그림 9.30 참조).

Ligand와 목표분자의 생물학적 상호작용은 정전기적 혹은 소수성 상호작용이나 van der waals force 혹은 수소 결합 등이 될수 있겠고 affinity media에서부터 목표분자의 용출을 위해서는 그 상호작용을 거꾸로 이용해야 하며 보통 competitive ligand를 사용하던가 아니면 비특이적인 방법으로 pH나 ionic strength와 극성(Polarity)등을 변화시킴으로써 가능하다.

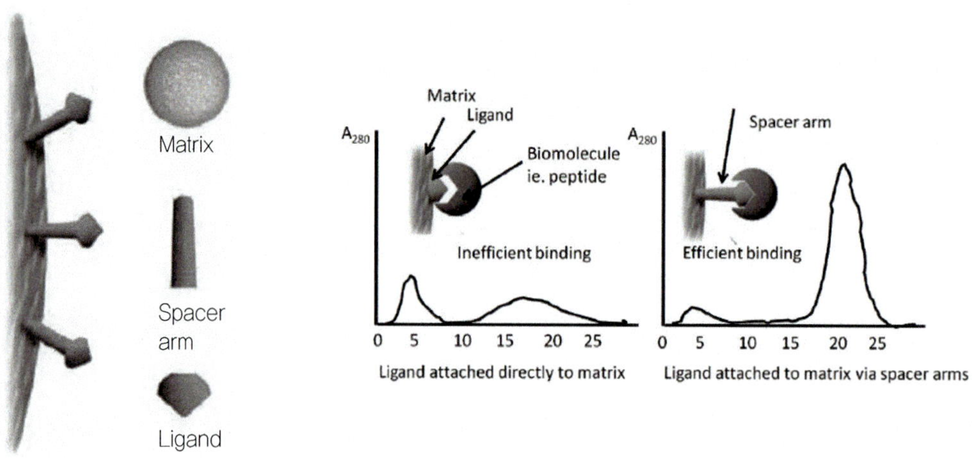

그림 9.30. Common Therms in Affinity Chromatography-matrix, spacer arm, ligand.

AC의 장점은 선택성이 높아서 해상도가 높고 또한 단백질 처리 용량이 크고 수천배 이상의 순도 증가가 가능하고 회수율이 높으며(목표 분자의 손실이 작다.) 목표 단백질을 정제된 농축된 형태로 모을 수 있다는 점들이다.

AC에서 흔히 사용되는 대표적 생물학적 상호작용은 다음과 같다.

- 효소 ↔ 유사 기질, 저해제(Inhibitor), cofactor
- 항체 ↔ 항원, 바이러스, 세포
- Lectin ↔ polysaccharide, 당단백질, 세포표면 수용체(Cell Surface Receptor)
- 핵산 ↔ 상보적(Complementary)염기서열, histones, 핵산 polymerase, 핵산 결합 단백질
- 호르몬, 비타민 ↔ 수용체, carrier protein
- Glutathione ↔ glutathione-S-transferase, GST 융합단백질
- 금속이온(Metal Ions) ↔ Poly(His) 융합 단백질, histidine 포함 단백질, 표면에 cysteine이나 tryptophan residue를 포함하는 단백질 등이 있다.

항체 항원 반응을 이용한 AC는 면역친화 크로마토그래피(Immunoaffinity Chromatography)라고도 하며 면역친화 크로마토그래피는 단백질의 용출 방법이 비가역적으로 단백질을 변성시키지 않는 한 특히 정제의 마지막 단계에서 최고의 정제 방법 중 하나하고 할 수 있겠다. Lectin은 탄수화물과 가역적으로 결합하는 단백질들로 2개 이상의 탄수화물과의 결합부위를 포함하고 있고 또한 당단백질을 침전시킬 수 있으며 세포들을 응집시킬 수 있다. 따라서 lectin들은 당단백질에 대해서 아주 유용한 친화 ligand가 될 수 있으며 특히 용출조건이 온화한 장점이 있다. 그러나 선택성은 그렇게 높지는 않다. AC에 사용되는 lectin의 종류와 특이도는 여러가지 참고문헌에 잘 나와있다.

예를 들면, concanavalin A는 glucose나 mannose를 함유하는 단백질과 잘 결합하고 wheat germ lectin은 N-acetylglucosamine을 포함하는 단백질과 잘 결합한다.

핵산을 이용한 AC는 여러가지 단백질의 정제 및 단백질 특성연구에 중요한 도구 중 하나이며 특히 유전자의 발현이나 염색체의 복사(Replication) 및 수선(Repair)과 유전자의 재결합 등과 같은 과정에서 조절 역할을 하는 조절 단백질의 특성연구에 아주 중요하다.

표 9.4. Coupling Ligand to the Matrix

Coupling chemistry	Kinds of group coupled
N-hydroxysuccinimide	$-NH_2$
CNBr	$-NH_2$
Carbodiimide	$-NH_2$, $-COOH$
Epoxide	$-SH$, $-NH_2$, $-OH$
Thiol exchange	$-SH$

Glutathione, Glutathione-S-transferase(GST) AC는 유전자 조작시 GST를 목표 단백질과 융합시켜 Glutathione을 포함하는 친화 ligand matrix를 이용하여 간편하게 정제한 후 GST를 제거하여 정제를 용이하게 할수 있다. 단백질의 표면에 있는 전자를 공여하는 아미노산(특히 histidine)은 금속이온과 chelate를 형성하여 결합할 수 있다. 이러한 성질을 이용하여 금속이온을 gel 모체에 연결한 AC를 이용하여 histidine tag(보통 6개)을 붙여 정제를 용이하게 한다.

Ligand를 gel의 모체(Matrix)에 연결(Coupling)시키는 방법은 여러 가지가 있으나(표 9.4 참조) 가장 많이 사용되는 방법은 N-hydroxysuccinimide를 이용한 연결방법과 CNBr activation 방법들이 있다. 일반적으로 두단계의 공정이 필요하다.

우선 반응성 그룹을 모체에 결합시킨 후 이 반응성 그룹과 ligand 사이에 공유결합을 만드는 단계로 나눌 수 있다.

전자(N-Hydroxysuccinimide를 이용하는 방법)의 반응은 다음과 같다.

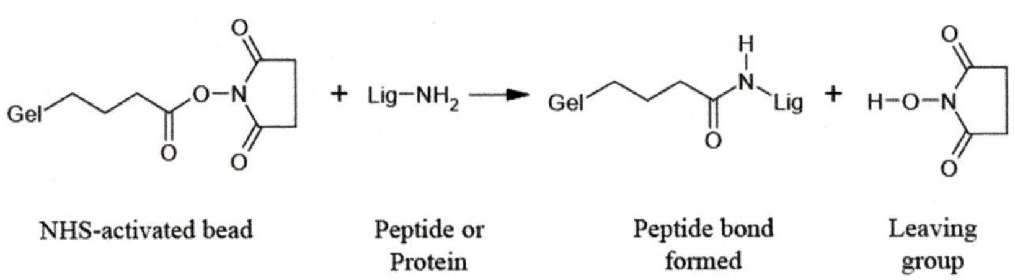

이 반응은 pH 8에서 빠르고 쉽게 일어나며 안정한 결합이 형성되며 spacer arm이 생기게 된다. 또한 떨어져 나가는 N−Hydroxysuccinimide의 농도를 280 nm에서 측정함으로써 반응을 monitor할수 있으며 재사용하여도 ligand의 leakage가 없다. Cynogen bromide activation 방법의 화학반응은 다음과 같다.

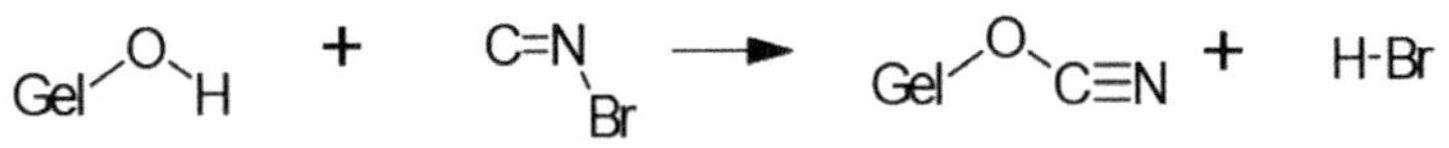

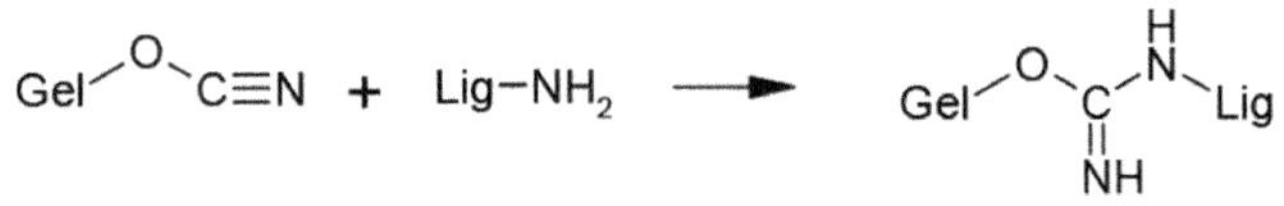

이 방법은 peptide, 단백질, lectin, 핵산 등 대부분의 ligand들을 gel 모체에 결합시킬 수 있다. 컬럼을 오랫동안 재사용하게 되는 경우는 미량의 ligand가 gel모체에서 흘러나올 수 있다는 단점이 있다.

Ligand의 분자량이 1,000미만 되는 작은 분자인 경우는 spacer arm이 없이 gel 모체에 직접 ligand가 결합되어 있는 경우는 단백질 결합에 영향을 미칠 수 있다(Steric Hindrance). 이 경우 spacer arm을 gel 모체와 ligand 사이에 붙여 gel 모체에서부터 ligand사이의 거리를 두게 되면 그와같은 구조적 장애를 극복할 수 있으나 spacer arm자체에 단백질이 흡착되지 않도록 주의해야 한다. 보통 spacer arm으로 alkyl chain을 사용하게 되면 이와 같은 목표단백질과의 상호작용이 일어날수 있고 소수성의 탄수화물 chain을 사용하면 이와같은 상호작용을 많이 줄일 수 있다.

일반적인 AC의 운전방법은 다음 그림 9.31과 같다. 처음 약 1~2배의 컬럼부피로 평형시킨 후 시료를 가하여 흡착을 시키며 이 과정 중에서 흡착이 안된 물질들은 흘러내려오게 된다. 이후 1~2배의 컬럼 부피의 완충액으로 세척하여 흡착이 안된 물질들을 흘려 보낸 후 용출을 시작한다. 용출이 다 완료된 후에는 다시 완충액에 의해 재평형 시킨다.

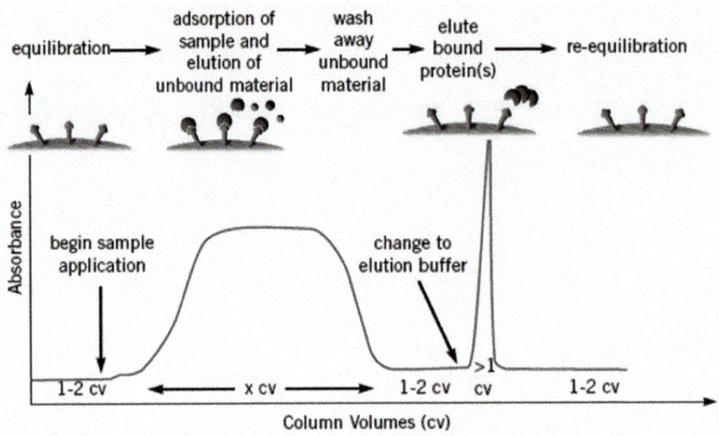

그림 9.31. Typical Operation Example of Affinity Chromatography

AC 공정에 있어서 시료는 적절하게 잘 준비하고 전처리 후 컬럼에 가해져야 한다. 시료는 깨끗하고 불순입자가 있어서는 안 된다. 사전에 간단히 여과하여 깨끗이 하여야 컬럼의 막힘 현상을 방지할 수 있고 세척과정을 크게 단축할 수 있으며 gel media의 사용기간을 길게 해 줄 수 있다.

또한 사용하기 전에 ligand의 목표 단백질과의 친화도(Affinity)는 시험해 보는 것이 좋다. 친화도가 낮으면 시료가 가해지는 동안 목표 단백질의 ligand에 대한 결합력이 낮아 붙지 않고 쓸려 내려가거나 약하게 붙어 있던 단백질들이 다시 탈착되어 단백질의 회수율이 낮아질 수 있고 친화도가 너무 높으면 용출시 목표 단백질이 ligand에서 해리 되지 않아 또한 회수율이 낮아질 수 있기 때문이다.

목표 단백질의 결합력은 결합 완충액의 조성 및 pH에 따라 달라질 수 있기 때문에 탈염 컬럼(Desalting Column)이나 결합 완충액에 희석 시키는 방법으로 완충액을 최적의 결합 완충액으로 바꾸어 주어야 한다. 매우 약한 상호 친화력을 가지고 있는 시료를 정제할 경우에는 시료를 가한 후 일정시간 동안 컬럼을 막아 흐르지 못하게 한 후 세척을 시행하면 좀 더 효과적이다.

AC는 결합력에 근거한 기술이기 때문에 시료의 부피는 분리에 영향을 미치지 않으며 목표 단백질과 ligand사이의 친화력이 큰 시료의 처리시는 시료를 고유속으로 가하여도 좋으나 친화력이 약한 경우는 천천히 낮은 유속으로 시료를 가하여야 하며 최적의 유속은 상황에 따라 결정되어야 한다.

시료를 가하여 흡착시킨 후 흡착되지 않은 물질들을 완전히 세척에 의해 제거한 후에 용출을 시작하지 않으면 순도가 낮아 질 수 있으므로 280 nm UV측정을 통하여 결합 완충액으로 완전히 세척이 완료됐다는 사실을 확인한 후 용출을 시작하여야 한다.

용출 방법에 있어서는 모든 affinity media에 일반적으로 적용될 수 있는 방법은 없고 다음과 같이 선별적 혹은 비선별적 용출 방법들이 있다.

pH 용출
이온강도(Ionic Strength)용출
경쟁적 용출(Competitive Elution)
용출액의 극성 저하에 의한 용출(Reduced Polarity of Eluent)
변성제에 의한 용출(Chaotropic Eluent)

용출시 목표 단백질이 너무 강하게 결합되어 있을 경우는 일단 용출액을 가한 후 흘려 보내지 않고 일정시간(약 10분 내지는 2시간 정도) 가두어 두었다가 계속 용출을 시작하는 것이 좋다. 그 이유는 이렇게 함으로써 목표 단백질이 ligand로부터 해리할 수 있는 충분한 시간을 주어 결합된 단백질의 회수율을 높일 수 있기 때문이다. pH 변화에 의한 용출방법은 pH 변화에 의해서 목표 단백질이나 ligand의 전하를 띤 그룹의 이온화 정도가 변화될 수 있다는데 근거를 두고 있다. 이러한 변화에 의해서 결합 부위가 직접적으로 영향을 받아 친화력을 감소시키던지 혹은 구조를 변경시켜 간접적으로 친화력을 감소시켜 용출을 시킨다. 이때 적용 pH의 범위는 gel 모체 ligand 및 목표단백질의 화학적 안정성에 의해 결정된다. 만약에 낮은 pH를 사용하여 용출을 하게 되면 시료의 부분 부분을 수집할 때 1 M Tris-HCl, pH 9 등과 같은 중성화 할 수 있는 완충액 속으로 (60~200 μℓ/mℓ eluted fraction) 수집하여 각 부분을 중성 상태로 유지해야 하며 컬럼도 중성 pH로 곧바로 재평형 시켜야 한다.

이온 강도의 변화에 의한 용출은 ligand와 목표 단백질 사이의 특정 상호작용에 따라 작용기전이 달라진다. 보통 효소는 1 M 내지는 그 이하의 NaCl 농도에서 용출이 된다. Competitive 용출의 경우는 목표 단백질과 경쟁적으로 ligand에 결합할 수 있는 물질을 첨가하여 용출시키는 방법이며 이 방법은 그룹 특이적 ligand를 사용하는 gel 모체의 특이도를 증가시킨다. 방법은 크게 두 가지로 나눌 수 있다. 첫째는, 예를 들면 목표 단백질인 효소와 결합되어 있는 Blue dye ligand에 NADH를 첨가하여 결합되어 있는 효소를 용출 시키는 방법에서와 같이 gel 모체의 ligand와 경쟁적인 free ligand를 첨가하는 방법과 두번째로 Con−A ligand로부터 당단백질을 용출할 때 당단백질과 경쟁적으로 결합할 수 있는 α−D−methylmannoside를 첨가하여 용출시키는 방법에서와 같이 ligand에 경쟁적으로 결합하는 물질을 첨가함으로써 용출시키는 방법이 있다. 이와 같은 선별적 용출제는 그룹 특이적(Group Specific) media을 사용하여 분리하는 경우나 ligand와 목표 단백질과의 결합 친화력이 상대적으로 강할때 사용되며 용출 방법은 용출제의 농도구배를 줌으로써 혹은 pulse 형태로 용출이 가능하다.

경쟁하는 용출제의 농도는 결합된 ligand의 농도와 비슷한 정도로 사용하면 된다. 그러나 경쟁하는 용출제의 결합력이 훨씬 목표 단백질의 결합력보다 약할 경우는 ligand 농도의 10배 정도의 농도를 사용하는 것이 좋다.

용출액의 극성을 낮춤으로써 용출시키는 방법은 보통 Dioxane(약 10%정도까지)이나 ethlylene glycol(50%까지)을 사용하여 수행할 수 있다. 모든 용출 방법을 사용하여도 용출이 안되는 경우 단백질의 구조를 변화시키는 guanidine−HCl이나 요소와 같은 변성제 완충액을 사용할 수 있다. 그러나 이러한 방법은 단백질을 변성시킬 가능성이 있으므로 가능하면 사용하지 않는 것이 좋다.

■ 9.2.8.5. 공정 최적화 및 scale up

Gel의 입자 크기는 크기가 작을수록 압력저하가 커진다는 사실을 고려해야 하며 보통 초기 정제 단계에서는 50~90 μm, 중간단계에서는 30~90 μm, 최종단계에서는 10~34 μm(10, 15, 30, 34) 정도의 크기가 좋다.

컬럼의 높이는 Bed 높이가 낮을수록 접촉시간이 줄어든다. 보통 흡착을 이용한 chromatography(IEC, HIC, AC)의 bed 높이는 보통 2~15 cm(Max, 25 cm)이고 gel filtration의 경우는 60~80

cm(최고 100 cm)정도이다.

대표적인 선형 유속은 IEC, HIC, AC 는 20~300 cm/hr이고 gel filtration의 경우는 3~50 cm/hr(정제의 경우), 100~200 cm/hr(탈염의 경우)정도이다. 정제 scheme은 보통 초기 정제단계인 capture 단계에서는 주로 불순물에 대한 선택성이 좋고 처리용량과 회수율이 좋은 것이 좋으므로 보통 IEC, HIC, AC, 침전, extended bed adsorption 기술 등이 사용된다. 중간단계의 정제 단계에서는 역시 선택성과 회수율이 높고 해상도가 좋아야 하며 IEC, HIC, AC 등이 많이 사용된다.

마지막 polishing 단계에서는 규격에 맞는 순도와 안전성이 중요하며 아주 높은 선택성과 회수율, 분리효율이 요구되며 주로 GFC, RPC, HIC, IEC 등의 기술이 사용된다. 크로마토그래피 기술을 조합할 때의 일반적인 법칙은 다음과 같다.

- 부피를 되도록 빨리 줄인다.
- 단백질 분해효소를 빨리 제거하여 단백질을 안정화시킨다.
- 서로 보완적인 선택성을 갖도록 조합하는 것이 좋다.(IEC, HIC, GFC 등)
- 정제 단계 사이에 시료 준비과정을 최소화하라.(농축, 완충액 교환 등)
- 단순화하라.

Scale up 전에 고려하여야 할 사항은 크로마토그래피 media나 기타 원료 선정시 scale up에 적절한 것들인지 생각해 보아야 한다. Scale up 전후의 선형유속이 같아야 같은 순도를 얻을 수 있으며 gel media 는 세척하기 쉬워야 한다. 완충액, 세척제, 첨가제 등의 선정에서도 치료제 생산에 적합한지 확인해 보아야 한다. 모든 정제공정의 개발이나 scale up시 향후 공정인증(Validation)을 염두에 두고 기록을 철저히 하여야 한다. 정제 순서별로 각 step의 순도와 목표 단백질 회수율, 유속, conductivity, pH, 세척시간 등을 기록해 두고 또한 중간 step에서 목표 단백질의 안정성(Stability)에는 영향이 없는지 잘 살펴보아야 한다. 원활한 scale up을 위한 공정개발 시 크로마토그래피 공정의 선정 및 순서 등의 결정에 있어서 중요한 인자들은 공정의 재현성, 비용, 처리용량(Capacity), 그리고 간편성 등이며 gel media 선정시는 화학적, 물리적 안정성, 입자크기, 비용 등을 잘 따져봐야 한다.

Scale up 방법은 다음과 같다.

- Bed 높이(Bed Height)
- 선형 유속(Linear Flow Rate)
- 시료 농도
- 시료 부피/ media 부피
- Gradient 부피/ media 부피

를 일정하게 유지하고 시료양의 증가에 비례하여 시료의 volumetric flow rate가 증가하게 되고 선형 유속을 일정하게 유지하기 위해서는 컬럼의 직경을 증가시켜야 한다. 이것은

선형 유속(Linear Flow Rate)(cm/hr)=Vol. flow rate(cm^3/hr)/단면적(cm^2)

이기 때문이다.

이렇게 컬럼의 직경(단면적)을 증가시킨 후 컬럼의 성능이 제대로 발휘되는지 확인하여야 한다. 예를 들면 컬럼의 모든 distribution system이 원활한지, 혹은 wall effect가 없는지 배관에는 이상이 없는지 등을 확인 하여야 하고 정제순도, 회수율 확인 등을 통하여 적절히 scale up이 되었는지 확인하여야 한다.

IEC, HIC, AC 등과 같은 흡착기술에 의한 크로마토그래피 컬럼의 scale up은 따라서 bed

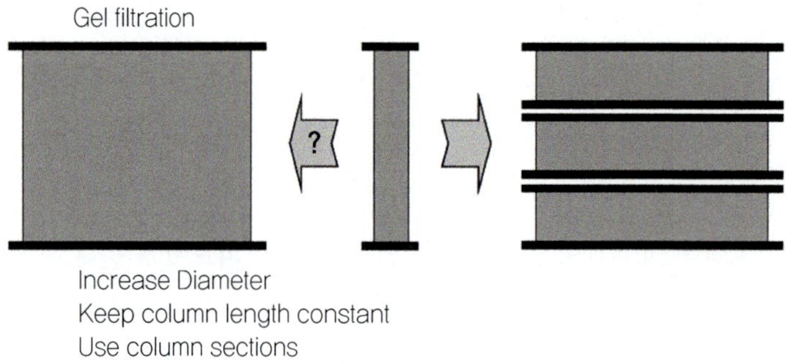

그림 9.32. Scale Up Method

height은 일정하게 유지하고 컬럼의 직경만 증가시키면 되고, GFC 공정에서는 간단히 직경을 늘리기는 컬럼의 높이가 보통 60 cm 이상이기 때문에 쉽지않아 여러 가지 수력학적인 문제가 생길수 있어 직경을 늘림과 동시에 컬럼을 여러개로 나누어 직렬로 연결하는 방식을 보통 사용한다. 예를 들면 60 cm(높이) 컬럼 하나를 직경이 증가된 후 20 cm 컬럼 3개를 연결하여 사용하는 방식이 주로 사용되고 있다 (그림 9.32 참조).

9.3. 제조설비(Manufacturing Facilities)

타 제품의 제조 공장과 달리 의약품, 그 중에서도 바이오의약품 제조 공장은 유전자 조작된 미생물이나 동물세포를 다루고 있기 때문에 안전하고 효력이 좋은 바이오의약품을 생산해내기 위해서는 청정실을 비롯한 모든 설비의 적합한 설계 및 layout이 중요하다.

생산 공장은 크게 나누면 생산지역과 품질관리를 위한 실험실 그리고 원료, 중간제품 및 완제품, 기타 장비 및 부재료 등을 저장하기 위한 창고지역 및 utilities 와 waste treatment 시설 등과 같은 부대시설 등으로 나눌 수 있다.

바이오의약품 생산공장의 가장 큰 특징 중의 하나는 모든 생산지역이 청정실(Clean Room)로 이루어져 있으며 유전자 재조합 미생물이나 동물세포가 외부로 유출되는 사고를 막기 위한 여러 가지 안전 조치가 마련되도록 설계 되어야 한다는 사실이다.

9.3.1. Biosafety Levels

재조합 DNA기술을 다루는 실험실이나 큰 규모의 시험공장 및 대규모 생산공장의 모든 건물 및 시설은 다루는 미생물이나 바이러스, 동물세포의 종류나 병원성의 유무에 따라 기술을 다루는 사람이나 환경에 악영향이 미치지 않고 안전하게 다루어 질수 있도록 guideline이 마련되어 있다. 미국 NIH guideline에 의하면 biosafety level은 다음과 같이 4단계로 나누어진다.

- BL-1(BL-1-LS)
- BL-2(BL-2-LS)
- BL-3(BL-3-LS)
- BL-4(BL-4-LS)

BL-1이 가장 낮은 단계의 safety level이고 BL-4가 가장 높은 단계(가장 위험한 생물이나 기술을 다루는 단계)이고 LS는 Large Scale의 약자로 시험공장이나 실제 생산 공장과 같은 대규모 시설을 의미한다.

BL-1 및 BL-1-LS에 적합한 시설은 크게 위험하지 않은 공정들로 이루어진 실험실이나 공장에 적합한 것으로 다루는 균이나 세포가 외부로 유출되지 않도록 물리적인 유출 방지 시설이 권장되는 정도의 level이다.

BL-2 및 BL-2-LS에 적합한 시설은 조금 더 높은 단계의 실험실 및 공장에 적합한 level로 다루는 균이나 세포가 외부로 유출되지 않도록 물리적 유출 방지시설을 꼭 갖추어야 하는 정도의 level로 대부분의 재조합 단백질 생산관련 실험실이나 공장이 BL-2나 BL-2-LS에 속한다.

BL-3나 BL-4는 병원성 균이나 바이러스 등 위험한 물질들을 다루는 실험실이나 생산공장에 적용되며 지면상 논외로 하겠다.

BL-2나 BL-2-LS에 적합한 시설은 물론 여러가지 고려하여야 할 사항이 많겠지만 중요한 예를 몇 가지 들어보면 HEPA(High Efficiency Particulate Air) filter를 통해 여과된 공기를 사용하여야 하고 유전자 재조합 균이나 세포가 흘렀을 때 이것들을 모으는 시설 및 탱크, 멸균시설(생물반응기 주변의 drain이나 도랑 및 이것들의 수집 탱크 및 멸균 시설) 등이 되겠다.

이와 같은 세부사항의 지침은 NIH guideline을 참고하면 되겠다.

• • 청정실(Clean Room)

청정실은 환경적으로 통제된 지역으로 의약품 공장에서 주사제의 충진실 이라던지 기타 오염방지가 필수적인 공정에서 사용되는 방으로 미생물이나 입자(먼지 등)에 의한 오염을 방지할 수 있게 설계된 시설이다.

청정실 설계의 기본은 우선 천정에 HEPA filter를 설치하여 미생물이나 먼지 등과 같은 오염물질을 여과한 공기가 천정으로부터 층류를 형성하여 아래 방향으로 내려오게 하여 바닥 쪽에 있는 벽을 통해 나가도록 하는 것이다. 청정실은 HEPA filter의 종류, 흘러내려오는 공기 양의 변화에 따라 신선한 공기가 단위 시간당 몇 번 교환되느냐 등에 따라서 등급이 주어져 있다.

이러한 청정실의 등급(Clean Room Classification)은 청정실의 단위 부피당 미세입자의 숫자와 살아있는 미생물의 숫자에 의해 결정지어진다. 표 9.5에 청정실 등급을 나타내었다.

유럽식은 청정실 등급 A, B, C, D(청정도가 낮아지는 순서)로 나누었고 미국식은 청정실 등급 100(유럽식의 A, B와 동일), 10,000(유럽식의 C와 동일), 100,000(유럽식의 D와 동일) 등으로 나누어져 있다. 예를 들면 clean room class 100 등급의 청정실은 청정실 부피 1ft^3 당 0.5 μm 이상의 입자 수가 100개 이하 존재하는 정도의 청정실을 의미하며 10,000은 10,000개 이하 존재 한다는 의미이다.

청정실은 이와 같이 공기의 청정도가 중요하기도 하지만 이러한 내부의 청정도를 유지하기 위해서 설계 및 운전시 다음과 같은 사항을 고려하여야 한다.

모든 표면은 먼지나 미생물의 오염방지와 세척을 용이하게 하기 위하여 굴곡이나 뾰족한 면이 없이 일정해야 하며 물이나 공기가 스며들지 못하게 마감이 되어야 한다. 바닥이나 벽, 천정 등은 epoxy resin 등과 같이 화학적으로 내성이 큰 재질로 코팅되어야 하며 청정실 내

표 9.5. Clean Room Classification

Class	ft^{3}당 0.5 μm 직경입자의 최대 수(미국)	m^{3}당 0.5 μm 직경입자의 최대 수(유럽)
100(A)	100	3,500
100(B)	100	3,500
10,000(C)	10,000	350,000
100,000(D)	100,000	3500,000

부의 모든 고정물들은 그 숫자를 우선 최소화 해야 하고 세척하기 쉬운 재질, 즉 스테인레스 스틸로 마감된 재질을 사용하여 만든 제품이어야 하며 위치는 서로 세척하기 용이한 위치를 선정하여야 하고 방해가 되어서는 안 된다. 모든 배관은 효율적인 세척이 가능하여야 하며 보통 분해하여 세척 가능한 위생배관(Sanitary Piping)을 많이 사용한다.

청정실의 모든 구석과 천장과 벽 사이의 모서리, 벽과 바닥 사이의 모서리 등은 둥글게 설계 및 시공하여 먼지나 입자가 쌓일 기회를 줄여야 한다.

사람과 원료 및 제품 등은 air lock을 통하여 들어와야 하고 원료, 기기 등은 밖에서 세척, 멸균한 후 transfer lock을 통과한 후 청정실로 들여와야 한다. 외부와의 공기를 차단하기 위하여 air lock, transfer lock, pass box 등을 통하여 사람, 기기, 물건 등이 들어오고 나가야 하는데 이와 같은 시설은 문을 이중으로 만들고 그 사이에 공간을 두어 한쪽 문을 열고 들어갔을 때 다른쪽 문은 닫혀 있어 더러운 공기와 깨끗한 공기의 직접적인 연결을 방지하는 시설이 되겠다.

모든 작업원은 무진복에 마스크, 모자, 무진화를 착용하여야 하며 항상 청결한 위생 상태를 유지해야 하며 최소인원만 청정실 내에서 근무하여야 하며 항상 위생관리에 대한 교육을 실시하여야 한다.

• • 청정실 관리– 세척, 오염물질제거, 소독, 멸균(Cleaning, Decontamination, Sanitization, CDS)

제품과 직접적으로 접촉하는 생산 공정의 vessels, 크로마토그래피 컬럼들, 여과기 등의 표면은 물론 제품과 접촉이 없는 청정실의 바닥, 벽, 작업대, 보조기기 등도 항상 일정간격을 두고 효율적인 세척, 오염물질제거, 소독을 시행하여야 한다.

세척은 주로 물이나 세제로 표면을 닦고 헹구어서 시행하며 오염물질 제거나 소독/멸균은 소독제와 살균제를 사용하며 마지막으로는 방 전체를 살균제를 분무하여 일정시간 살균을 실시한다.

청정실에서 사용되는 공정기기도 마찬가지로 CDS를 수행하여야 한다. 예를 들어, Homogenizer, 원심분리기, 분리 가능한 배관, 여과기 등과 같이 분해 가능한 기기들은 분해한 후 세척하여야 하며 생물반응기, 대형 탱크내벽, 대형 컬럼들, 분해 불가능한 배관 등은 CIP를

표 9.6. CIP Agent for Columns

Agent	Contaminants
0.5 – 2.0M NaCl	precipitated/aggregated proteins
Non-ionic detergent (0.1 – 1.0%)	lipid & other contaminants
NaOH (0.1 – 1.0M)	microorganism, virus, endotoxin
Acetic acid (20~50%)	lipid & other contaminants
Ethanol (~ 20%)	lipid & other contaminants
EDTA (~1.0mM)	Metal ions
Protease solution	
Dilute buffer	

수행하여야 한다. CIP라 함은 탱크 내부 등을 세척하기 위해 탱크내부까지 세정용 물 및 세정제 배관을 연결하여 노즐을 통해 분사함으로써 분해하지 않고도 세척 가능하도록 system적으로 해결한 것이며 SIP도 탱크 내부 및 Jacket에 clean steam을 통과하여 멸균 가능토록 한 system이다. 보통 세제를 펌프로 펌핑한 후 주사용 증류수(Water for Injection, WFI)로 헹군 다음 탱크 내에 "Live"steam을 통과하여 멸균까지 수행하는 순서로 진행이 되며 탱크나 발효조에 Jacket이 있으면 Jacket으로 steam을 통과하여도 된다.

생산용 크로마토그래피 컬럼도 주기적으로 분해하여 CDS를 수행하여야 하나 매 batch마다 할 수는 없다. 대신에 매 batch마다 완충액으로 세척을 하고 3~10 run마다 총체적인 CIP를 하는 것이 좋다. 특히 불순물 함량이 많은 시료를 처리하는 초기 단계의 컬럼의 세척에 신경을 더 써야 한다. 컬럼의 총체적인 CIP 과정은 여러 가지 CDS 용액을 사용하여 gel media를 세척 및 오염물질 제거 및 살균까지 하게 된다. 표 9.6에 주로 많이 사용되는 세척제, 오염제거제 및 살균제가 요약되어 있다. 다행히도 silica gel을 제외하고 모든 gel은 NaOH(30~60분)에 강하며 또한 NaOH가 특별히 대부분의 오염물질을 제거하는데 가장 유용하여 NaOH용액을 가장 많이 사용한다. 그 이외에 2~3가지 용액을 더 사용하게 되며 접촉시간은 수 분에서부터 overnight까지 다양하다. 세척액 사용 후에는 보통 주사용 증류수로 세척제나 기타 오염 제거제가 완전히 없어질 때까지 헹구고 때때로 autoclave도 수행한다(Gel Media).

9.3.4 Utilities & 공조시설(HVAC)(Heating Ventilation and Air Conditioning)

바이오의약품 제조공장의 HVAC는 특정 지역별로 교차오염을 방지하기 위해 독립적인 HVAC를 사용해야만 한다. 예를 들면 청정실 등급에 따라 서로 다른 공조기를 사용해야 하며 제품이 다를 경우 각각의 발효실, 정제실 등은 각각 독립적으로 다른 공조기를 사용하여 교차오염을 방지하여야 한다..

Utilities는 타 제조공장과 크게 다른 점은 없고 특별히 다른점이 있는 것은 주사용 증류수가 많이 필요하다는 점이다. 주사용 증류수(WFI)는 제조 공정에 사용되는 많은 기기 및 용기의 세척이나 공정수로 많이 사용되며 특히 주사액 및 vial세척 등에 있어서는 반드시 사용되어야 한다. 주사용 증류수는 역삼투(Reverse Osmosis)에 의해서도 제조는 가능하나 보통 증류공정을 통하여 제조된다. 대표적인 제조공정 개요는, 우선 외부에서 공급되는 물을 여과를 통해 세척하고 유기물질을 걸러내기 위한 Bed를 통과한 후 활성탄 컬럼, 음이온 교환수지, 양이온 교환수지를 통과한 후 여과 공정을 거쳐 증류나 역삼투 공정을 마지막 공정으로 거친 후 주사용 증류수가 얻어진다. 이온교환수지까지 통과한 물을 정제 수(Purified Water)라고 부르며 정제수의 용도와 주사용 증류수의 용도는 각각 다르다. 정제수는 우선 제조 비용은 싸나 다음과 같은 공정에만 사용할 수 있다.

- 경구용 약의 용매
- Class 10,000 및 100,000 청정실의 바닥 및 기기의 초기 세척용
- 발효 배지 제조시
- Autoclave용 steam 제조

바이오의약품의 분리 정제시에는 주사용 증류수를 사용하여야 하며 동물세포 배양시 배양액 제조시나 완충액 제조시 모든 분리/정제 시설의 세척 및 주사제 완제 시설 내에서는 주사용 증류수를 사용하여야 한다.

주사용 증류수는 제조 과정도 복잡하고 비용이 많이 소요 되지만 여러 기기(User Point)로 공급하는 방법도 주의를 기울여 미생물 오염 등을 방지하여야 한다. WFI는 제조된 후 곧바로

stainless steel로 만들어진 저장탱크로 옮겨지고 저장탱크에서부터 배관에 의해 각 필요부분으로 공급되고 나머지는 다시 저장 탱크로 되돌아오는 일종의 loop를 형성하게 된다. 보관탱크는 항상 85℃ 정도를 유지하여 미생물 성장을 방지하며 배관의 유속은 약 9 ft/sec을 유지하여 배관 내에 미생물 등의 입자가 붙지 않도록 와류를 형성하면서 흐르도록 하여야 한다. 각 User point에서 사용하기 전에 냉각시켜 사용하고 보관 탱크에서 다시 85℃로 가열하여 미생물의 성장을 방지한다.

제 10 장

공장설계 및 경제성검토

지금까지 바이오의약품의 개요, 현황, 용도, 시장성, 개발과정, 제조공정, 제조설비 및 제조에 관련한 cGMP 등에 관하여 정리하여 보았다. 이 장에서는 이와같은 사항을 종합하여 실제로 바이오의약품 제조공장을 건설하기 위한 각종 고려사항, 공정설계, 부대시설, 청정실 구분 및 배치 등 주로 개념적 설계 및 공장건설에 따른 경제성 검토에 대하여 알아보기로 하겠다.

특히 제조공정 설계를 위해서는 제조공정의 개발 및 scale up data가 필수적이며 이와같은 자료들은 주로 연구개발의 산물로 얻어지는 것이 보통이지만 이 장에서는 연구개발의 산물로 이러한 모든 기본적인 자료가 얻어져 있다고 가정하고, 즉 공정개발 및 scale up에 관련된 모든 자료가 package 형태로 이용 가능한 상태에 있다고 가정하고 전개해 나가겠다.

10.1. 공장설계시 일반적인 고려사항

공장설계를 완벽하게 해내기 위해서는 제조공정 자체의 완전한 이해와 제조 공정설계, 그에 관련된 기기의 선정 및 설계도 중요하지만 그 이외에 고려하여야 할 사항이 많이 있다. 예를 들면 공장 부지의 위치선정, 사용될 utilities 전반, 안전, 폐기물 처리, 원료 및 중간체 창고, 제품 창고, 각종 규제 및 관련 법조항 등 이루 헤아릴수 없이 많은 사항들을 고려하지 않으면 안된다.

어느 한분야를 전공하는 생물화공 엔지니어가 모든 사항에 대해서 다 전문가가 될 수는 없지만 대부분의 사항에 대해서 각각의 고려사항에 대한 자기의 역할이 무엇인지 이해하는 것이 좋다.

10.1.1. 공장 부지의 선정

공장 부지 선정시 고려해야 할 인자들은 다음과 같다.

- 원료 획득의 용이성
- 시장

– 전기 및 연료 조달 가능성
– 기후
– 교통 시설
– 용수 공급
– 폐기물 처리
– 인력 공급
– 부지의 특성
– 홍수 및 화재시의 방재
– 세금 및 법적 규제
– 지역사회의 특성

원료 획득의 용이성은 대규모의 원료를 사용하는 규모가 큰 공장에서는 대단히 중요한 인자로서 특히 국내에 원료가 없거나 해외에 비해 원료값이 비싼 경우는 해외로 공장 부지를 선정하게 되는 가장 큰 이유중 하나가 되겠으나(예를들면 국내 아미노산 공장이 값싼 원료 획득이 용이한 동남아시아로 이전된 사례가 있음.) 바이오의약품의 경우는 원료 소요량이 적기 때문에 거의 문제가 되지 않는다고 할 수 있겠다.

시장도 공장부지 선정의 큰 인자가 될수 있으나 바이오의약품의 경우는 역시 환자가 어디에나 있을수 있고 의약품의 특성상 시장과 가깝게 공장이 있어야 할 이유는 없다고 보겠다.

전기 등 utilities의 조달 가능성은 어느 공장을 막론하고 중요한 부지선정 기준이 되겠다. 전기는 보통 자체적으로 발전설비를 건설하는 경우는 드물고 거의 다 수전시설을 갖추어 전기를 공급받는 경우가 대부분이라 하겠다.

기후 또한 공장부지 선정시 고려사항 중 하나이다. 기후가 극심하게 춥거나 더우면 난방 및 냉방에 소요되는 비용이 증가하게 되고 배관 insulation 비용이 더 소요되게 된다.

교통시설, 즉 배가 접안 할수 있다던지, 철도와 연결되어 있다던지 하는 것이 대규모 화학공장의 경우는 필수적이지만 의약품 공장은 그 특성상 사용원료의 양이나 제품의 양이 적어서 대부분 냉장차나 자동차를 이용하게 되므로 도로망만 접속 가능하면 그다지 문제가 되지 않는다.

용수의 공급 가능여부 또한 부지 선정시 고려하여 할 중요인자 중 하나이다. 어느 공장을 막론하고 음용수, 냉각수, 스팀 발생용 물 등은 꼭 필요하다.

의약품 공장에서는 그에 부가하여 주사용 증류수도 필요하게 되므로 양질의 공업용수 조달 가능성은 중요인자가 아니될 수가 없다. 보통 강이나 호수를 낀 부지가 적합하나 여의치 않으면 지하수가 풍부한 부지도 사용 가능할 수 있겠다.

폐기물 처리의 용이성이나 주변에 공동 처리시설의 유무 혹은 주변 지역이 폐기물 방출에 민감한지 여부가 공장부지 선정의 주요 판단기준이 됨은 당연하다. 최근과 같이 환경문제가 이슈화 되어있는 여건에서는 그 중요성이 더욱 높아지고 있으며 공동 처리시설을 보유한 단지가 가장 좋은 후보지가 될수 있겠으며 바이오의약품 생산 공정은 미생물이나 동물세포 배양 공정이 포함되어 있어 배지 혹은 균 자체에서 발생하는 독특한 냄새 때문에도 문제가 될 수 있으므로 주의 하여야 한다.

바이오의약품 제조공정 및 품질관리에 있어서는 우수한 작업인력이 필요하다. 특히 첨단 기술을 많이 필요로 하는 분야이기 때문에 숙련된 작업원 뿐만 아니라 우수한 연구인력에 버금가는 고급 인력도 많이 필요한 분야가 있기 때문에 양질의 고급 인력을 유치할 수 있느냐가 또한 공장부지 선정의 관건이 아닐수 없다.

부지의 특성도 공장 건설 비용에 영향을 미칠수 있으므로 잘 조사하여야 할 항목중의 하나이다. 매립지로써 지반이 약하여 많은 보강 작업이 필요하다던지 혹은 암반이 많아 땅을 파기가 어렵다던지 하면 공장 건물을 건설하기 위한 비용 추가가 많이 일어날 것이다.

공업 용수의 조달 면에서는 강가나 호숫가가 좋지만 자칫 홍수의 위험을 감수해야 할 수도 있으므로 지대가 낮은 지역의 강가나 호숫가는 피해야 할 것이며 특히 화재 발생시 주변에 이용할 수 있는 소방 시설이 많은 곳이 적합한 부지가 되겠다.

세금 및 법적 규제는 명백히 집고 넘어가야 할 문제이다. 특히 익숙하지 않은 지역에 특별한 건축법이나 건물관련 규정 등이 생소한 것이 있는지 확인해 보아야 한다.

마지막으로 지역사회의 특성 또한 간과할 수 없는 사항이다. 지역사회가 공장 건설 완료후 종업원들이 편안히 생활할 수 있도록 학교나, 종교시설, 문화시설 등이 두루 갖추어져 있어야 하며 불편을 감수해야 할 지역이라면 좋은 인력을 유치하고 유지하는데 많은 어려움이 있게 될 것이다.

10.1.2. 공장 건설관련 법규 및 규제

어느 나라이건 건물을 세우기 위해서는 따라야 할 건축법이 있고 화재 발생 방지를 위한 소방법 또한 건물 설계시 반영하여야 한다. 이와같이 공통적으로 적용되는 법규 이외에 의약품 공장 건설시에는 더욱더 중요한 법규 및 규제가 많다. 가장 중요한 규제는 의약품 공장은 설계 및 건설시 cGMP 규격에 적합하여야 하며 특히 바이오의약품 생산 공장의 건설시에는 유전자 조작된 살아있는 생물체를 사용하기 때문에 공장 이외의 환경으로의 유출을 방지하여야 하는 등 Biosafety에 관련된 규제가 또한 고려되어야 할 중요한 인자중 하나이다.

따라서 원료 의약품이나 완제 의약품의 cGMP에서 요구하는 건물, 시설 및 기기 사양에 대하여 완전히 숙지한 후 설계에 임하여야 실수가 발생하지 않는다. 이미 언급한 바와 같이 청정실 설계시에는 오염물질이 축적되지 않도록 설계하여야 하며 각 청정실의 용도에 따라 청정도도 달라지며 바닥, 벽, 기기 등은 세척하기가 용이하고 오염물질 제거 및 소독 하기가 용이하도록 설계되어야 하며 특히 분해가 불가능한 큰 기기들에 대해서는 CIP, SIP 시설이 필수적이다. 또한 유전자 조작된 세포주의 유출을 방지하기 위한 시설 설계도 간과하여서는 안될 중요항목 중 하나이다.

10.1.3. 건강과 안전

공장 설계시 가장 우선적으로 고려하여야 할 사항중 하나는 또한 공장에 근무하는 종업원의 건강과 안전이다. 독성이 강한 유해물질이나 화재, 폭발, 낙상, 회전기기 등이 건강과 안전에 직접적으로 관련이 많다. 따라서 설계시 이와같은 위험요소를 최소한으로 줄여 사고가 일어나지 않도록 만반의 대비책을 강구하는 것이 필수적이라 하겠다. 유해물질에 대해서는 모든 정보를 수집하여 문서화 해 두어야 하며 조작시 흡입이나 피부에 접촉이 되지 않도록 설계에 반영되어야 할 것이다. 바이오의약품 생산 공정에서는 폭발 위험이 있는 공정이 드물기는 하나 혹시 Inclusion body로 발현된 단백질의 정제 과정에서 유기 용매를 사용하는 경우는 방폭시설 등을 염두에 두고 설계가 이루어져야 할 것이다.

10.1.4. 공장운전 및 제어(Plant Operation and Control)

공정 설계에 있어 운전방식이나 제어방식의 기본 전략을 세우는 것이 여러가지 설계 변수를 결정하는데 결정적인 역할을 한다. 대부분의 화학공장은 인건비를 줄이기 위하여 전자동 제어를 주로 채택하게 되지만 생물공정은 많은 공정들이 연속 공정으로 가능하지만 연속공정이 불가능하여 직접 작업원의 손에 의해서 이루어지는 공정들도 다수 존재하게 된다. 세척도 마찬가지이다. 자동 세척이 가능한 기기들도 있지만 오로지 수동으로 작업원들의 손에 의하지 않으면 세척이 불가능한 기기도 존재하게 된다. 따라서 어느정도까지 자동화를 할 것인가를 미리 결정해 놓아야만 공장 건설이 완료 되었을때 여러가지 validation 등에 큰 무리가 없게 될 것이다.

또한 기기 선정 및 설치에 있어서도 가동 기기의 보수유지(Maintenance)를 고려한 선정 및 설치가 되도록 설계하는 것이 중요하다. 당장의 비용만 생각하여 보수유지에 비용이 너무 많이 소요되는 기기를 선정하여도 경제성에 부정적인 영향을 미칠수 있으며 특히 기기 보수 유지를 하기 위하여서는 많은 면적이나 높이가 필요한데 그러한 사항을 간과한 기기 배치는 나중에 기기 보수 유지가 불가능한 경우까지 발생하게 된다. 예를 들면 발효조를 수리하기 위해 교반기를 빼내야 하는 경우가 있을텐데 이러한 사항을 고려하지 않고 층고를 결정하게 되면 나중에 수리가 불가능 하게 된다. 따라서 기기 배치시 충분한 수선공간이나 높이를 확보할 수 있도록 고려하여야 한다.

10.1.5. 구조 설계(Structure Design)

중량이 무거운 기기나 진동이 심한 기기는 기초를 단단히 한 후 구조물을 설계 설치하여 구조물에 거치식으로 설치되는 경우가 많다. 이러한 경우는 기기의 하중이 균형 있게 분산될 수 있도록 기초를 설계하여야 하며 구조물이 차지하는 면적이나 높이, 중량 등을 잘 고려하여 전체적인 설계에 반영하여야 할 것이다.

10.1.6. 창고(Storage)

원료, 중간체, 완제, 규격외 제품, 연료 등을 보관할 수 있는 창고 space를 여유 있게 확보하는 것이 중요하다. 원료 창고는 분석이 끝나 적합 판정을 받은 원료와 그렇지 않은 원료를 격리 보관할 수 있는 충분한 여유가 필요하며 특히 바이오의약품은 보관 온도에 민감한 제품이므로 원료, 중간체, 완제 창고 중 냉장 보관이나 냉동 보관 창고가 필요한지 등도 고려하여 설계에 반영하여야 한다.

10.1.7. 폐기물 처리(Waste Disposal)

폐기물은 고체, 액체, 기체로 크게 나눌 수 있겠다. 바이오의약품 공장의 고체 폐기물은 주로 세포 찌꺼기 등이 되겠고 기체 폐기물은 발효공정이나 정제 공정 중의 냄새가 여기에 해당될 수 있고 발효공정 중 발효조의 off gas 중에 유전자 조작된 미생물이 포함되어 대기 중으로 오염이 될수 있으나 이와 같은 사항은 발효조 설계시에 이미 반영되어 제균 여과기가 설치되어 있으므로 큰 고려사항은 아니다. 주로 문제가 되는 것은 액체 폐기물로서 발효나 세포배양 중에 사용된 영양분이 많이 포함된 배지의 처리 문제와 정제공정시 배출되는 폐기물, 특히 실패한 뱃치나 사고 발생 뱃치의 전체 배양액이나 유전자 조작된 숙주세포의 처리 방법도 미리 고려하여 설계에 반영하여야 할 것이다.

특히 숙주 세포가 포함된 폐기물은 전부 한곳으로 모아 고온 처리하여 숙주세포를 완전히 멸균 처리한 후 폐수처리 시설로 보내지도록 설계하여야 한다. 또한 Biosafety 규정상 발효나 세포배양실의 실내압력도 인근 방의 압력보다 낮아서 조작된 균의 유출을 방지할 수 있도록 고려해야 한다.

10.2. 공정설계(Process Design)

공정 설계를 위해서는 목표 제품을 생산하는데 필요한 모든 생산공정에 대한 기술자료가 있어야 가능하다. 자체 R&D에 의한 자체개발 제품인 경우는 연구소에서 모든 기술적인 자료가 package화 되어 있어야 하고, 기술 도입에 의한 제품 개발인 경우는 기술 공여자가 이 모든 기술자료들을 package화 하여 제공 하여야 공정 설계가 가능하다. 이와같은 package에 포함되어야 할 내용은 최소 다음과 같다.

- 전체적인 공정 설명(Process Description)
- 각 공정 단계별 mass, component 및 energy balance
- 각 공정 단계별 온도, pH, 압력, flow rate 등과 같은 operating parameters의 설정된 조건 및 제어 범위
- 원료, 중간체, 원제, 완제의 품질관리 규격(Specification) 및 분석 방법
- Batch cycle time, 수율(각 단계별 및 overall), 시험 규모에서의 생산량
- 세척, 오염물질 제거, 소독 절차(각 단계별)
- 각 단계별 ultilities 소요량
- 취급하여야 할 독성물질 배출내용 및 기타 안전관련 사항
- 폐기물 배출현황
- 규제 및 법령 관련사항(GMP, Biosafety, 폐기물 관련 등)
- 건설재질 관련사항(특히 부식이나 규제와 관련)

이와같은 기본 사항 외에 향후 증설 계획이나, 대상 공장이 어느 한 제품의 전용 생산 시설인지 아니면 다른 제품과 공유되는 시설인지 등에 대해서도 회사의 방침이 정해져야 한다. 이와같은 기술 자료들이 다 완성되고 공장의 운용 전략 등이 확정되면 건설 대상 공장의 생산능력 즉 Plant Production Capacity를 결정하여야 각종 기기의 크기 및 설비 규모가 결정되어 공정 설계는 물론 각 기기 및 설비의 설계에 착수할 수 있다.

10.2.1 생산 공장 규모의 결정

생산 공장 규모를 결정하기 위해서는 생산공정 관련 데이터는 물론 예상 매출규모를 추정하여 연간 제품 소요량을 산출하여야 한다. 예상 매출규모를 추정하기 위해서는 제품의 특성 등을 고려하여 마케팅 부서의 시장조사 등이 선행되어야 가능하다. 다음 항에서 자세히 설명이 되겠으나 보통 매출 개시후 5~10년 동안의 예상 매출액을 추정하여 peak년도의 매출액을 이용하던지 혹은 중간에 증설을 고려하던지 하여 적정 제품 소요량을 결정하여야 한다. 재조합 단백질의 경우를 예를 들면, 일단 제품 소요량이 결정이 되면 필요 공정 data들로서는 우선 생산에 사용된 Host, 발현율(mg/l or g/l), cycle time(1 batch생산 하는데 걸리는 시간), 분리/정제의 전반적인 수율(Overall Yields), cycle time과 정기보수 등을 고려한 연간 생산 가능 batch 수 등의 자료가 있어야 배양조 용량을 결정할 수 있게 된다. 재조합 단백질의 경우 공장 규모는 대개 upstream 공정인 배양 공정의 배양조 용량(부피)으로 나타내게 되며 일단 배양조 규모가 결정이 되면 downstream 공정의 규모는 배양조 규모에 비례하여 결정되게 되는것이 보통이다. 예를 들면 1회 투여량이 50 micro gram의 재조합 단백질의 1년 소요량이 1,000만 도스(Dose)/yr 라고 가정하면 1년동안 생산해내야 할 단백질의 양은 50 ㎍ x 1,000만/yr = 5 x 108 ㎍/yr = 5 x 105 mg/yr = 500 g/yr 가 된다. 공정 data에 의하여 재조합 단백질의 발현율이 200 mg/ℓ이고, 분리/정제 수율이 20%, 연간 생산 batch수는 30 batch이고, 배양조의 working volume은 70%라고 가정하면 우리가 구하고자 하는 배양조 용량 V는,

$$20\ mg/l \times V(l)/Batch \times 20\% \times 70\% \times 30\ batch/yr = 500\ g/yr$$

$$V = \frac{500 \times 10^3\ mg/yr}{200\ mg/l \times 0.2 \times 0.7 \times 30\ Batch/yr} = 595\ l\ /Batch$$

따라서 1가지 제품만 전용으로 생산하는 시설이라고 가정하면 약 600ℓ 정도의 본배양조 부피가 필요하게 된다. 대개 배양조 제조 회사별로 표준 사이즈의 배양조를 생산하게 됨으로 600 ℓ에 가장 가까운 표준 사이즈의 배양조를 선정하면 된다(예.750 ℓ 발효조). 이렇게 되면 생산 본공정은 본배양조 750 ℓ에 적합한 seed 배양조 약 50 ℓ 전후의 규모와 5 ℓ 규모가 필요하게 되고 5 ℓ seed 배양조 전단계에서는 working cell bank 1 ampule을 이용하여 증폭 시킬

수 있는 shake flask 2~3단계가 더 필요하게 되겠다.

배양조 이후의 downstream공정은 약 500~600 ℓ 의 배양액을 적당한 시간 안에 수확할 수 있는 원심분리기 용량을 정하여 적합한 능력을 가진 원심분리기를 선정하게 된다. 예컨데 1시간 이내에 수확코자 하면 약 500~600 ℓ/hr의 처리 용량을 가진 원심분리기를 선정하면 되겠고, 2시간 정도에 처리해도 무난한 경우는 약 300 ℓ/hr의 처리 용량을 가진 원심분리기를 선정하면 되겠다. 이후 세포 파쇄장치가 필요하면 역시 소요 처리 용량을 계산하여 적합한 처리용량의 기기를 선정하고 이하 정제 기기들도 마찬가지 개념에 의해 sizing 및 specification을 작성해 나갈 수 있겠다.

10.2.2 생산 공정 설계

R&D 과정에서 얻어진 실험 data를 기초로 생산 공정을 설계하기 위한 일반적인 절차는 다음과 같다.

- Process block diagram의 확립(Material & Energy Balance 포함)
- Material balance와 Energy balance가 포함된 Process Flow Diagram의 확립
- Piping and Instrument Diagram(P & ID) 의 확립(Material &Energy Balance 포함)
- Equipment List, 각 Equipment의 sizing 및 사양(Specification) 결정
- Equipment Layout
- Room Layout, Clean room classification

■ 10.2.2.1 Process Block Diagram과 Process Flow Diagram의 확립

Process block diagram은 단위 제조 공정들을 알기 쉽게 공정 흐름순으로 block diagram으로 표시한 것으로 재조합 동물세포를 이용한 재조합 단백질의 생산 공정에 대한 block diagram의 예는 다음과 같다.

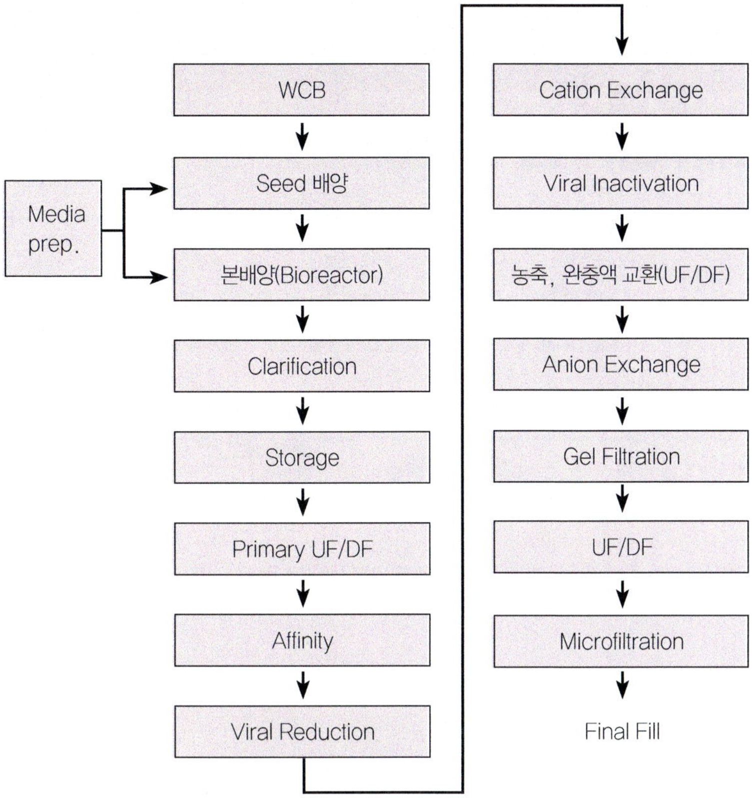

그림 10.1. Process Flow Diagram 예(동물세포 배양을 이용한 재조합단백질 생산)

이와 같은 block diagram에 각 단위공정에 대한 물질수지 및 에너지 수지를 표시하면 제조 공정에 대한 상세한 내용을 한눈에 볼 수 있게 된다. 이와같은 block diagram을 좀 더 발전시켜 각 단위 공정에 사용되는 기기(Equipment)들을 block에 대신 삽입하여 확립한 diagram이 process flow diagram으로써 각 공정을 가장 적절히 수행할 수 있는 기기를 선정하여 block 대신에 선정된 기기의 개략적인 모형이 diagram상에 주공정 흐름과 같이 표시되게 된다. 주공정 흐름에 물질 수지 및 에너지 수지를 표시하면 더욱더 완전한 process flow diagram이 된다. 전 페이지의 block Diagram 을 PFD화 하면 다음 그림과 같다.

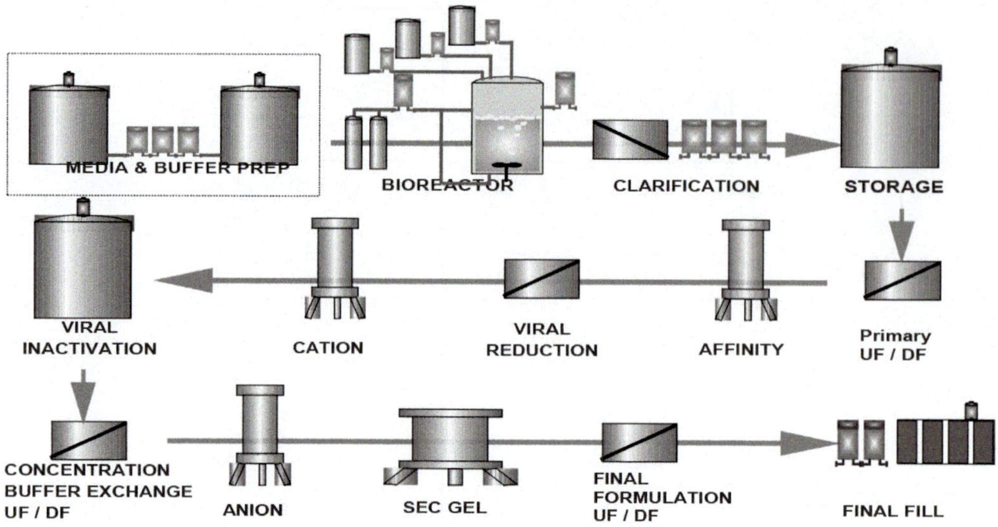

그림 10.2. Process Flow Diagram 예(동물세포 배양을 이용한 재조합단백질 생산)

■ 10.2.2.2. P&ID(Piping & Instrument Diagram)

Process Flow Diagram의 경우는 주공정 물질의 흐름만 나타나는데 비하여 Piping and Instrument diagram의 경우는 주공정 물질의 흐름은 물론이고 각 단위 공정기기에 소요되는 모든 utilities를 포함한 모든 물질 및 에너지 수지가 배관으로 이루어지는 것은 다 표시되게 되며 아울러 각 단위 공정의 공정제어 scheme이 전부 표시되게 된다. 즉 sensor, controller등이 모두 표시되게 되며, 대표적인 배양조 주변의 P & ID를 참고로 그림 10.3.에 예시하였다.

■ 10.2.2.3 Equipment List 및 각 기기의 Specification 작성

다음에는 PFD 나 P & ID에 표시되어 있는 모든 기기를 list up하고 각 기기의 크기나 용량, 혹은 처리용량 등을 계산하여 sizing을 한 다음에 상세한 규격(Specification)을 결정한다.

재조합 단백질을 생산하는 단위 공정 기기들은 대개는 탱크류 등을 제외하고는 package item으로 대개 전문기기 제조업체에서 대량생산 하기 때문에 각 처리 용량별로 표준 size가 다양하게 제시되고 있기 때문에 이러한 전문기기 제작 업체와 협의해 가면서 혹은 제작 업체의 자료들을 참고하여 각 기기들에 대한 규격을 결정하게 되면 보다 더 용이하게 수행할 수

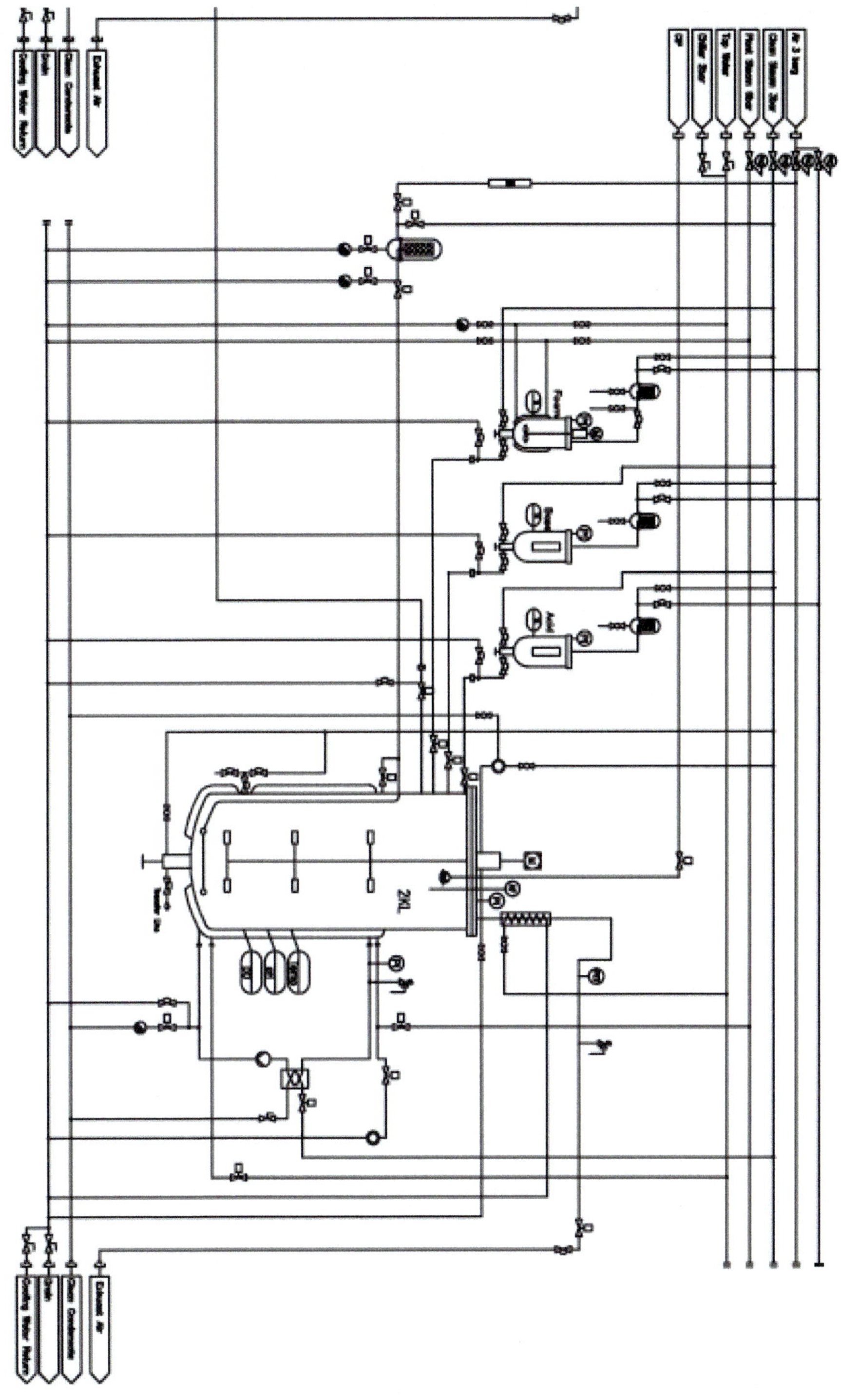

그림 10.3. P&ID 예(발효조 주변)

있으며 이와 같은 업무를 성공적으로 수행하기 위해서는 제조공장의 운전 경험이라던지 설계 경험 등이 있으면 많은 도움이 될 것이다.

이와같은 과정이 완료되어 모든 기기들을 list up 하고 간단한 규격을 포함하게 되면 equipment list가 얻어지게 된다.

■ 10.2.2.4 Equipment Layout & Room Layout

각 기기에 대한 대략적인 규격이 결정되게 되면 모든 공정 기기들의 크기(Dimension, 가로 x 세로 x 높이)가 결정되게 되어 비로소 각 기기가 차지하게 되는 space(정비를 위한 space 포함하여)를 대략적으로나마 추정 가능하게 되어 기기 layout이 가능해진다. 따라서 각 기기들을 설치하고 효율적인 정비를 위한 생산공정 지역의 면적을 계산할 수 있게 되며 아울러 계산된 면적 내에 각 기기의 배치(Layout)가 가능해진다. 이때 특히 고려하여야 할 사항은 작업 및 정비의 효율성을 감안한 충분한 여유를 둔 기기배치가 되겠다.

이와같이 주생산공정 지역에 대한 면적을 계산할 때 병행하여 주생산공정에 꼭 필요한 부수적인 공정지역에 대한 고려도 빠뜨리지 말아야 한다. 접종실(Inoculation Area), 배지 준비지역(Media Preparation Area), 완충액 제조지역(Buffer Preparation Area), 각종 기기 세척지역(Washing Area), 원료, 중간체 및 완제품 보관 창고 지역(Storage Area), 제어실(Control Room), 갱의실(Gowning, Degowning Room) 등이 대표적으로 고려해야 할 부수적인 지역들이 되겠다.

이렇게 주 및 부수적인 공정 지역에 대한 면적이 정해지면 각각을 별도의 격리된 방(Room) 개념으로 생각하여 방 배치 및 각 방에 위치할 기기 및 탱크류에 대한 배치를 최종적으로 수행하여야 한다. 이때 특히 주의하여 고려해야 할 사항은 cGMP 규정에 적합하게 배치가 이루어져야 한다는 점이다. 즉 교차오염을 방지하기 위하여 작업원의 이동 흐름이나 원료, 중간체 및 완제품의 흐름, 기기 및 장비의 흐름 등이 교차 오염을 방지할 수 있게 일관된 흐름을 유지할 수 있도록 방 및 기기 배치가 이루어져야 한다는 사실이다.

아울러 각 방의 청정도도 결정해 주어야 하며 각 방의 공기의 흐름의 방향도 결정해 주어야 한다. 청정도의 경우는 대개 완제 공장이 아닌 원제 공장의 경우는 대개 청정도 class 10,000

표 10.1. 각지역별 Clean Room Classification 예

Area	Class
MCB/WCB	100,000
Inoculum Room	10,000
Fermentation	100,000
Recovery	100,000
Downstream processing	10,000
Media Prep.	10,000
Buffer Prep. 10,000	10,000
Washing Room 100,000	100,000
Storage Rooms 100,000	100,000
Produt Storage 100,000	100,000
IPC Room 100,000	100,000
Control Room 100,000	100,000

에서 100,000 정도의 지역이 대부분이며 배양관련 지역의 청정도는 100,000 정도, 정제관련 지역은 대개 청정도 10,000 정도면 충분한 것으로 되어 있다. 공기의 흐름은 유전자 조작된 균주가 밖으로 배출되어서는 절대로 안되므로 배양관련 지역은 약간 음압(Negative Pressure)을 유지하여야 하고, 단백질 정제 지역은 청정도가 중요하므로 약간 양압(Positive Pressure)을 유지해 주어야 한다. 특별히 격리가 필요한 지역은 별도의 공조기를 설치하여 교차오염을 방지해 주어야 한다.

각 지역별 clean room classification은 다음 표10.1 내용을 참고로 각 공장의 특성 및 법규, 각사의 규정에 적합하게 정해주어야 한다.

10.3. 부대 시설

10.3.1. Utilities

보통 생산공장에서 사용되는 utilities는 공정수, 냉각수 등과 같은 물과 스팀, 전기, 가스류 등이 되겠다. 이중에서도 양질의 물의 가용성 여부가 공장 부지선정에 영향을 미칠 정도로 중요한 사항이라는 것은 이미 언급한 바와 같다. 이러한 utilities system을 잘 설계하기 위해서는 각 단위공정별로 필요한 각 utilities의 소모량을 계산하여 합산해 적당한 규모의 물처리 시설이나 수전설비, 혹은 가스 탱크들을 설계하여야 할 것이다. 참고로 바이오의약품 생산 공장에서 필요로 하는 각종 utilities의 종류를 나열해 보면 다음과 같다.

**Process Utilities

- 순수(Purified Water)
  - 이온 제거장치를 사용하여 정제한 물(Deionized Water)
  - 주사용 증류수 (Water for Injectables ,WFI)
- Process Chilled Water
- Clean Steam/General Steam
- Compressed Air
  - Clean Compressed Air for Aeration
  - Instrument Air
- 가스류
  - Liquid Nitrogen
  - N_2 gas
  - O_2
  - CO_2
- Vacuum
- CIP/SIP
- 전기(Electricity)

**Plant Utilities

- Steam
- Chilled Water
- Cooling Water
- Heating Hot Water
- 음용수(Portable Water)
- Hot & Cold Water
- Fire Protection

**HVAC(Heating Ventilation and Air Conditioning)

- 청정실 (Clean Room Units)
- 사무실/실험실 Units.

**공용 전기

10.3.2. 폐기물 처리시설(Waste Treatment Systems)

어느 공장과 마찬가지로 재조합 단백질 생산 공장에서도 폐기물이 나오기 마련이다. 이러한 류의 공장에서의 폐기물은 주로 액체 폐기물로서 폐수가 되겠고 배양조에서 발생되는 배지여액, 배양조 세척수, 정제 공정에서 발생하는 무기염류가 포함된 폐수, 기기 세척액 등이 주 공정폐수 발생원이 되겠다.

여기에 부가하여 배양 공정의 운전중에 오염이 발생하였을 경우는 생산 균주를 포함한 모든 배지 성분이 폐기물이 될수 밖에 없다. 이러한 경우의 폐수에는 소모되지 않은 각종 영양성분이 더 많이 포함되어 있어 전체 폐수의 BOD 및 COD 부하를 더 올리게 되며 또한 생산 균주를 멸균하기 위하여 Kill Tank System이 필요하게 된다. 이와 같은 Kill Tank System은 오염된 batch의 처리시에도 사용이 되나 정상 조업중이라도 실수에 의하여 생산 균주가 포함된 배지 성분이 흘러 나왔을 경우에도 흘린 액체를 전부 모아 Kill Tank로 보내어 Steam에 의해 멸균후 폐수 처리 system으로 보내지게 된다.

이와같은 폐수 이외에도 공장 근무 요원들의 샤워 시설이나 세면대 혹은 식당 등에서 나오는 위생 폐수(Sanitary Water)가 있으며 이러한 폐수들은 대개 인근 도시의 위생 폐수처리 시설로 보내지게 되는 경우가 많다. 대부분의 재조합 단백질의 생산 공장의 규모는 보통의 전통적 발효 공장에 비하여 크지 않기 때문에 여러가지 제품의 생산 시설이 같이 모아져 있는 큰 공장의 경우는 기존 폐수 처리 시설을 이용하면 가장 경제적이고 소규모 공장의 경우는 별도의 폐수처리 시설을 설치하는 것 보다는 인근의 공동 처리 시설을 이용하는 편이 더욱더 경제적일 수 있다. 이와같이 인근의 공동 처리 시설을 이용하는 경우에는 최소한 중화(Neutralization) 처리 정도는 수행하고 보내는 경우가 대부분이다.

10.3.3 기타 시설

실지로 생산공정과 직접적인 관련은 없지만 공장 설계시 꼭 고려하여 설계하여야 할 기타 부수적인 시설들 또한 많이 존재한다. 기존의 큰 공장에 일부 증설하는 경우는 기존 시설을 이용할 수도 있지만 신규로 공장을 건설하는 경우는 필히 고려하여야 할 시설들이 되겠다. 일일이 다 나열할 수는 없겠지만 중요 부대시설들은 일부 나열해 보면 다음과 같다.

– 공장 근무요원 관련 시설물
- 남녀 갱의실, 락커
- 화장실, 샤워시설
- 회의실, 흡연실
- 보호 장구 보관실

– 행정 시설
- 공장 안전관리실
- 의무실, 응급실
- 통신실
- 식당
- Computer Network
- 실험실

– 정비 관련 시설

  - Spare Parts 창고
  - 정비실
  - 사무실

– 품질 관리 시설

– 창고

특히 의약품 공장의 창고는 보고나 제품의 안정성 확보를 위하여 온도와 습도의 조절이 필수적이며 보관기간 등을 고려하여 제품의 재고관리 및 입출하 관리를 최적화 할 수 있는 시스템 등을 고려해야 한다.

10.4. 총투하자본 추정(Estimation of total capital investment)

공장 건설에 있어서 총투자비는 고정자본 투자(Fixed Capital Investment)와 운영자본(운전자본, Working Capital)으로 나눌수 있겠다.

고정자본 투자는 공장의 정상 조업을 위하여 설치된 모든 공정 기기는 물론 부대시설을 위하여 투자된 모든 자본에다가 공장 건설에 필요한 모든 overhead가 다 포함된 자본으로 고정자본 투자비는 직접 투자비와 간접 투자비로 다시 나눌 수 있겠으며 각각의 주요 항목은 다음과 같다.

• • 고정자본 투자

1. 직접 투자비(Direct Cost)

   – 구매된 기기들
   – 구매된 기기들의 설치 비용
   – Instrumentation and Controls
   – 배관(Piping) –insulation 포함

- 전기기기 및 전기 재료(Electrical Equipments & Materials): 스위치, 모터, 전선, 판넬 등
- 건물
- 토지 정리 비용
- Service facilities
    - Utilities
    - 폐기물 처리 시설
    - 창고 및 창고 부대설비
    - 접안 시설
- 토지 등

2. 간접 투자비(Indirect Cost)

- 엔지니어링 및 감리 비용
- 공장 건설 비용
- Contractor's fees
- 예비비(Contingency)

운전 자본은 크게 나누면 다음과 같은 항목을 포함한다.

• • 운영자본

- 원료 및 소모품비
- 재고로 어느 정도 확보해두어야 할 완제품 및 중간체
- 초기 외상 매출금
- 월급, 임금, 원료 구매 등과 같은 초기 운전비용
- 초기 지불해야 할 세금 등

공장 건설에 따른 총 투자비를 추정하는 방법은 여러가지가 있을수 있겠으나 재조합 단백질 생산 공장의 경우에 가장 간단한 방법은 견적의뢰서 등과 같은 방법을 사용하여 직접적으로 생산 공정에 사용되는 기기들의 구매가격을 산정하여 공정 기기의 총구매가를 추정한 다음에 곱하기 5를 해주게 되면 총 투자비를 가늠할 수 있게 된다.

이와 같은 추정방법의 근거는 1980년대 후반부터 최근가지 미국에서 건설된 재조합 단백질 생산공장의 총 투자비 분석 결과에 의한 것으로 총 투자비 대비 직접 생산공정에 사용된 기기 구매 비용이 약 20% 정도가 된다는 data에 근거하고 있다.

따라서 상대적으로 가장 잘 알려져 있는 직접 생산공정에 사용 되는 공정기기의 구매 가격을 정확한 견적가에 의해 산정하게 되면 비교적 정확하게 총 투자비를 추정할 수 있게 된다.

10.5. 경제성 검토(Feasibility Study)

일단 제조공정에 대한 개념설계 및 총투자비 추정 등이 이루어진 이후 실지로 공장설계 및 건설을 수행하게 되면 많은 투자가 수반되는 신규사업이 시작되는 것으로 보아야 한다. 이와같은 신규 사업개시 여부를   결정하기 위해서는 사업성 검토가 꼭 필요하며 사업성 검토는 막대한 투하자본을 투자하여 사업을 영위하였을때 기대만큼의 수익이 발생할 수 있을지 여부를 검토해 보는것이라 할수 있겠다..

이러한 신규 사업에 대한 경제성 검토 방법에는 여러가지가 있으나 가장 많이 사용되는 방법은 순현가(Net Present Value)를 산출해 보는 방법이 있으며 할인된 현금흐름법(Discounted Cash Flow Method)이라고도 한다. 이것은 향후 영업 활동에 의한 미래의 수익 창출능력(순현금흐름)을 가치의 척도로 평가하는 방법으로 미래의 순현금흐름 (Net cash flow=Cash flow= Cash Inflow- Cash outflow)을 일정한 할인율로 할인한 현재 시점에서의 가치로써 사업의 경제성을 평가하는 방법이다.

할인된 현금흐름법은 이론적으로 가장 합리적인 평가방법이라고 알려지고 있으나 고려하여야 할 변수가 많고 변수 산정에 있어서 평가자의 주관적 판단의 개입 여지가 많아 그 실용성과 평가 결과에 대한 이해 측면에서 문제의 여지가 존재한다. 그러나 미국 등 선진국의 M & A 거래에 있어서는 이 방법을 중요한 판단기준으로 삼고있다.

경제성 검토의 가장 중요한 요소는 미래의 사업가치 평가를 위한 제반 가정 및 추정치들이 과거의 실적 데이터 기반 위에서 얼마나 정확하게 반영되었나 하는 점이다. 즉 이미 앞에서 추정한 총 투자비나 앞으로 설명하게 될 추정 매출계획, 추정 원가계획, 추정 cash flow 등이 얼마나 정확하게 추정되어 있느냐에 의해 경제성이 좌우되게 된다.

경제성 검토과정에서 상당한 가정이 반영됨으로 인하여 검토결과는 사업 진행 유무의 절대적인 판단 자료로 사용되기는 어려우나 사업 기획 단계에서 사전적인 투자 의사 결정을 위한 유용한 지원 도구로서의 가치는 충분히 있다고 하겠다.

경제성 검토를 위한 주요 과정은 다음과 같다.

- 추정 매출계획 산정(향후 5~10년 동안)
- 추정 총 투하자본 산정
- 상기 총 투하자본을 참조하여 감가상각 비용 등을 감안한 추정 총원가 산정 (향후 5-10년)
- 추정 손익계산서 산정
- 운영자금(Working Capital) 산정
- 추정 현금흐름 산정
- 추정 현가(Present Value) 산정
- 순현가(NPV, Net Present Value) 산정
- 내부 수익율(IRR, Internal Rate of Return) 산정
- 투자 타당성 판정

이와 같은 과정을 통하여 산출된 NPV가 플러스로 나타나게 되면 투자 가치가 있다고 판단할 수 있으며 마이너스로 나타나게 되면 투자 가치가 없다고 판단할 수 있다. NPV에 의한 사업성 판단의 의미는 초기 투자비 및 운전자금이나, 투자 완료후 사업 초기에 발생할 수 있는 영업 적자에 의한 현금 유출의 할인된 현가의 합 대비 투자 완료 후 나타나기 시작하는 영업 이익과 감가상각에 의해 창출되는 현금 유입의 할인된 현가의 합이 밸런스를 이룰수 있나 확인하는 과정이라고 볼수 있다. 플러스가 되면 전체적인 미래 신규 투자 사업의 영업결과 그 사업의 현재 가치가 0보다 크니까 가만히 사업을 하지 않고 있는 것보다 사업을 수행하는 편이 이롭다는 결론이 나오고 마이너스로 산정되면 사업을 수행했을 때 손해를 보게 된다고 판단되는 것이다.

앞서 언급한 바와 같이 경제성 검토에는 너무나 많은 추정치들을 사용하게 되므로 추정치의

정확성이 경제성 검토 결과를 좌우하게 된다. 따라서 이후 논의될 내용은 이와 같은 추정치를 보다더 정확하게 수행하기 위한 방법론이 되겠다.

주의할 사항은 어느정도 정확한 추정치들을 추정할수 있는 근거자료가 없는 상황에서는 이 방법에 의한 사업성 검토는 별의미가 없고 검토자의 주관에 의해 추정자료들이 편향되기 쉬워 오히려 검토 결과의 신뢰성만 타격을 받을 가능성이 있다. 따라서 구체적인 공정자료, 투하자본, 매출액, 원가등에 대한 신빙성 있는 추정자료가 가능할 경우만 좋은 결과를 얻을수 있겠다.

10.5.1. 추정 매출 계획

향후 추정 매출액 산정은 경제성 검토의 가장 중요한 가정 설정 단계이므로 과거의 정량적 데이터에 근거한 실현 가능성에 기초를 둔 계획 수립이 중요하며 대상 시장의 정의와 진입 가능한 시장으로의 진출을 뒷받침하는 마케팅 전략과 병행되어 추정되어야 한다. 추정 대상 기간은 보통 5년, 8년, 10년 등으로 사업의 성격에 따라 다르나 사업이 안정 단계로 진입할 것으로 예상되는 기간을 설정한다. 안정된 단계라 함은 투자규모, 매출규모, 제반 비용 등이 급격한 변동이 없는 정상 상태로 이행될 것으로 예측되는 기간을 의미한다.

추정 매출액 산정은 특히 마케팅 부서의 도움을 얻어 마케팅 부서에서 산정하는 것이 좀더 객관적인 추정이 될 수 있으며 다음과 같은 항목에 특히 유념하여 추정하게 되면 도움이 될 것이며 보통 년도별 매출 총액을 추정하여 집계한다.

- 대상 시장의 정의 및 규모
  - 시장 증가율, 시장 성장 관련 인자(GDP, 경제 성장율, 투자지표 등)을 감안한 예측
- 목표 시장 점유율(Market share)
- 신규 제품 및 개량 모델 도입에 따른 시장 점유율 증가 계획
- 목표 판매가 설정
  - 물가 상승율을 감안한 판매가의 적절한 인상 계획 포함

10.5.2. 추정원가 계산

원가는 제조원가와 판매원가로 나눌 수 있겠다. 제조 원가는 공장에서 제품을 생산하는데 소요되는 모든 비용과 공장 고정자산에 대한 감가상각비 및 제세금 및 공과금에 공장 overhead가 포함된 비용이다.

판매 원가는 제조원가에 판매 및 일반 관리비가 더해진 비용이 되겠으며 구성 항목을 구분하여 보면 다음과 같다.

** **판매 원가**(Total Product Cost)

– 직접 제조비(Direct Production Cost)
- 원재료비(Raw Materials)
- 인건비(Operating Labor)
- Operating Supervision
- Utilities 비용
- 유지 보수비(Maintenance and Repair)
- 공장 소모품비(Operating Supplies)
- 실험실 비용(Laboratory Charges)
- 로열티(Royalties)

– 고정 비용(Fixed Charges)
- 감가상각비(Depreciations)
- 세금, 보험료, 임대료(Taxes/Insurances/Rent)

– 공장 overhead (Plant overhead)

– 판매 및 일반 관리비(Sales, General & Administration Expenses)
- 중역들의 봉급(Executive Salaries)
- 사무원들의 임금(Clerical Wages)
- 사무실 관리비(Office Maintenance)

- 통신비(Communications)
- 영업소 비용(Sales Offices)
- 영업사원 비용(Salesmen Expenses)
- 운송비(Shipping)
- 광고 선진비(Advertising)
- Technical Service
- 연구비

상기 원가 구성 항목들은 원가에 대한 개념을 이해하는데 도움이 되며 또한 정확한 원가 계산을 하기 위해서는 상기 항목들의 비용을 전부 산정하여 더해주어야 하며 특기할 사항은 감가상각비를 산정하기 위해서는 총투자비 추정이 선행되어야 한다는 사실이다. 미래 사업에 대한 경제성(타당성) 검토를 위한 추정 원가계산 시에는 모든 항목을 정확히 추정하기는 현실적으로 어렵다. 따라서 원가 항목을 크게 재료비, 인건비, 제조경비로 나누어 단순화하여 추정 하는 것이 보다더 번거로움을 피하는 방법이 될수 있다. 여기에서 제조경비는 감가상각비, 공장 overhead를 포함하여 재료비, 인건비를 제외한 모든 항목을 포함한다.

재료비는 제품 생산에 필요한 모든 원부자재의 비용을 말하며, 우선 발효, 분리 정제에 소요되는 원부자재의 원단위를 계산하여 단가를 곱해 줌으로써 일정량의 제품을 생산하기 위한 재료비를 구할 수 있게 된다. 수입 원료를 사용하는 경우는 관세, 운임, 부대비용 등을 감안하여 계산해야 한다.

인건비의 경우는 직접 운전요원 및 간접 및 관리직 인원 계획을 수립하여 각각 평균 임금을 곱하여 총 인건비를 계산한다. 평균임금 계산시에는 지급되는 임금 이외에 퇴직 충당금 및 복리 후생비용을 총 망라한 임금을 적용 하여야 한다. 또한 연도별 총 인건비를 추정하여야 하므로 시간이 경과함에 따른 인건비 상승율, 생산량의 증가에 따른 생산 관련 인원의 증가율 등도 고려하여야 한다.

제조경비는 유틸리티 비용, 시설 및 기기의 보수 유지비, 공장 소모품비, 실험실 비용, 로열티, 고정비인 감가상각비, 세금, 보험료, 임차료 등 제반 비용과 공장 overhead가 다 포함된 경비를 일컷는다고 볼 수 있다. 이러한 제조경비는 각 항목별 추정하여 더해줌으로써 정확히 산정하면 이상적이겠으나 어려울 경우는 과거 실적 등 경험에 의하여 총원가 대비 비율 등으로 추정이 가능하며 감가상각비는 투자비 추정 후 정확한 추정 감가상각비 산출이 가능하다.

판매 및 일반 관리비의 경우도 모든 비용 항목을 정확히 추정 합산하면 가장 정확한 값이 나오지만 현실적으로 불가능하기 때문에 각 회사별 혹은 각 업종별로 경험에 의한 추정치가 보통은 존재하게 된다. 예를 들면 판매 및 일반 관리비를 매출액의 일정비율(의약품의 경우 약 30%로 추정하는 회사도 있음)로 가정하여 추정하는 방법이 사용되고 있다.

10.5.3. 추정 손익 계산

추정 매출액과 추정 원가계산이 완료되면 이와같은 영업상황 자료를 반영하여 추정 손익계산서를 작성할 수 있다. 추정 손익계산 과정을 간단히 설명하면 다음과 같다. 연도별로 추정된 매출액에서 제조원가를 빼면 매출이익이 되고 매출이익에서 판매 및 일반 관리비를 빼면 영업이익이 된다. 이 영업이익에서 영업외 수입(로열티 수입, 수입이자 등) 을 더하고 영업외 비용(지급이자, 이연상각) 을 빼면 경상 이익이 된다. 이 경상이익에 특별 손익을 가감해주면 법인세 차감 전 순이익이 되고 여기에서 법인세(보통 27%)를 차감해 주면 당기순이익이 연도별로 계산된다.

여기서 당해년도 지급 이자의 계산은 전년도 차입금 누계에 이자율을 곱한 값에 당해년도 평균 지급이자로 정의 될수 있으며 당해년도 평균 지급 이자는 당해년도 소요 차입금 X 이자율/2 가 된다. 왜냐하면 당해년도 차입금에 대한 이자가 12개월 동안 균일하게 발생한다고 가정하기 때문이다.

이연상각(Amortization) 은 무형 자산에 대한 상각으로 보통은 연구개발비(R&D 비용), 창업비용, 토지 사용권, 등이 여기에 속한다. 종래에는 연구개발비는 거의가 영업외 비용으로 이연상각이 가능하였었으나 개정 회계 기준에 의하면 경상 개발비 및 회수가 불투명한 순수 연구비는 무형 자산이 되기가 어렵기 때문에 당기 비용 처리(판매 및 일반 관리비 계정) 하여 손익에 반영한다. 그러나 미래에 효용성이 확실히 기대되는 개발비(임상시험 이후의 개발 단계에 진입한 단계의 개발비를 의미) 만 무형자산(특허권이나 비슷하게 생각하면 됨) 으로 분류하여 비용 처리하지 않고(손익 계산시 반영되지 않음) 이연상각 할수 있다. 이연 상각은 개발 과제가 상업화가 완료되어 매출이 일어나게 되면 그후 일정기간(5~10년 균등상환) 동안 상각하게 된다. 만약에 개발 과제가 중도에 중단하게 되면 그때까지 누적되었던 개발비를 중간에 일괄 상각하게 되어 경상손익에 막대한 손실을 끼치는 경우도 발생하게 된다.

국내 기준은 이와 같이 순수 연구비는 비용 처리하여 원가 계상되고 개발비는 이연상각이 가능하여 상업화 완료가 되거나 개발 중간에 프로젝트가 중단 되기 전에는 비용 처리가 되지 않고 무형 자산화하여 향후에 이연상각이 가능하다. 하지만 미국 등 선진국에서는 보통 연구개발비 전체가 매년 비용 처리 되어 원가에 산정되는 것이 보통이다.

추정 손익 계산 산정 과정을 도식화하면 다음과 같다.

매출(Sales) – 제조원가(Cost of Goods) 재료비(Material Cost) 인건비(Labor cost) 제조경비(Overhead)
– 매출 이익(Gross Profit(Margin)) – 판매 및 일반 관리비(Sales, General & Administrative Expenses(S,G&A))
* 영업 이익(Operating Income(EBIT: Earning Before Interest & Tax)) + 영업외 수입(Non Operating Income) 로열티 수입(Royalty Income) 수입 이자(Interest Income) – 영업외 비용(None operating Expenses) 지급 이자(Interest) 이연 상각(Amortization)
* 경상 이익(Ordinary Income) +/– 특별 손익(Extraordinary Gain & Loss)
* 법인세 차감전 순이익(Earning Before Income Tax) – 법인세(Income Tax)
* 당기순이익(Net Income)

10.5.4 운영자본(Working Capital) 추정

운영자본은 운전자본이라고도 하며 사업 개시나 매년 소요되는 운전 자금으로

소요 운전자금 = 매출 채권 + 재고 자산 - 매입 채무 + 적정 현금 준비금

이 되겠다. 즉, 영업 활동을 수행하다 보면 외상매출 및 외상매입이 일어나게 된다. 외상 매출을 하기 위해서는 그만큼의 제품 생산에 자금이 필요하게 되고 그자금은그 매출대금을 회수 할때까지 잠겨 있게 되므로 그만큼의 자금을 운영자금으로 확보하고 있어야 한다. 반대로 원료등 구매시 외상 매입을 하게 되면 자금의 지출을 수반하지 않으므로 그만큼 운영 자금에서 제외시켜 주어야 하기 때문에 마이너스가 된다. 재고자산도 적정량을 항상 확보해 두어야 하고 그만큼의 재고자산을 생산하여 재고로 쌓아 두기 위해서는 역시 생산자금이 필요하기 때문에 운영자금이 늘어나게 된다. 적정 현금 준비금은 그야말로 예비비 성격으로 전체 운영자금의 약 5% 정도는 감안하여 더 준비하여야 하는 것이 통례이다. 사업 개시연도의 운영자금은 소요 운영자금의 누계가 되며 매년 당해년도의 운영 자금은 전년도 확보된 운영 자금을 제외한 추가 소요 운전자금으로 매년 확보하여야 하며 다음에 설명할 현금유출 항목에 해당한다.

매출채권의 추정 방식은 보통 잘 아는 사업이라면 매출액을 매출채권 회전율로 나누어 추정하게 된다. 즉 매출채권을 회수하는데 평균 3개월이 걸리게 되면 매출 채권 회전율은 4가 되고 추정 매출채권은 1년 매출액의 1/4이 된다. 즉 평균 매출 채권 회수기간 만큼의 자금을 운영자금으로 준비하여야 한다. 재고자산 추정액도 마찬가지로 제조원가를 재고자산 회전율로 나누어 줌으로써 추정 가능하다. 매입 채무 또한 소요 재료비를 매입채무 회전율로 나누어 줌으로써 추정할 수 있다.

10.5.5. 현금흐름(Cash Flow) =순현금흐름(Net Cash Flow) 추정

사업성 검토는 초기 집행한 투자 대비 영업활동 과정중에 발생한 이익을 포함한 현금유입이 어느정도 되는지 따져 보는 것이라 하겠다. 따라서 손익계산서 상에 이익이냐 손실이냐를 가지고 사업성이 있다 없다를 단정할 수가 없다. 왜냐하면 손익계산 상에는 투자를 위해서 지

출되는 자금 등이 전혀 고려되지 않고(현금 투자가 손익계산 상에 나타나 있지 않음) 오로지 영업 활동에 의한 매출액에서 제조원가 등을 포함한 총비용 등을 차감하여 이익 발생 여부를 계산하기 때문이다.

따라서 사업성 검토의 기본은 정해진 기간 동안의 매해 현금흐름에 기초를 두어야 한다. 현금흐름이란 당해연도 총 현금유입에서 총 현금유출을 차감한 금액이 현금흐름이 된다.

현금 흐름(Cash Flow) = 현금유입 – 현금유출

여기에서 현금유입이나 현금유출은 각기간 말에 발생하는 것으로 한다. 현금유입(Cash Inflow) 항목은 다음과 같은 항목이 된다.

- 세후 영업이익
- 감가상각비
- 운영자금 회수(사업 최종 년도에만 해당됨)
- 투자 잔존가(사업 최종 년도에만 해당됨)

여기서 현금유입 항목으로 세후 영업이익으로 계산한다는 사실은 오로지 영업활동의 결과를 가지고 사업성을 검토한다는 의미이고 지급이자나 배당금 등은 향후 순현가(Net Present Value, NPV) 계산시 사용되는 할인율에서 반영이 된다(지급이자가 차감된 당기 순이익이 아니라는 사실을 잘 이해하고 기억해야 함).

감가상각비가 현금유입 항목이 되는 이유는 감가상각비는 원가 산정시 비용 항목으로 차감되지만 실지로 현금이 지출되는 것이 아니기 때문에 그만큼의 현금이 유입되는 것으로 생각할 수 있기 때문에 현금유입 항목이 된다.

현금유출 항목(Cash Outflow)은 사업 주체로 보았을 때 현금이 지출되는 항목들로 시설 투자나 개발비, 개업비, 토지 사용료 등과 같은 투자비가 되겠고, 그 다음은 운영자금이 되겠다. 즉 현금유출 항목은 다음과 같다.

– 투자비(시설 투자, 개발비, 개업비, 토지 사용료 등)

– 운영 자금(= 매출 채권 + 재고 자산 – 매입 채무 + 적정 현금 준비금)

여기에서 다시 환기시킬 사항은 연구 개발비 중에서 순수 연구비는 비용 항목으로 일반 및 판매 관리비쪽으로 비용 처리가 된다. 하지만 임상시험 단계의 개발과제는 비용 처리는 안되지만 일단 현금은 지출이 되기 때문에 손익 계산시에는 감안이 안되더라도 현금흐름에서 현금유출로 나타나게 된다.

이러한 개념에 의해 사업성 검토 기간 동안에 각 연도별 현금 흐름을 계산해 보면 공장건설투자, 운전자본 등 초기 1~3년 정도는 현금유출 항목만 발생하게 되고 공장 준공하여 제품을 생산, 매출이 이루어지기 전까지는 현금유입 항목은 영업 활동이 없기 때문에 발생하지 않게 된다. 따라서 초년도 둘째년도 내지는 셋째년도까지는 현금 흐름이 큰 숫자의 마이너스가 되고 영업 이익이 생기기 시작하고 공장 시설에 대한 감가상각이 시작되게 되면 플러스로 돌아서게 될 것이다.

10.5.6. 현가(Present Value) 추정

현가의 정의는 미래 일정 시점에서의 현금흐름(현금유입-현금유출)을 일정 할인율로 할인한 현재 시점에서의 가치가 되겠다. 즉

현가(Present Value) = 현금 흐름 x 1/(1+r)n, 여기서 r =할인율, n = 기간(년) 이 되겠다.

할인율은 기업 활동에 있어서 투자안에 대한 타당성 검토의 핵심적 요소이나 실무적으로 할인율을 산정하는 작업이 어려울 뿐만 아니라 전문가들 사이에서도 상당히 이견이 존재하는 항목이다.

할인율의 산정 방식은 국가마다 연구 기관마다 차이가 나며 적용 방식에 있어서 각기 장단점을 가지고 있다. 할인율 산정에서 가장 보편적으로 사용되는 방법은 가중평균 자본비용(WACC: Weighted Average Cost of Capital)의 추정에 의한 방법이다. WACC의 간단한 추정 계산식은 다음과 같다.

WACC = WdKd + WeKe

Wd = 총자본 중 부채 비중

Kd = 부채 비용(차입 이자율)

We = 총자본중 자기자본 비중

Ke = 자기자본 비용(자기자본 조달에 따른 배당률로 이해됨)

예를 들어 총자본 중 자기자본 비중이 50%, 부채 비중이 50%, 자기 자본에 대한 예상 배당률을 20%, 부채에 대한 지급 이자율을 7%라 가정하면 WACC = 0.5 x 20 + 0.5 x 7 = 13.5% 가 되겠다.

이러한 WACC의 추정과정에서 보는 바와 같이 WACC 의 추정치는 사업 주체의 대외 신인도와 밀접한 관계가 있다고 볼수 있다. 사업 주체가 누구나 인정할 수 있는 대기업에 속해 있으면 부채에 대한 이자율도 신인도가 높기 때문에 낮고, 자기 자본에 대한 기대 수익률에 있어서도 모험 기업보다는 투자 위험이 훨씬 낮기 때문에 낮은 기대 수익률(배당률)을 제시하여도 투자자들이 많을 것이기 때문에 WACC의 값이 낮기 마련이다. 반면에 사업 주체가 모험 기업 정도면 웬만큼 그 회사의 미래 가치에 대한 확신을 갖기 전에는 대출금 회수에 대한 위험율을 감안하여 이자율도 높을 것이고 그 기업에 투자 의향이 있는 투자자들도 아주 높은 배당금을 약속 받지 못하면 투자를 할 이유가 없기 때문에 투자금에 대한 기대 수익율도 높을 것이다. 따라서 WACC의 값이 높아지기 마련이다.

통상 사업 주체가 대기업인 경우는 WACC을 대개 현재 13-15%전후로 가정하여 사업성 검토를 수행하면 별 무리가 없다고 생각되며 대외 신뢰도가 높지 않은 소기업이나 모험 기업의 경우는 25% 이상 되는 경우도 드물지 않은 것 같다.

따라서 같은 사업에 대하여서도 사업 주체가 누구냐에 따라 사업성이 좋을 수도 있고 사업성이 나쁠 수도 있을수 있게 된다. WACC 의 값이 낮을수록 사업성은 좋게 나오고 WACC의 값이 높을수록 사업성은 나쁘게 나올수 밖에 없다(WACC을 제외한 모든 조건이 같다는 가정이면).

10.5.7. 순현가(NPV, Net Present Value) 추정과 사업성

순현가(NPV)는 현가의 사업성 검토 기간 동안의 누계로 사업성 검토 개시년도부터 마지막 년도까지의 현가의 누계가 되겠으며 계산식은 다음과 같다.

$$NPV = \sum_{i=1}^{n} \frac{현금흐름}{(1+r)i}$$

따라서 사업성 검토의 판단 기준은 NPV가 0보다 크면 사업성이 있는 것으로 판단되고 NPV가 0보다 작으면 사업성이 없는 것으로 판단이 되겠다. 복수의 투자안의 경우 NPV의 값이 큰 순서대로 투자 우선 순위가 결정되는 것이 타당하다고 보겠다.

순현가의 의미를 잘 살펴보면 NPV가 플러스 방향으로 큰 값을 갖는다는 의미는 사업성 검토기간 동안 초반의 투자비나 운영자금 때문에 큰 마이너스 값을 갖게 되지만 몇년후 영업이익과 감가상각에 의한 현금 유입이 초기 투자비 및 운영자금을 훨씬 능가하여 결과적으로 그 사업의 가치가 현가로 할인하여도 플러스로 큰 값을 갖기 때문에 투자를 감행하게 되면 NPV 값만큼 사업성 검토기간 동안 초기 투하자본을 회수 하고도 수익을 올릴 수 있다는 결론이 나오게 되는 것이다.

10.5.8. 내부 수익율(IRR: Internal Rate of Return) 추정

내부 수익율(IRR)은 NPV=0 일때의 할인율이 되겠다. 이것을 수식으로 표현하면 다음과 같다.

$$NPV = \sum_{i=1}^{n} \frac{현금흐름}{(1+r)i} = 0 \text{ 일때의 } r \text{ 값}$$

경제성 검토시 IRR의 중요성은 IRR의 값이 사업성의 판단 기준이 될수 있다는 것이다. 판단 기준은 IRR이 기업 내부의 요구 수익율(Required Rate of Return, 보통은 그 기업의 WACC와 같은 값) 보다 크면 사업성이 있다고 볼수 있고 내부 요구수익율보다 작으면 사업성이 없다고 판단된다.

10.5.9. 투자 회수 기간(Payback Period or Payout Period)

원래의 의미는 현금 유입액의 누적합이 최초 투자액과 동일할 때까지의 기간, 즉 최초의 투자액을 회수하기까지 소요되는 기간이나 통상적으로는 사업 개시후 순현금흐름의 누계가 (할인하지 않은) 플러스로 반전되는 시점까지의 기간으로 표시한다.

할인하지 않는 누적 현금흐름에 의해 계산하므로 지급 이자를 현금 흐름에 포함시켜 계산하여야 한다.

10.5.10 경제성 검토예

• • 프로젝트예(문제)

성장호르몬(Human Growth Hormone)은 주지하는 바와같이 주로 왜소증 환자 치료에 쓰이고 있다. 현재 국내 시장은 500억원 정도라고 가정하자. A사는 이미 늦었기는 하지만 HGH 시장에 진입 하고자 HGH 의 Process 연구, 전임상 , 임상시험을 거쳐 상업화 단계에 이르러 생산공장에 대한 설계 및 투자비 산정등과 아울러 대규모 투자에 대한 타당성 검토를 수행하고 있으며 다음 내용은 그와같은 타당성 검토를 위한 자료이다.

다음 자료를 바탕으로 투자 대상 Plant 의 생산규모(Plant Production Capacity)부터 총 예상 투자비, 추정 매출액(매출 개시후 8년간), 매출 개시후 8년간의 총원가 추정, 추정 손익계산, 추정 cash flow 산출 및 NPV등을 산출하여 지금 이 투자가 타당성이 있는 project 인지 아니면 무리한 투자인지 판단해 보기로 하자.

• • 1. Commercial한 자료(학습 목적상 원제를 완제로 가정키로 함)

- 제품 단가 ; 15000원/dose(경쟁사 다수 출현으로 가격 인상 불가, 계속 고정가)
- 1dose ; 1.5 mg active ingredient(HGH)
- 예상 매출액 ; 매출 초년도 50억 달성후 매년 10억씩 증가 한다고 가정하고 100억 달성후는 더이상 증가하지 않고 Saturation 된다고 가정.
- 공장 생산규모는 Peak 년도의 예상 매출액을 근거로 산출.
- 감가상각 ; 10년 정액법, 잔존가격 10%, 감가상각 대상= 총 투자비

- WACC ; 13% 가정(총투하자본의 50%는 타인자본 (이자율 6%), 50%는 자기자본 가정).
- 공장건설기간 1.5년 ,시운전 및 validation 허가 0.5년 소요되어 총 2년에 걸쳐 투자가 집행된다고 가정.
- 초기 총 투하자본의 70%는 초년도 말에 투자 집행되고 30%는 2차년도 말에 집행된다고 가정.

• • 2. Process 관련자료

- 생산설비 ; HGH 전용(Dedicated)
- 생산세포주 ; yeast Saccharomyces cerevisiae
- Intracellular expression(Inclusion Body 로 발현)
- 발현율 300mg/L broth
- Inoculum size ; 3–10%
- 분리, 정제수율 ; 20%
- 발효시간 ; 3일
- 분리,정제시간 ; 1주일(CDS 포함)
- 1년가동일 ; 45주(45 batch/년)
- 발효조 working volume ; 70%
- Process 실패율 ; 10%

• • 3. 원가계산자료(가정임)

- 발효원료 ;100만원/batch
- 분리정제원료 ; 500만원/batch
- QC 비용 ; 500만원/batch
- 기타 제조경비(Utilites, Maintenances & Repair, Plant Overhead 등) ; 700만원/batch + 감가상각비
- Operator ; (3000만원/년 연봉) 5명 소요
- Operating supervision ; 20% of direct operating labor
- S, G&A expenses ; 30% of total sales
- 개발비상각 ; 50억원을 10년간 상각
- 법인세 ; 27%

- 원재료비 및 QC 비용 ; 매년 2% 인상
- 노무비 및 기타 제조경비 ; 5% 인상 가정하고

교육 목적상 완제 생산공정은 생략하고 원제를 완제로 생각하고 다음 문제를 풀어보자.

1. 상업화 초년도 및 매출 시작후 8년 동안의 예상 매출액
2. production capacity 결정(발효조 용량)
3. Total Process Equipment Cost를 20억원으로 가정후 Total capital investment 추정
4. 감가상각비는 매년 얼마씩 하나?
5.. 매년 총원가를 추정
6. 매년 이연상각은 얼마씩 하나?
7. 매년 추정 손익은?
8. 추정 cash inflow, cash outflow로부터 추정 cash flow 계산
9. NPV 추정
10. Internal rate of return 계산
11. Payback period 계산
12. 투자는 타당한가? 이유는?

문제풀이

1. 상업화 초년도부터 예상 매출액은 다음과 같다.

50억, 60억, 70억, 80억, 90억, 100억, 100억, 100억

2. 발효조 용량 결정

Peak 매출액 상당만큼의 제품을 생산하기 위한 발효조 용량은 다음과 같이 계산해 낼수 있다. 우선 매출액에서부터 단가정보를 이용하여 제품 생산량을 dose/yr로 환산하면

Peak 매출액 100억 = 15,000원/dose x χdose/yr.

$\therefore$ χ = 1000억/15,000 ≒666,667 dose/yr.

이것을 mg/yr로 환산 하면, 1 dose는 1.5 mg의 HGH가 함유되어 있으므로 생산해야 할 HGH의 양은

666,667 dose/yr x 1.5mg/yr = 100만 mg/yr.

따라서 발효조 용량 V를 계산하기 위한 계산식은 다음과 같다.

300mg/l x V(l/batch) x 0.2 x 0.7 x 0.9 x 45 batch/yr = 1,000,000mg/yr

∴ V = 1000000/300x 0.2 x 0.7 x 0.9 x 45 = 588 l ≒ 600 l

즉 설치하여야 할 발효조 용량은 약 600 ℓ 정도가 되겠으며 배양조 제작 회사에 따라 표준 규격의 배양조를 생산하므로(예: 450ℓ, 750ℓ, 1000ℓ 등) 600ℓ에 가장 가까운 표준 규격의 배양조를 구입 설치하면 되겠다. 본 배양조의 용량이 600ℓ 이므로 약 30ℓ 규모의 종배양조가 필요하고 그 전단계의 종배양은 shake flask등을 이용할 수 있다. 이후 Downstream Processing 기기들은 발효조 용량에 따른 적절한 규모의 기기들이 선정될 수 있겠다. 예를 들면, Harvest용 원심 분리기는 배양조의 Harvest 부피가 약 420 ℓ 정도 되므로 약 1시간 정도에 걸쳐 원심 분리를 완료하기를 원하면 약 400ℓ/hr의 처리 용량을 보유한 원심 분리기를 선정하게 되며 이하 Dynomill, 한외 여과기, 크로마토그라피 컬럼 등도 물질 수지 밸런스에 의한 처리 용량을 계산하여 sizing 및 규격 설정이 가능하다.

3. 총투하자본 추정

2번 문제 결과에 의해 각 기기의 규격이 결정되면 간단한 규격과 함께 소요 기기 리스트를 작성하여 각 기기의 값을 견적 받아 합산하면 공정 기기 값의 합계가 얻어진다. 여기에 경험적으로 5배를 곱하여 총 투자비를 추정하게 되며 여기에서는 공정기기 값을 20억원으로 가정하면 총 투자비는 100억원이다.

4. 감가상각비는 잔존가 10% 가정이므로(100억-10억)/10 = 9억원/년이 된다.

5. 매출 총원가 계산

우선 제조 원가를 산정하기 위해서는 재료비, 인건비, 제조 경비 및 감가상각비를 계산하여 합산하면 제조원가가 된다.

매출 초년도의 재료비는

(100만원/batch + 500만원/batch +500만원/batch) x 23(년간 생산 batch수, 50% 가동율) = 2.53억원

매출 2차년도부터는 재료비 인상율 2%와 가동율 증가에 따른 년간 생산 batch수(반올림하여)를 감안하여 계산할 수 있으며 결과는 마지막 표에 요약하였다.

인건비는 변동비로 보기는 어렵고 고정비(년간 생산 batch수와 무관하게 일정, 단 인건비 인상분만 고려)로 볼 수 밖에 없으므로 생산 초년도 인건비는:

3000만원 x 5 = 1.5억원(직접 생산 관련 인건비)

여기에 20%의 supervision 인건비 0.3억원을 합하면 인건비는 1.8억이 된다.

그 이후 생산년도부터는 인건비 인상율 5%를 반영하여 계산할 수 있고 결과는 표에 요약되어 있다.

제조 경비는 생산 batch수에 비례하는 변동비로 가정하였고 감가상각비는 매년 9억원 반영하면 생산 첫해의 제조경비는

700만원/batch x 23 batch/yr + 9억 = 10.61 억원이 된다.

그 이후 생산년도 부터는 매년 5% 인상율과 년간 생산 batch수를 감안하여 계산 가능하고 결과는 역시 표에 요약하였다.

총원가(매출원가)는 제조원가 + 판매 및 일반 관리비이며 판매 및 일반 관리비는 총매출액의 30%로 가정하였으므로 매출 첫해의 판매 및 일반 관리비가 50억 x 0.3 = 15억원이므로 첫해의 총원가는 제조원가 + 15억원이 되며 계산 결과는 역시 표에 요약하였다.

6. 이연상각

이연상각은 50억원을 10년 균등 상각하는 것으로 가정하였으므로 매년 5억원이 된다. 또한 지급이자는 총투자비의 50%를 타인자본으로 가정하고 연이자율 6%로 가정하고 있으므로 매년 지급 이자는 50억 x 0.06 = 3억원이 된다.

7. 추정 손익 계산

6번까지의 결과를 취합하여 년도별 손익을 추정하여 보면 표 7.2 와 같다.

8. 추정 Cash Flow 산출

추정 cash flow를 년도별로 산출하기 위해서는 매년 cash inflow와 cash outflow를 추정하여야 한다. Cash inflow는 세후 영업이익 + 감가상각으로 계산하고 cash outflow는 초기 2년 동안의 총투자 자본만 계산하고 나머지 매년 추가 운전자본 등은 없는 것으로 가정하여 계산한 결과가 표 8. 에 나타나 있다. 3차년도 cash flow로 예를 들어 설명하면 영업이익 20.06억원에서 27%의 법인세를 제하면 14.64억원이 되고 따라서 cash in = 14.64 + 9 = 23.64억원이 되며 cash out=0 이다.

9. NPV 추정.

NPV를 추정하기 위해서는 매년도의 cash flow를 현가(Present Value)로 할인하여 그 값을 전부 합하면 된다. 표 10.2 에 각 년도별 PV 및 NPV 결과가 나타나 있다.

10. IRR의 추정.

IRR은 계산의 복잡성에 비추어 생략한다.

11. Payback Period

Payback period의 추정을 위해서는 할인되지 않은 cash flow의 값이 0 이 되는 시점이며 이때 주의할 점은 할인 안된 값이기 때문에 지급 이자가 감안된 cash flow에 의해 계산되어야 한다. 지급이자가 감안된 cash flow는 다음과 같다. 특히 초년도는 전체 차입금 35억의 1/2에(년초에 한꺼번에 차입하는 것이 아니고 1년동안 균등하게 차입이 일어난다고 가정하여 전체 이자의 1/2이됨) 해당하는 금액에 대하여 6%의 이자율을 감안 하였으며 2차년도는 1차년도 35억에 대한 6% 이자에 15억의 1/2에 해당하는 금액에 대한 이자의 합이 되겠고 그 이후 년도 부터는 3억씩 감안 하였다.

	1	2	3	4	5	6	7	8	9	10
Cash–In	0	0	20.64	25.59	29.28	33.59	37.71	41.93	41.62	41.29
Cash–Out	71.1	32.5	0	0	0	0	0			0
Cash–Flow	–71.1	–32.5	20.64	25.59	29.28	33.59	37.71	41.93	41.62	41.29

위의 Cash Flow data 에서 그합이 0이 되는 시점은 현시점부터 5년과 6년 사이에 속한다. 이것을 산술적으로 계산하여 보면 Payback Period는 현시점부터 5.9년후 혹은 매출 개시 후 3.9년 후가 되겠다.

12. 투자는 NPV = 45.69억원 이므로 0보다 훨씬 큰값이기 때문에 타당하다.

표 10.2. 손익 계산 및 NPV 계산 자료 요약

단위 (억원)

항목\년도	1	2	3	4	5	6	7	8	9	10
매출액	0	0	50	60	70	80	90	100	100	100
제조원가	–	–	14.94	15.16	17.12	18.2	19.56	20.78	21.21	21.65
재료비			2.53	2.58	3.66	4.2	4.88	5.46	5.57	5.69
인건비			1.8	1.89	1.98	2.08	2.19	2.3	2.41	2.53
제조경비			10.61	10.69	11.47	11.92	12.49	13.02	13.22	13.43
매출이익			35.06	44.84	52.88	61.8	70.44	79.22	78.79	78.35
판,관리비			15	18	21	24	27	30	30	30
영업이익			20.06	26.84	31.88	37.8	43.44	49.22	48.79	48.35
지급이자			3	3	3	3	3	3	3	3
이연상각			5	5	5	5	5	5	5	5
경상이익			12.06	18.84	23.88	29.8	35.44	41.22	40.79	40.35
법인세			3.26	5.09	6.45	8.05	9.57	11.13	11.01	10.89
당기순이익			8.8	13.75	17.43	21.75	25.87	30.09	29.78	29.46
세후영업 이익			14.64	19.59	23.28	27.59	31.71	35.93	35.62	35.29
cash-in	0	0	23.64	28.59	32.28	36.59	40.71	44.93	44.62	44.29
cash-out	70	30	0	0	0	0	0	0	0	0
Cash flow	−70	−30	23.64	28.59	32.28	36.59	40.71	44.93	44.62	44.29
PV	−61.95	−23.49	16.39	17.54	17.52	17.58	17.31	16.9	14.85	13.05
NPV	45.68억									

찾아보기 (index)

ㅈ

ㅊ

ㅋ

ㅌ

ㅍ

ㅎ

A

B

C

D

E

F

G

H

I

K

L

M

N

O

P

R